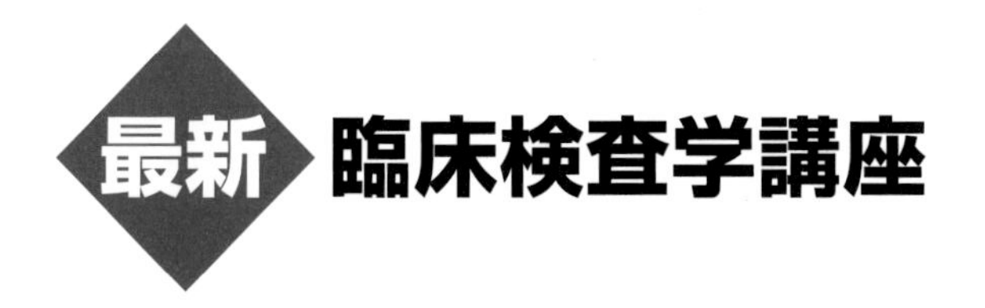

臨床検査総合管理学

第3版

編集
高木　康
三村邦裕

医歯薬出版株式会社

「最新臨床検査学講座」の刊行にあたって

1958年に衛生検査技師法が制定され，その教育の場からの強い要望に応えて刊行されたのが「衛生検査技術講座」であります．その後，法改正およびカリキュラム改正などに伴い，「臨床検査講座」(1972)，さらに「新編臨床検査講座」(1987)，「新訂臨床検査講座」(1996) と，その内容とかたちを変えながら改訂・増刷を重ねてまいりました．

2000年4月より，新しいカリキュラムのもとで，新しい臨床検査技師教育が行われることとなり，その眼目である“大綱化”によって，各学校での弾力的な運用が要求され，またそれが可能となりました．「基礎分野」「専門基礎分野」「専門分野」という教育内容とその目標とするところは，従前とかなり異なったものになりました．そこで弊社では，この機に「臨床検査学講座」を刊行することといたしました．臨床検査技師という医療職の重要性がますます高まるなかで，“技術”の修得とそれを応用する力の醸成，および“学”としての構築を目指して，教育内容に沿ったかたちで有機的な講義が行えるよう留意いたしました．

その後，ガイドラインが改定されればその内容を取り込みながら版を重ねてまいりましたが，2013年に「国家試験出題基準平成27年版」が発表されたことにあわせて紙面を刷新した「最新臨床検査学講座」を刊行することといたしました．新シリーズ刊行にあたりましては，臨床検査学および臨床検査技師教育に造詣の深い山藤　賢先生，高木　康先生，奈良信雄先生，三村邦裕先生，和田隆志先生を編集顧問に迎え，シリーズ全体の構想と編集方針の策定にご協力いただきました．各巻の編者，執筆者にはこれまでの「臨床検査学講座」の構成・内容を踏襲しつつ，最近の医学医療，臨床検査の進歩を取り入れることをお願いしました．

本シリーズが国家試験出題の基本図書として，多くの学校で採用されてきました実績に鑑みまして，ガイドライン項目はかならず包含し，国家試験受験の知識を安心して習得できることを企図しました．国家試験に必要な知識は本文に，プラスアルファの内容は側注で紹介しています．また，読者の方々に理解されやすい，より使いやすい，より見やすい教科書となるような紙面構成を目指しました．本「最新臨床検査学講座」により臨床検査技師として習得しておくべき知識を，確実に，効率的に獲得することに寄与できましたら本シリーズの目的が達せられたと考えます．

各巻テキストにつきまして，多くの方がたからのご意見，ご叱正を賜れば幸甚に存じます．

2015年春

医歯薬出版株式会社

第 3 版の序

2018 年 12 月に「医療法等の一部を改正する法律」が施行されました．この法律は，臨床検査の品質の向上が主眼であり，臨床検査の品質・精度管理に係る基準を定めるための根拠規定が新設されました．①精度の確保に係る責任者の設置，②精度の確保に係る各種標準作業書・日誌等の作成，③検体検査の精度の確保のために管理者の務めるべき事項（内部精度管理の実施，外部精度管理調査の受検，適切な研修の実施）です．これらはゲノム医療の実用化に向けては遺伝子関連検査の精度の確保に取り組む必要があることが発端で，これが臨床検査全般にも適応されました．

時の流れ，時代というのは実に妙であり，まったく異なる事象がある年代に重なり合うことが往々にしてあります．現在の医療ではゲノム関連検査の精度の向上が必須であるとの政府の見解と一致するように，2019 年に新型コロナウイルス（SARS-CoV-2）感染症（COVID-19）が中国で発症すると瞬く間にパンデミックとなりました．そして，その診断，とくに検査診断（PCR 検査，イムノクロマトによる迅速抗原・抗体検査）が世の脚光を浴びるようになりました．一般国民も核酸検査である PCR の原理や測定方法まで知るようになり，臨床検査の感度と特異度についても議論するようになりました．とくに自身の健康・病気と関連する臨床検査の「品質」には深い関心をもつようになり，臨床検査の専門職である臨床検査技師にはより深い知識と技能が要求されるようになりました．

こうした背景を受け，本書を全面的に改訂し，最新の情報を加えて「臨床検査総合管理学第 3 版」として上梓する運びとなりました．第 2 版から 3 年での改訂は，臨床検査がいかに急速に進歩しているか，また，求められている内容が拡大・増大しているかを証明しています．「令和 7 年版臨床検査技師国家試験出題基準」に合わせるように，内容とともに章立て・項目立てを変更することにより出題基準を効率的に学修できるようにしました．執筆陣もニューリーダーに世代交代し，7 章の予防医学と衛生検査所は厚生労働省の「科目ごとの教科内容」に対応しました．また，かならずしも容易でない精度管理の内容については，より平易な文章として，実例を多用することでより理解しやすい内容となるように著者にお願いして，編者も読者として理解できる文章・内容とするように工夫しました．読者の皆さんが「検査管理」の学修のための適正な手順・方向性を知り，効率よい学修をすることで，大きな成果を上げることを期待しています．

現在は「ガバナンス社会」といっても過言ではありません．臨床検査・臨床検査室の「検査管理」はますます重要になってきています．臨床検査技師を志し日夜勉学に励まれている学生諸君はもとより，現場で活躍されている臨床検査技師の皆さんも「臨床検査総合管理学第 3 版」を傍において，深い知識を修得して，日々の臨床検査の研鑽をお願いする次第です．

2024 年 2 月

編集　　高木　康
三村邦裕

第２版の序

ここ数年の間に，臨床検査（室）を取り巻くエポック・メイキングな事象が連続しています．

まず，2018年12月に施行になった「医療法等の一部を改正する法律」で，検体検査の精度に関する事項（すべての検査施設が適切な精度を保つための作業を実施する）が明記され，臨床検査の分類が見直されました．そして，2019年に中国武漢で発生した新型コロナウイルス感染症（COVID-19）は瞬く間にパンデミックとなり，PCR検査，迅速抗原・抗体検査は国民の関心事となりました．臨床検査が国民のものとなるとともに，臨床検査・臨床検査室についてもその管理・運営が注視の対象となりました．さらに，令和元年（2019年）に，厚生労働省から「令和３年版臨床検査技師国家試験出題基準」が発表され，出題内容にも改変が加えられました．

こうした背景を受け，本書を全面的に改訂し，より最新の情報を加えて「検査総合管理学 第２版」として発刊する運びになりました．2016年に国家試験出題基準に基づいて改訂を行いましたが，新しい国家試験出題基準に合わせ，内容とともに章立て・項目立てを変更することにより，読者の便宜を図ることとしました．今回の改訂により，学生諸君が「検査管理」の勉学のための適正な手順・方向性を知り，効率よい学修をすることで，優れた成果をあげることを期待しています．

現在は「ガバナンス」の社会であり，臨床検査・臨床検査室を含めた「検査管理」はますます重要となっています．臨床検査技師を志して勉学に励まれる学生諸君はもとより，現場で活躍されている臨床検査技師の皆さんにも，「検査総合管理学 第２版」を傍において，深い知識を修得して，日々の研鑽をお願いする次第です．

2021年３月

編集　　高木　康

三村邦裕

第１版の序

「臨床検査学講座」は，臨床検査技師教育の教科書として1967年（昭和42年）に「衛生検査技術講座」が刊行されました．以後，「臨床検査講座」（1972年），「新編臨床検査講座」（1987年），「新訂臨床検査講座」（1996年）とその時々の法改正やカリキュラム改正に適合するように，その内容とかたちを変えながら改訂・増刷を重ねてきました．

2014年に『臨床検査技師等に関する法律』の一部が改正され，臨床検査技師の業務が拡大されたことに伴い，養成施設における科目の増設を受けて，今般「最新臨床検査学講座」シリーズとして新たに，採血や検体採取に伴う安全管理について解説した「医療安全管理学」を加えることとなりました．また，国家試験出題基準に準拠した構成とするため，旧版の「検査管理総論」と「臨床検査総論」の重複を整理し１冊にまとめた「検査総合管理学」を刊行することになりました．本書では，国家試験出題基準にしたがって“第３章　検査管理の概念”に“検査の倫理”を，“第４章　検査部門の組織と業務”に“チーム医療”を加えるとともに，“第５章　検査部門の管理と運営”，“第７章　検査の精度保証（精度管理)”は内容を充実しました．

旧版の「臨床検査総論」には“検体の取り扱い”と“一般検査”が記載されていましたが，これらは「一般検査学」に移行することにしました．

本シリーズは“赤本”として，臨床検査教育を履修している学生ばかりでなく，臨床検査に従事する臨床検査技師の必携の参考書・解説書として認知されており，熱いご支援を受けています．これは，法律や国家試験出題基準の改正に伴い，迅速に適切な改訂を行い，検査現場の現状に即した内容としているためと考えます．本書でも上記のような適切な対応・改訂を行い，臨床検査における「検査総合管理学」を修得できるように工夫をこらしました．

現在はガバナンスの社会であり，臨床検査においても「検査管理」はますます重要となり，臨床検査技師はもとより学生も深い知識を修得する必要がある時代となりました．ぜひこの「検査総合管理学」を傍において日々の研鑽をお願いするしだいです．

本書の刊行においては多くの執筆者にご尽力をいただきました．ここに，衷心からの感謝を申し上げます．

2016年２月

編集　　高木　康
三村邦裕

●編　集

高木　康（たかぎ やすし）　昭和大学名誉教授

三村　邦裕（みむら くにひろ）　東京医療保健大学教授
千葉科学大学名誉教授

●執筆者（50音順）

五十嵐清子（いがらしきよこ）　一般財団法人東京保健会病体生理研究所副所長

海渡　健（かいと けん）　医療法人社団永生会メディカルリゾート柏の葉健診クリニック院長
東京慈恵会医科大学客員教授

片岡　浩巳（かたおか ひろみ）　川崎医療福祉大学教授（医療技術学部臨床検査学科）

佐藤　正一（さとう しょういち）　順天堂大学特任教授（医療科学部臨床工学科）

諏訪部　章（すわべ あきら）　岩手医科大学名誉教授
新東京病院臨床検査部部長

清宮　正徳（せいみや まさのり）　国際医療福祉大学教授（成田保健医療学部医学検査学科）

高木　康（たかぎ やすし）　（前掲）

中原　貴子（なかはら たかこ）　川崎医療福祉大学講師（医療技術学部臨床検査学科）

三浦ひとみ（みうら）　東京女子医科大学病院中央検査部技師長

三村　邦裕（みむら くにひろ）　（前掲）

脇田　満（わきた みつる）　順天堂大学医学部附属順天堂医院臨床検査部技師長

最新臨床検査学講座

臨床検査総合管理学　第3版

CONTENTS

側注マークの見方　国家試験に必要な知識は本文に，プラスアルファの内容は側注で紹介しています．

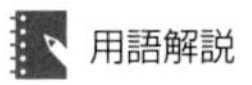　 関連事項　 トピックス

●執筆分担

第1章		三村邦裕
第2章		高木　康
第3章	Ⅰ	脇田　満
	Ⅱ-1～3	脇田　満
	Ⅱ-4	諏訪部章
	Ⅲ	脇田　満
	Ⅳ～Ⅶ	三浦ひとみ
第4章		清宮正徳
第5章	Ⅰ，Ⅱ	佐藤正一
	Ⅲ	中原貴子
	Ⅳ，Ⅴ	片岡浩己
	Ⅵ	中原貴子
第6章	Ⅰ～Ⅲ	海渡　健
	Ⅳ	清宮正徳
第7章	Ⅰ	高木　康
	Ⅱ	五十嵐清子

第 *1* 章　臨床検査技師の役割と使命

Ⅰ 臨床検査の重要性

今日の医療において，臨床検査を行わずして医師が診断し治療を行うことはほとんどない．患者に対して医師は，まずどこが悪いのか，何が原因で病気が起きているのかを診断しなければならない．そして，その診断に基づいて治療法が決定される．正確な診断を行うには，患者について多岐にわたる検査が必要不可欠のものとなった．

臨床検査は，問診（医療面接），視診，触診，聴診，打診などの経験の積み重ねによる医師の主観で判断されていた医療に，科学的な数値に基づく客観的な裏づけを与えた．このようなことから，臨床検査値は **EBM**（evidence-based medicine），つまり根拠に基づいた医療を行うための基本となるものである．すなわち，数多くの客観的医療情報が臨床検査で得られるようになり，病気の本態が的確にとらえられ，治らないであろうと思われていた難病や，手術が不可能と考えられていた疾病を克服できる一因となった．

近年になり，医療に従事する人材は臨床検査技師のほか，医師，歯科医師，薬剤師，看護師，保健師，助産師，診療放射線技師，理学療法士，作業療法士，言語聴覚士，歯科技工士，歯科衛生士，視能訓練士，臨床工学技士，義肢装具士，救急救命士など多くの職種が急速に独立し，その身分も確立されるようになった．現在の医療において，臨床検査は欠くことのできない重要な位置を占めている．また，その臨床検査を行う臨床検査技師も，医療職種のなかで重要な役割を担っている．

Ⅱ 臨床検査発展の歴史

医療は数千年の昔には祈祷が中心の行為であった．それは病人を回復させるまでの技術や知識はなく，病気の原因は自分たちが支配されている神や魔力によるものと信じ，それを懇願や祈りによって取り除こうとするものであった．この時代を祈祷医療時代といっている．その後，医療を祈祷から脱却させたのが医聖（医学の父）といわれた**ヒポクラテス**（BC460～377）である．ヒポクラテスは，それまで迷信や自然的な仮説で説明してきた病気に対して，経験科学としての医学を位置づけた．**「ヒポクラテスの誓い」（図 1-1）**は，医師が一人前になったときに読む誓詞として，現代の医療にも通ずるような医の倫

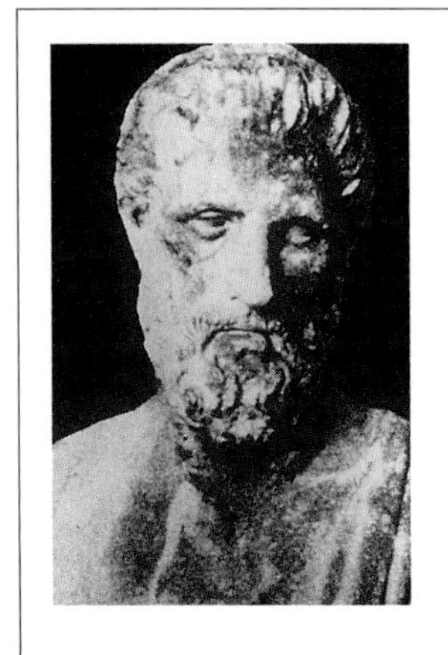

医神アポロン，アスクレピオス，ヒギエイア，パナケイアおよびすべての男神と女神に誓う．私の能力と判断にしたがってこの誓いと約束を守ることを．

1．この術を私に教えた人をわが親のごとく敬い，わが財を分かって，その必要あるとき助ける．
2．その子孫を私自身の兄弟のごとくみて，彼らが学ぶことを欲すれば報酬なしにこの術を教える．そして書きものや講義その他あらゆる方法で私の持つ医術の知識をわが息子，わが師の息子，また医の規則にもとづき約束と誓いで結ばれている弟子どもに分かち与え，それ以外の誰にも与えない．
3．私は能力と判断の限り患者に利益すると思う養生法をとり，悪くて有害と知る方法を決してとらない．
4．頼まれても死に導くような薬を与えない．それを覚らせることもしない．同様に婦人を流産に導く道具を与えない．
5．純粋と神聖をもってわが生涯を貫き，わが術を行う．
6．結石を切りだすことは神かけてしない．それを業とするものに委せる．
7．いかなる患家を訪れる時もそれはただ病者を益するためであり，あらゆる勝手な戯れや堕落の行いを避ける．女と男，自由人と奴隷の違いを考慮しない．
8．医に関すると否とにかかわらず他人の生活について秘密を守る．
9．この誓いを守りつづける限り，私は，いつも医術の実施を楽しみつつ生きてすべての人から尊敬されるであろう．もしこの誓いを破るならばその反対の運命をたまわりたい．

図1-1　ヒポクラテスの誓い（訳：小川鼎三）

理を唱えている．

また，ヒポクラテスは臨床検査の先駆者でもあり，尿の色調，混濁，血尿などの詳細な観察からさまざまな病気を診断していた．

中世に入ると，ヨーロッパではウロスコピスト（尿観察者）という職種が存在し，尿検査が病気の診断に欠かせないものとなった．このときに用いた尿瓶は，その当時の医師のシンボルとなっていた．

ローマ医学の**ガレノス**（Claudius Galenus, AD130 ～ 201）は，人体の構造と機能を知ることが医学の根本であるとして，解剖学・生理学の基礎を築いた．しかしその後，科学や医学がほとんど進歩しない暗黒の時代が 1000 年以上も続くこととなる．

近世に入り，ルネッサンス，宗教改革を迎えて大きく科学や医学が進歩するとともに病気の本態の解明が進み，このころから臨床検査も充実したものとなってきた．

1680 年になると，オランダの**レーウェンフック**が自らガラス玉を磨き，それをレンズとして顕微鏡をつくった**（図 1-2）**．

1800 年代後半から 1900 年代前半にかけて，フランスの**パスツール**（Louis Pasteur），ドイツの**コッホ**（Robert Koch）などにより微生物学のめざましい発展がなされた．コッホは，炭疽菌，結核菌，コレラ菌など次々と病原菌を発見した．日本でも，**北里柴三郎**によるペスト菌の発見，**志賀潔**による赤痢菌の発見がある．

同じ時期にドイツの**ウィルヒョウ**（Rudolf Ludwig Karl Virchow）は，細胞や組織を顕微鏡で観察し診断に利用する細胞病理学を確立した．その後，**ウィダール**（Geroge Fernand Widal）によるチフスの血清学的診断法や，**ランドシュタイナー**（Karl Landsteiner）による ABO 血液型の発見，**ワッセルマン**

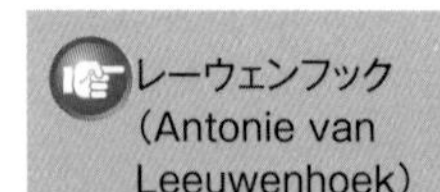

レーウェンフック（1632～1723）は，学歴もない，織物業を営んでいた貧しい商人であった．しかし，自分でつくった顕微鏡で原生動物，細菌，赤血球などさまざまなものを観察し，それをレポートとしてイギリス王立協会に送り続けた．そのレポートの業績から，研究者ではないレーウェンフックが，のちにイギリス王立アカデミーの会員に選出される．

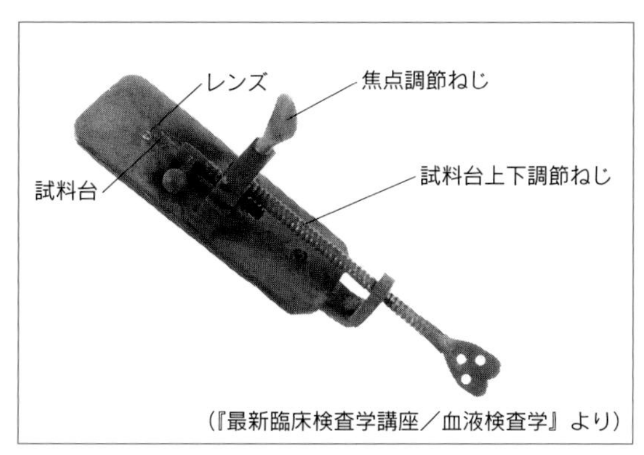

(『最新臨床検査学講座／血液検査学』より)

図1-2　レーウェンフックの顕微鏡

(August von Wassermann) による梅毒血清診断法, **パパニコロウ** (Georgios Nicolaos Papanicolaou) による細胞診染色法など, 現在も検査室で行われている検査法が数多く開発された.

近代になり臨床検査は, 医師自らが診療の合間に行っていることが多かったが, 検査業務の増大と検査技術の高度化のために, 検査を専門に行う検査技師が必要になった. 戦後, 近代化したアメリカ医学が導入され, 1946年に国立東京第一病院 (現・国立国際医療研究センター病院) に研究検査科が設立された. 研究検査科には病理検査室, 細菌検査室, 化学検査室が設置された. 1955年には, 東京大学医学部附属病院に臨床検査部が創設され, 全国の大学病院や総合病院における検査室の中央化が急速に進んでいった.

Ⅲ 臨床検査技師とは

1　臨床検査技師の役割

1958 (昭和33) 年に「**衛生検査技師法**」が制定された. 当時, 検体検査の業務は衛生検査技師が行っていた. その後, 検査の高度化や専門化が進み, 加えて生理学的検査の必要性が生じ, 1970 (昭和45) 年に「**臨床検査技師, 衛生検査技師等に関する法律**」に改められ, 臨床検査技師の法的制度が確立された. その法律のなかで, 臨床検査技師とは, “厚生大臣の免許を受け, 臨床検査技師の名称を用いて**医師の指導監督の下**に, 微生物学的検査・血清学的検査・血液学的検査・病理学的検査・寄生虫学的検査・生化学的検査, および同法施行令で定める生理学的検査を行うことを業とする者” と定義づけられていた.

2005 (平成17) 年4月にはこの法律が改正され, **医師・歯科医師の指示の下**に臨床検査の業務を行うことになった. また同時に, 衛生検査技師が廃止となり, 資格の二重構造と国家資格の無試験による授与という長年の問題が解決された. さらに, 政令で定められていた生理学的検査は省令で定められるようになり, 新たな生理学的検査法導入もスムーズに行われることが可能となった. また, この法律改正には次のような附帯決議があった.

(1) 検査技術・検査機器の高度化，複雑化に十分対応できるよう臨床検査技師の資質の向上に努めること．

(2) 臨床検査技師が行うことのできる生理学的検査の範囲については，医療提供体制の変化や医療技術の進歩に応じた見直しを図っていくこと．

(3) 人体から排出され，または採取された検体に係る第2条に規定する検査のうち，高度な医学的知識および技術を必要とするものについては，検査の適性を確保するため，臨床検査技師等の専門的知識や技能を有する者が行うことが望ましいことから，周知に努めること．

(4) 超音波検査等のうち高度かつ緻密な生理学的検査については，検査の正確性および検査を受ける者の安全を確保するため，できるかぎり医師または歯科医師の具体的な指示を直接受けて行われるよう，関係機関の指導に努めること．

(5) 前項に掲げた検査について，医師または歯科医師の具体的な指示を直接受けられない場合は，相当程度の知識・経験を有した臨床検査技師が検査を行うよう周知に努めること．

この法律改正では検体検査の業務制限を設けることはなかった．附帯決議には臨床検査技師の検体検査での役割について記載されており，臨床検査技師の地位向上に向け一歩前進したことになる．

臨床検査の業務は，大きく**検体検査**と**生理学的検査**，および**検査のための採血**や**検体採取**に分かれる．一部の検体採取について，2015（平成27）年4月から臨床検査技師が行うことが可能となった．「地域における医療及び介護の総合的な確保を推進するための関係法律の整備等に関する法律」（平成26年法律第83号）第14条により，臨床検査技師等に関する法律の一部改正並びに臨床検査技師等に関する法律施行規則の一部が改正され，検体採取の追加業務として行うことができるようになった．

2017（平成29）年に検体検査の品質・精度の確保のために医療法の一部を改正する法律（平成29年6月14日法律第57号）および臨床検査技師に関する法律の一部が改正になった．これにより病院，診療所又は助産所で検体検査の業務を行う場合には，業務を行う施設の構造設備，管理組織，検体検査の精度の確保の方法その他の事項を検体検査の業務の適正な実施に必要なものとして厚生労働省令で定める基準に適合させなければならないとした．また，臨床検査技師等に関する法律では，検体検査を人体から排出され，又は採取された検体の検査として厚生労働省で定めるものとして，法律施行規則で検体検査の一次分類は従来の6分類から7分類となり，遺伝子関連・染色体検査が新たに加わった．

2021（令和3）年には，医師のタスク・シフト/シェアの推進において，「良質かつ適正な医療を効率的に提供する体制の確保を推進するための医療法等の一部を改正する法律」から，臨床検査技師は新たに10行為の業務が行えるようになった．また，現行制度のもとで実施可能な範囲のタスク・シフト/シェアとして14行為の業務が実施できるようになり，臨床検査技師の業務が拡大された．

> **新たな業務**
> 最新臨床検査学講座「関係法規 2023年版」p.36 表3-9「臨床検査技師が実施可能となった10行為（令和3年7月9日医政局長通知）」p.37 表3-10「現行制度下で臨床検査技師が実施可能な業務14行為（令和3年9月30日 医政局長通知）」

2 チーム医療と臨床検査技師

チーム医療とは，種々の医療従事者がお互いに対等に連携し，それぞれの知識や技術を活かし，安全・安心そして良質な医療を患者に提供しようとするものである（p.37, **図3-5** 参照）．臨床検査技師はその業務内容から，多くのチームに参画できる能力をもっている．医師を中心として医療の一端を担う各種の医療従事者を医療スタッフとよぶ．近代的医療チームは医師とこれら医療スタッフとで構成されている．それぞれの発展と相互の協力なしには理想的な医療を行うことは不可能である．臨床検査技師も医師および他の医療スタッフとの協調を忘れてはならない．現在，チーム医療のなかで直接的に臨床検査技師がかかわっているのは褥瘡対策チーム，糖尿病チーム，栄養サポートチーム，救急医療チーム，感染制御チーム，抗菌薬適正使用支援チーム，呼吸器ケアサポートチーム，医療機器安全管理チーム，医療安全管理チームなどである．そのほかにも緩和ケアチーム，摂食・嚥下チーム，リハビリテーションチームなどがあり，患者を中心とした医療が実施されている（p.36～参照）．

Ⅳ 臨床検査技師教育の変遷

教育制度発足以前の臨床検査技師教育は，旧軍隊や地方衛生研究所において衛生技術員として独自に養成されていた．その後，1951（昭和26）年に，結核患者の回復者のための社会復帰を目的に，兵庫障害者職業能力開発校（現在廃校）が衛生技能科として半年間の学内教育と半年間の病院実習を行ったのが始まりといわれている．その1年後の1952（昭和27）年に，東京でも同様な目的で，国立東京療養所付属作業所薫風園衛生技術部（東京清瀬医学技術専門学院，現在廃校）で教育が開始され，さらに私学においては同年，東京文化短期大学医学技術研究室（現・新渡戸文化短期大学）で女子のみの教育が始められた．その後，1958（昭和33）年に**衛生検査技師法**が議員立法で制定され，**衛生検査技師学校養成所指定規則**が定められた．当時は終戦後の劣悪な衛生環境であったため，公衆衛生検査や感染症の検査が主であった．そのため，教育も公衆衛生検査を中心に，寄生虫検査，伝染病微生物検査，病理標本作製技術などが行われていた．教育期間は2年間で，総時間数は2,340時間であった．この所管は厚生省（現厚生労働省）公衆衛生局企画課で，試験は厚生省が行い，免許交付は都道府県知事が行っていた．

1966（昭和41）年には，「指定規則」の改正が行われ，内容が公衆衛生中心から医療中心に変化し，教育内容も生化学や血液学などの時間数が増加した．行政所管は現在と同じ医務局医事課（現・医政局医事課）が担当するようになった．1970（昭和45）年には，**臨床検査技師，衛生検査技師等に関する法律**が

表1-1　臨床検査技師教育の変遷

1951（昭和 26）年	兵庫障害者職業能力開発校衛生技能科開設
1952（昭和 27）年	東京清瀬医学技術専門学院開設 東京文化短期大学医学技術研究室設立
1958（昭和 33）年	「衛生検査技師法」公布
1959（昭和 34）年	衛生検査技師教育の開始 ①２年課程 ②所管：厚生省公衆衛生局企画課 ③公衆衛生検査，寄生虫検査，伝染病微生物検査，病理標本作製技術
1962（昭和 37）年	北里大学衛生学部衛生技術科設立
1966（昭和 41）年	検体検査の増加，教育科目の再編整備 所管：厚生省医務局医事課
1970（昭和 45）年	「臨床検査技師，衛生検査技師等に関する法律」公布（名称制限と一部業務制限）
1971（昭和 46）年	臨床検査技師教育開始 ①厚生大臣指定の講習会（52 時間） ②３年課程（経過措置５年） ③衛生検査技師教育に患者検査を加える また 20%を基礎科目にあてた
1986（昭和 61）年	指定規則・指導要領の改正 ①教育形態の変更 ②臨床実習の義務化 ③国家試験全科目受験
1993（平成 5）年	政令改正（生理学的検査 16 項目に増加）
1998（平成 10）年	大学設置基準の変更：専門学校から大学への編入（放送大学，学位授与機構）
2000（平成 12）年	指定規則・指導要領の改正 ①カリキュラムの大綱化 ②単位制の導入 ③臨地実習の科目立て ・実習指導者の資格 ・実習の弾力化（内容規定がなくなる） ④専任教員の資格
2002（平成 14）年	国家試験出題基準の制定
2005（平成 17）年	「臨床検査技師，衛生検査技師等に関する法律」が「臨床検査技師等に関する法律」と改正
2009（平成 21）年	平成 23 年版国家試験出題基準の制定
2013（平成 25）年	平成 27 年版国家試験出題基準の制定
2015（平成 27）年	検体採取，生理学的検査の追加
2019（令和 元）年	令和 3 年版国家試験出題基準の制定
2021（令和 3）年	指定規則の一部改正 ①国家試験受験のための履修科目の統一（14 科目） ②臨地実習の充実（12 単位） ③教育内容の見直しと単位数の引上げ（102 単位） 医師のタスク・シフト / シェア推進による臨床検査技師の業務拡大による教育内容の追加
2022（令和 4）年	令和 7 年版国家試験出題基準の制定

成立し，**名称独占**と一部**業務制限**を得ることとなった．教育は 2 年制から 3 年制になり，試験も**厚生大臣免許**である国家試験に昇格した．衛生検査技師には 5 年間の経過措置が設けられ，厚生大臣指定の 52 時間の講習会を受講することで臨床検査技師の国家試験を受験することができた．この措置により，約

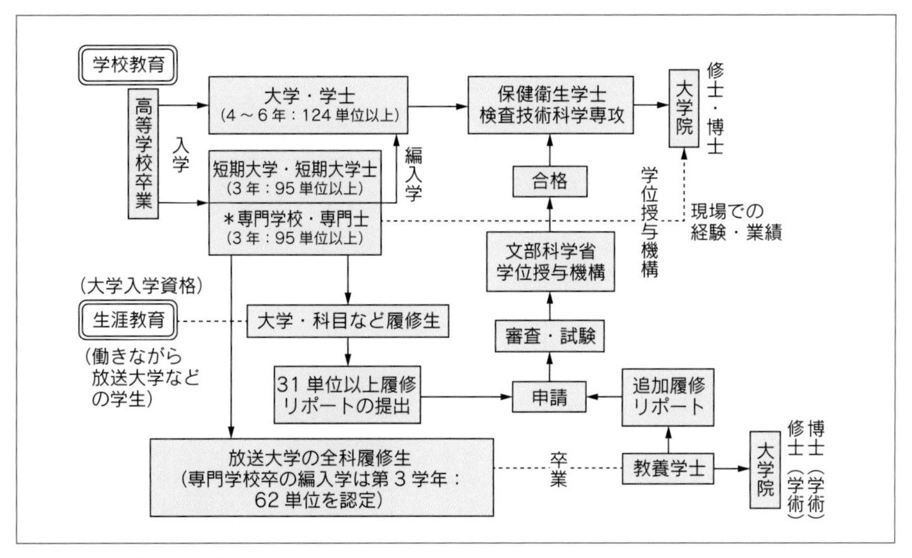

図1-3　臨床検査技師教育と生涯教育

32,000名の臨床検査技師が誕生した．また，厚生大臣が承認した大学の卒業生には，厚生大臣の定めた5科目を履修することで国家試験が受験でき，かつ国家試験も衛生検査相当の科目が免除され200問中50問を受験すればよいという既得権益があった．この制度で薬学部以外の獣医学部，栄養学部，理学部，工学部などでも厚生大臣の承認を得て指定科目の履修で衛生検査技師の資格と臨床検査技師国家試験の受験資格が得られる教育が開始された（**表1-1**）．その15年後の1986（昭和61）年には再び「指定規則」「指導要領」の改正が行われた．その特徴は，基礎科目，基礎専門科目，専門科目と教育内容を大きく3つに分け，330時間以上の臨床実習を義務化したことにある．また，大学卒業で国家試験を受ける場合でも，科目免除がなくなり全科目を受験しなければならなくなった．これにより薬学部出身の国家試験受験者が激減することになる．1998（平成10）年には**大学設置基準**の変更があり，専門学校から大学の3年次または4年次への編入が可能となった．また，放送大学を利用する方法や，大学の科目履修生となって31単位を取得したあと，学位授与機構で学士を得ることも可能となった（**図1-3**）．2000（平成12）年には3回目の「指定規則」「指導要領」の改正が行われた．その大きな特徴は，カリキュラムが大綱化され，各学校の独自性を出すことが可能となったことである．2002（平成14）年には，カリキュラム大綱化に伴い**国家試験出題基準**が制定され，それに基づいた国家試験が2003（平成15）年から行われるようになった．

> **衛生検査技師免許**
>
> 1958年に衛生検査技師法が制定されて以来，臨床検査技師教育を行っている大学，あるいは薬学部，獣医学部の出身者は，衛生検査技師相当の科目（12科目）を履修したという証明書を厚生省（厚労省）に申請することで衛生検査技師免許を取得することができた．しかし，2005年に衛生検査技師が廃止になったことで，この制度もなくなった．

臨床検査技師の資格を得るためにはいくつかの方法がある．医学部，歯学部を卒業した者は国家試験受験資格が得られる．獣医学部，薬学部および医学部保健学科や保健衛生学部の学生は，政令（施行令）で定める厚生労働大臣の指定科目である6科目を履修した者，また理学部，工学部，栄養学部などで12

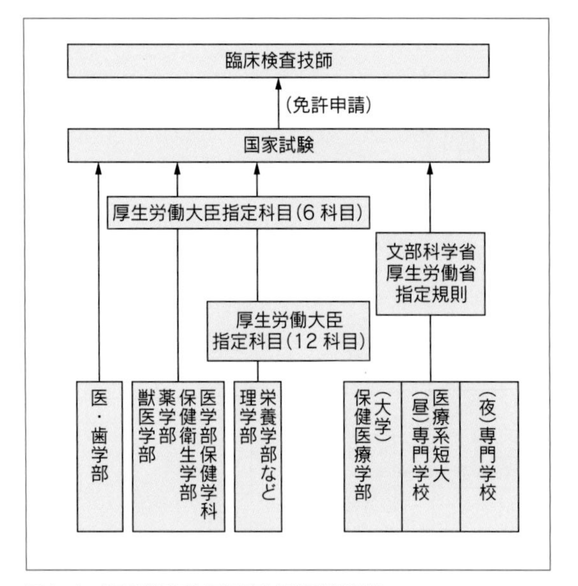

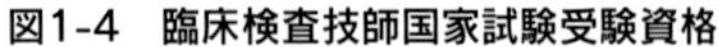
図1-4 臨床検査技師国家試験受験資格

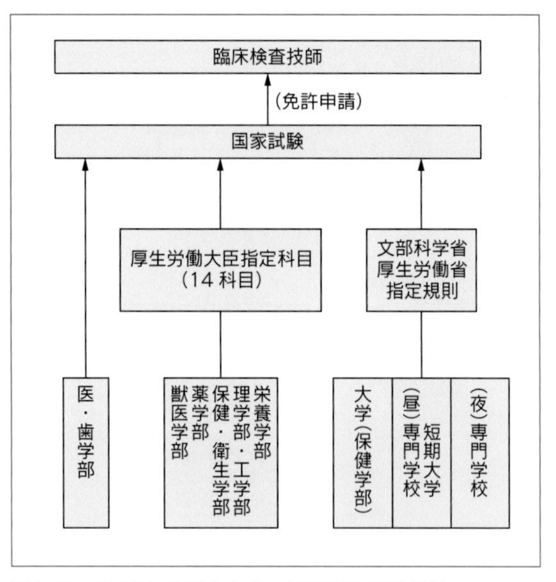

図1-5 2022年入学生からの国家試験受験資格

科目の指定科目と同様の6科目の指定科目を履修した者に国家試験受験資格が与えられている．一方，厚生労働省指定校である専門学校や文部科学省指定校である短期大学では，「指定規則」に則った3年間（夜間部は4年間）の教育を行い，卒業とともに国家試験受験資格が与えられる（**図1-4**）．近年，短期大学や専門学校の大学への昇格が進んでいる．今まで大学は，臨床検査技師養成の指定校ではなく厚生労働省の承認大学となっていたが，2012年に1校が指定校として文部科学省に認められた．それ以降，新設大学を中心に指定校が増加してきている．

2019年に厚生労働省では「臨床検査技師学校養成所カリキュラム等改善検討会」が開催され，2020年4月に報告書がまとめられた．2022年の入学生から，新たな指定規則に則り，教育が開始された．その大きな変更点は，①国家試験受験資格の統一化で薬学部，獣医学部をはじめ，大学での教育を受けた者が履修する科目を14科目とし，その内容まで規定したこと（**図1-5**），②教育内容と教育目標を検討し，単位数の見直しを行ったこと，③臨地実習の在り方が検討され，充実が図られたことである．また，医師のタスク・シフト/シェアから法律改正で10行為，そして現行制度で14行為の業務の実施が可能となり，生理学的検査を中心として，それに対応する教育が必要になった．

臨床検査の現場では，合理化などにより，院内検査室から外注委託の拡大やブランチラボ，FMSなどが導入され，臨床検査技師の需要は減少しているようであるが，一方で新規検査項目の増加，生理学的検査の範囲の拡大，他職種との業務範囲の重なりなどによる新しい需要とともに，新たな業務拡大もなされた．また，臨床検査技師の活躍の場も，従来，病院の検査部や臨床検査センターが主な対象であったものが，大学の基礎医学研究室，医学関係の研究所，製薬会社や機器メーカーなどの研究部，また公衆衛生分野などへも拡大している．その潜在的需要は大きいものと推測され，この職種の将来性は有望であるといえる．

Ⅴ 臨床検査技師としての業務拡大

1 生涯教育と資格

医学の進歩はめざましく，日々新たな検査法が開発され，診断や治療に用いられている．その発展に臨床検査技師は追随し，遅れをとってはならない．そのためには，生涯にわたっての自己研鑽が必要となる．臨床検査技師は国家試験に合格し，ライセンスを取得した者であるため，一定の知識や技術をもった者として国からのお墨付きを得ているわけだが，その知識だけで一生仕事を遂行できるわけではない．臨床医や患者から満足の得られる臨床検査を行うためには，最新の知識や技術を駆使して診断に有効な情報を提供する必要がある．そのためには，自ら臨床検査技師としての資質を高めるための努力を怠ってはならない．生涯学習の方法はさまざまあるが，技術の向上を目指すのであれば，日本臨床衛生検査技師会や都道府県臨床検査技師会が行う学会や勉強会などに参加することが最新の知識や技術を身につけることにつながる．また，専門的知識を身につけるのであれば，専門領域の研究を行い，学会発表や専門学術雑誌へ投稿することで新たな臨床検査法の開発や発見にもなる．さらに教養や科学の学問的知識を得たいと思うのであれば，放送大学や学位授与機構を利用して学士を取得する方法がある．そして研究能力を養うためには放送大学大学院（修士，博士）や社会人を対象とした修士，博士課程が多くの大学で開講されており，働きながら学ぶことが可能となってきている．また，多くの学会や団体において臨床検査技師に対する認定資格が設定されており，この資格を得ることで一定のレベルの実力をもっていることが第三者評価により証明されることとなる．認定資格は今後，自己満足の道具としてではなく，働く場においても昇任・昇格の手段に，また給与に直接反映するものとして扱われるようになることも考えられる．また，国際標準化機構（ISO）や米国病理医協会（CAP）の施設認証を得る際にも必要な人材となり，その有効性も高まっていくことが推察される．

ISO：International Organization for Standardization

CAP：College of American Pathologists

1）卒後教育

卒後教育は系統立てて行われていることは少ない．多くは自施設の検査部のなかで，検査部全体あるいは部署ごとに勉強会や研修会を行っている．また，病院全体として，医療安全や接遇などの勉強会を開催して職員のレベルアップを図っている施設も多くある．

一方，日本臨床衛生検査技師会（日臨技）では，会員のための卒後研修として「日臨技生涯教育研修制度」を設け，会員の能力向上に貢献している．この制度の目的は「医学・医療の発展によって，臨床検査は，量的にも質的にも著しく拡大している．これに伴って，臨床検査技師・衛生検査技師の業務も多様化している．この結果，検査技師の知識・技能の質的向上が社会的にも要求されている．このような環境の変化に，検査技師が自らの意思で正しく適応し，臨床検査を担うものとして生涯学習に努め，資質の向上に努めることを組織的に援助すること」（日臨技生涯教育研修制度ガイドライン 2012 より）であり，会員が自発的に学習・研修し，定められた履修期間・カリキュラムをもとに履修点数を取得する制度になっている．5 年間を 1 サイクルとして，その間に基礎教科と専門教科合わせて 200 点以上の履修点数を取得する．修了すると次のサイクルに進む．

2）学会発表

臨床検査の分野には，新たな臨床検査法や非侵襲的検査法の開発，より正確で迅速な臨床検査法の改良など，いまだに多くの研究対象が存在する．また，臨床検査技師にしか行うことができない試薬や機器の性能評価も重要な研究となる．さらに，医療過誤の防止や院内安全対策など検査室の危機管理，リアルタイム検査や個人情報管理などの患者サービス，医療情報管理や経営管理，臨床検査分野の先端医療など，臨床検査技師として取り組むべき新たな研究課題も存在する．日々，検査業務のなかで疑問に思ったことや不便に思ったことなどに対し，改良を加えたり開発したりすることは臨床検査技師にしかできないことであり，医療の発展にとっても重要である．その結果得られた新たな知見を専門の学会において発表することで，学会参加者や学会員が問題点や課題を共有することとなり，そこから矛盾点や疑問点の指摘を受け，さらに発展させることが可能となる．しかし，これだけでは広く社会に発信することにはならない．研究した内容を学会雑誌に論文として投稿することで，その研究が他施設でも利用されることにつながる．さらに，国際学会や外国雑誌に発表することで，新たな知識や技術が世界的に活用されていくことになる．このようなことが，自らの資質を高めるばかりか，臨床検査技師としての満足感，達成感を味わうことになるのではないだろうか．

3）修士・博士号取得

学校教育法第 99 条によると，大学院とは大学を卒業した者，およびこれと同等以上の学力を有すると認められた者を対象に学術の理論および応用を教授研究し，その深奥をきわめ，または高度の専門性が求められる職業を担うための深い学識および卓越した能力を培い，文化の進展に寄与することを目的としている．

臨床検査技師の卒前教育では，精密度・真度のある検査技術はもとより，数学，物理学，化学，分析科学などの基礎学力や，生化学，生理学，解剖学，病理学などの基礎医学を中心に教育が行われ，応用力のある医療人としての知識が教授される．一方，大学院教育では，観察力，洞察力，分析力などの豊かな

修士号と博士号

修士の学位は大学院において，一般的には2年間の教育を受け，修士論文を作成することで修士号を得ることができる．博士課程を設置している場合には博士前期課程と称することもある．博士の学位は大学院において修士課程修了後，3年間の教育を受け，博士論文を作成することで博士号を得ることができる．博士後期課程と称する場合もある．

学識と高度な研究能力や論文作成能力，そして国際社会のニーズに応えられるような問題解決型思考力を有し，新たな検査法をいち早く導入することができるような人材育成がなされている．また，社会人大学院は，一定期間の社会人としての経験を有する者が勤務しながら大学院を修了することができるシステムである．そのためには，通学しやすいように都心にサテライトキャンパスを設置したり，講義・演習を昼夜開講したりと，大学側は学びの環境を整えてきている．

学校教育法施行規則の改正により，専門学校や短期大学卒業者でも直接大学院へ進学することが可能となった．社会人大学院生の場合，臨床検査の現場と大学院の密なる連携により，検査におけるさまざまな問題点を大学院で研究することで，新たな検査法や検査機器の開発を行い，特許出願や製品化にもつながることが期待できる．修士・博士号を取得した者は，就職先の幅も広がり，製薬会社，検査試薬会社，検査機器メーカーなどの研究部門や大学などの教育・研究職をはじめ，さまざまな分野で臨床検査技師としての知識や技術を活用できる場が広がる．また，病院臨床検査部においても管理者としての道も開かれ，将来，検査技師長や検査技術部長，また診療支援部長などの役職に就くことも可能となる．

4）各種認定試験

関連のある各種認定試験は，受験資格の要件が臨床検査技師を対象とするもの，臨床検査技師も受験できるもの，受験資格を問わないものに大きく分けられる．また，学会が主催するもの，団体が主催するもの，学会や団体が集まり協議会形式で認定するものなど各種が存在する．

(1) 公益社団法人日本臨床検査同学院が主催する認定資格

①二級臨床検査士

1954 年に，臨床検査担当技術者の技術レベルの標準化のために，臨床検査の実務担当者を対象に二級臨床病理技術士資格認定試験が開始された（2003 年，臨床検査士試験に変更）．二級臨床検査士とは，臨床検査室において，医師の指示のもとに微生物学，寄生虫学，病理学，臨床化学，血液学，免疫血清学および生理検査学等の諸検査を正しく行いうることを，日本臨床検査医学会，日本臨床検査同学院が認定した者をいう．受験資格は，臨床検査技師国家試験に合格し，すでに登録を終えて，臨床検査技師の資格を有する者である．試験内容は多肢選択形式の筆記試験とともに専門の検査技術の理解が試される．さらに実技は，それぞれの専門科目を理解するための基礎的技術とともに各専門検査業務を実施するために必要な技術について試験が行われる．

②一級臨床検査士

一級臨床検査士とは，医療における臨床検査の意義を理解し，検査技術に熟達するのみならず，検査技術の理論を理解するとともに，新しい検査法を正しく採り入れる能力を有する者で，さらに，協調性をもち，検査室にあっては指導的技術者として日常検査業務の管理をする能力を有する者として日本臨床検査医学会，日本臨床検査同学院が認定した者をいう．筆記試験に合格すると実技試験に進むことができる．実技試験は東京都内数カ所の大学や病院などで行われる．受験資格は，臨床検査技師国家資格取得後５年以上の実務経験があり，当該科目の二級臨床検査士試験に合格後３年の実務歴があり，検査室の指導的技術者として適当な人物であることを所属長が証明した者となっている．

③緊急臨床検査士

緊急臨床検査士とは，所定の資格試験に合格し，医師の指示のもとに緊急臨床検査の業務を正しく行いうることを日本臨床検査医学会，日本臨床検査同学院が認定した者をいう．受験資格は，臨床検査技師国家試験に合格し，すでに登録を終えて，臨床検査技師の資格を有する者となっている．筆記試験は基本的知識，手技，検体の採取法，標本作製法，保存法，精度管理などが出題される．また，被検者および検査に対する態度，安全管理，廃棄物処理法なども含まれている．

④遺伝子分析科学認定士（初級）

遺伝子分析科学認定士制度の目的は，遺伝子分析科学分野における専門知識および高度な技術に対応できる遺伝子分析科学技術者の育成を図り，遺伝子分析および遺伝子検査技術の発展・普及を促進することである．この資格は，日本臨床検査同学院が中心となり，関連学会である日本臨床検査医学会，日本臨床化学会，日本医療検査科学会，日本人類遺伝学会，日本遺伝子診療学会が加わった認定制度審議会方式となっている．

⑤一級遺伝子分析科学認定士

一級遺伝子分析科学認定士は，遺伝子分析科学分野における専門知識および高度な技術に対応できる遺伝子分析科学技術者として遺伝子分析および遺伝子検査技術の発展・普及の促進に寄与できる人材で，初級と同様に日本臨床検査同学院と５つの関連学会が認めた者である．受験資格は遺伝子分析科学認定士（初級）試験合格後，５年を経過し，遺伝子分析科学認定士（初級）の資格を継続して有している者，さらに資格審査基準として５年間で50単位以上を取得し，実務経験を３年以上有する者となっている．

⑥POCT測定認定士

POCT : point of care testing

POCT測定認定士制度は，POCT測定認定士の育成を図り，POCTの技術向上による検体検査の精度を確保し良質な分析結果を提供する．これにより，国民の健康に寄与することを目的とするものである．この資格は，日本臨床検査同学院が中心となり，関連学会である日本臨床検査医学会，日本臨床衛生検査技師会，日本糖尿病学会が加わった認定制度審議会方式となっている．

(2) 日本臨床衛生検査技師会認定センターが主催する認定資格

①認定臨床染色体遺伝子検査師

臨床にかかわる染色体遺伝子検査の適切な利用と検査結果を最大限に診療に反映させるために，専門知識および高度な技術に対応できる検査資格者の育成を図り，染色体遺伝子検査の発展と普及を促進すること，そして，染色体遺伝子検査の精度保証を通して，医療の安全と患者の安心を守り，国民医療の向上に寄与することを目的としている．

②認定病理検査技師

臨床にかかわる病理検査の適切な利用と，検査結果を最大限に診療に反映させるために，専門知識および高度な技術に対応できる検査資格者の育成を図り，病理検査の発展と普及を促進すること，そして，病理検査の精度保証を通して，医療の安全と患者の安心を守り，国民医療の向上に寄与することを目的としている．

③認定認知症領域検査技師

認知症の予防ならびに認知症患者の治療の場において，病態を理解した臨床検査技師が対応することで，患者と家族の不安の軽減と正確な検査の実施が行えることから，臨床検査に関する専門性を生かして認知症の診断・治療を担当するチーム医療の一員として参加できる臨床検査技師を育成・確保することを目的としている．

④認定救急検査技師

救急臨床検査にかかわる技術者の認定を行い，地域や時間を問わず実施される救急診療において，臨床現場に即した迅速な検査結果を提供し，かつ安全性を担保する知識・技術を普及させることによって，国民の保健衛生の向上と社会の発展に寄与することを目的として，日本救急検査技師認定機構とともに認定を行っている．

これらのほかに，認定臨床化学・免疫化学精度保証管理検査技師，認定一般検査技師，認定心電検査技師，医療技術部門管理資格などがある．

(3) 各種学会・団体などが主催する認定資格

①細胞検査士

がんの早期発見や早期診断を目的に，人体の細胞の一部を採取し形態学的基準に基づき，がん細胞や異型細胞，異形成細胞の発見を行う．細胞検査士の資格は，指導医の監督指導のもと，細胞診スクリーニングの業務を正しく行いうることを日本臨床細胞学会，日本臨床検査医学会が認めた者に与えられる．4年ごとの更新制度がある．

②認定輸血検査技師

輸血は移植の一種と考えられているように，種々の副作用・合併症を伴いやすく，輸血治療を行うには深い知識，的確な判断力と技術が要求される．輸血に関する正しい知識と的確な輸血検査により，輸血の安全性の向上に寄与することのできる技師の育成を目的としている．この認定制度は，日本輸血・細胞治療学会，日本臨床検査同学院，日本臨床衛生検査技師会，日本臨床検査医学会の４団体から構成されている認定輸血検査技師制度協議会が運営している．５年ごとの更新制度が設けられている．

③認定臨床微生物検査技師

臨床微生物学と感染症検査法の進歩に呼応して，これらに関連する臨床検査の健全な発展普及を促し，有能な認定臨床微生物検査技師の養成を図り，より良質な医療を国民に提供することを目的としている．日本臨床微生物学会，日本臨床衛生検査技師会，日本臨床検査医学会，日本臨床検査同学院，日本感染症学会，日本環境感染学会，日本化学療法学会の７団体から構成されている認定臨床微生物検査技師制度協議会が運営している．５年ごとの更新制度がある．

④認定血液検査技師

血液検査分野における高度の学識と技術を有する検査技師の育成を図り，より良質な医療を国民に提供することを目的としている．日本検査血液学会，日本臨床検査医学会，日本臨床検査同学院，日本血栓止血学会，日本血液学会，日本臨床衛生検査技師会から構成されている認定血液検査技師制度・認定骨髄検査技師制度協議会が運営している．５年ごとの更新制度がある．

⑤認定骨髄検査技師

認定骨髄検査技師とは，骨髄検査などの血液形態検査における専門知識および高度な判定能力を有する技術者として日本検査血液学会，日本臨床検査医学会，日本臨床検査同学院，日本血栓止血学会，日本血液学会，日本臨床衛生検査技師会の６つの学会・団体で構成される認定血液検査技師制度・認定骨髄検査技師制度協議会が認めた者である．受験資格は，認定血液検査技師の資格を有し，１回以上の更新を行っている者で，申請時において５年以上の骨髄検査の実務経験を有していることである．さらに症例提出書（20 症例）の提出も義務づけられている．５年ごとの更新制度がある．

(4) 臨床検査技師に有用なその他の認定資格

臨床検査技師が受験できる代表的な資格をあげる．

①消化器内視鏡技師

消化器内視鏡技師には第一種と第二種とがあり，臨床検査技師，看護師，診療放射線技師などの資格を取得している者は第一種，准看護師の資格を取得している者は第二種の資格取得が可能である．業務は，内視鏡および関連機器の管理，操作補助，整備，修理などのほか，検査後の機器洗浄・消毒と資料の整理・管理などがある．近年，内視鏡は上・下部消化管内視鏡検査ばかりでなく，内視鏡的止血術や早期がんの粘膜切除術などの治療にも利用されている．解剖学，生理学，病理学さらに組織・細胞学，微生物検査学や消毒・滅菌の知識，技術を修得している臨床検査技師はおおいに活躍の場がある．2021 年 10 月 1 日から，臨床検査技師等に関する法律施行令の一部改正により，内視鏡用生検鉗子を用いて消化管の病変部位の組織の一部を採取する行為が臨床検査技師の業務に追加された．

②健康運動指導士

健康運動指導士の業務は，競技としての運動指導を行うのではなく，呼吸循環器系の生理機能の維持・向上を図ることにより，動脈硬化，心臓病，脳血管疾患，高血圧，糖尿病などの生活習慣病を予防することにある．健康運動指導士は，医学的基礎知識，運動生理学の知識などに立脚しつつ，個人の身体状況に適した運動プログラムを提供できる知識・技術を有している者で，一次予防に貢献できる人材である．スポーツクラブやアスレチッククラブなどの健康増進施設ばかりでなく，循環器系や整形外科の病院，そして糖尿病・動脈硬化などの疾患に対し運動療法を行っている医療機関において，健康運動指導士としての活躍の場がある．そのため，臨床検査技師と健康運動指導士のダブルライセンスを取得することにより，予防医学の分野において活用できることが期待できる．

③健康運動実践指導者

健康運動指導士が主に運動プログラムを作成するのに対し，健康運動実践指導者は，医学的基礎知識，運動生理学の知識，健康づくりのための運動指導の知識・技能等をもち，健康づくりを目的として作成された運動プログラムに基づいて実践指導を行うことができる者をいう．健康運動指導士同様，医療機関において運動療法を行っている施設で活躍の場がある．

④心臓リハビリテーション指導士

心臓リハビリテーション指導士は，健康運動指導士と同様に予防医学に関係した資格である．心臓リハビリテーション実施に必要な知識と技術を有すると認められた者に対し，日本心臓リハビリテーション学会から指導士の資格が与えられる．この制度の目的は，心疾患の治療・予防に対し，医師，看護師，理学療法士，臨床検査技師，健康運動指導士など，さまざまな職域から積極的な参加を可能として，包括的な心臓リハビリテーションを目指すものである．今後，循環器病院を中心に心臓リハビリテーションを行う施設も増えることが予想され，この分野での臨床検査技師としての関与も期待できる．

⑤認定臨床エンブリオロジスト

認定臨床エンブリオロジストとは，生殖医療に携わり，不妊治療を行っている施設で精子や卵子を取り扱う技術者である．仕事内容は，精子，卵子の培養，受精操作，受精卵胚の培養などのほか，培養環境の管理や培養液の管理などがある．この資格を得るためには，日本臨床エンブリオロジスト学会に在籍し，生殖補助医療技術（ART）の職務に従事していることが必要である．筆記試験，面接試験を経て認定される．

ART：assisted reproductive technology

⑥不妊カウンセラー

不妊カウンセラーは，不妊治療に関する正しい知識と情報を，治療を受ける側にわかりやすく説明する専門家である．また，不妊に悩む人々が自らの状況を正確に把握し，望ましい自立的決定を行うことを援助したり，不妊に伴う精神的苦痛やストレスを和らげ，サポートを行う．

⑦体外受精コーディネーター

不妊カウンセラー同様，日本不妊カウンセリング学会が主催する養成講座に3回以上参加し，その後，小論文と面接を経て認定される．生殖補助医療技術

表1-2　主な資格・認定制度

臨床検査技師を対象とする認定制度	
資格名	主催
一級臨床検査士	日本臨床検査同学院・日本臨床検査医学会
二級臨床検査士	日本臨床検査同学院・日本臨床検査医学会
緊急臨床検査士	日本臨床検査同学院・日本臨床検査医学会
細胞検査士	日本臨床細胞学会・日本臨床検査医学会
認定輸血検査技師	認定輸血検査技師制度協議会 (日本輸血・細胞治療学会)
認定臨床微生物検査技師	認定臨床微生物検査技師制度協議会 (日本臨床微生物学会)
認定血液検査技師	認定血液検査技師制度・認定骨髄検査技師制度協議会 (日本検査血液学会)
認定骨髄検査技師	認定血液検査技師制度・認定骨髄検査技師制度協議会 協議会（日本検査血液学会)
認定臨床化学・免疫化学精度保証管理検査技師	日臨技認定センター
認定一般検査技師	日臨技認定センター
認定心電検査技師	日臨技認定センター
医療技術部門管理資格	日臨技認定センター
認定臨床染色体遺伝子検査師	日臨技認定センター
認定病理検査技師	日臨技認定センター
認定認知症領域検査技師	日臨技認定センター
認定救急検査技師	日臨技認定センター
臨床検査技師が資格要件となる認定制度	
資格名	主催
超音波検査士	日本超音波医学会
遺伝子分析科学認定士（初級）	日本臨床検査同学院
一級遺伝子分析科学認定士	日本臨床検査同学院
POCT 測定認定士	日本臨床検査同学院
健康運動指導士	健康・体力づくり事業財団
健康運動実践指導者	健康・体力づくり事業財団
健康食品管理士	日本食品安全協会
心臓リハビリテーション指導士	日本心臓リハビリテーション学会
第一種・第二種消化器内視鏡技師	日本消化器内視鏡学会
日本糖尿病療養指導士	日本糖尿病療養指導士認定機構
認定サイトメトリー技術者	サイトメトリー技術者認定協議会（日本サイトメトリー学会）
治験コーディネーター	日本臨床薬理学会
臨床検査技師の知識・技術が生かされる認定制度	
資格名	主催
臓器移植コーディネーター	日本臓器移植ネットワーク
臨床細胞遺伝学認定士	日本人類遺伝学会
一級実験動物技術者	日本実験動物協会
医療情報技師	日本医療情報学会
診療情報管理士	日本病院会・医療研修推進財団
電子顕微鏡一般技術認定	日本顕微鏡学会
電子顕微鏡特殊技術認定	日本顕微鏡学会
不妊カウンセラー	日本不妊カウンセリング学会
体外受精コーディネーター	日本不妊カウンセリング学会
認定臨床エンブリオロジスト	日本臨床エンブリオロジスト学会
認定臨床化学者	日本臨床化学会
第 1 種・第 2 種 ME 技術者	日本生体医工学会
臨床 ME 専門認定士	日本医療機器学会・日本生体医工学会
臭気判定士	環境省
平衡機能検査士	日本めまい平衡医学会
聴力測定技術講習	日本聴覚医学会
バイオセーフティ技術認定者	バイオメディカルサイエンス研究会
磁気共鳴専門技術者	日本磁気共鳴専門技術者認定機構
ICD(感染制御ドクター)	ICD 制度協議会
日本マススクリーニング学会認定技術者	日本マススクリーニング学会

の内容を熟知し，正しい情報を提供し，適切な自立的選択を促し，不妊に悩む者が満足しながら治療を受けられることを支援する．同時に不安やストレスを癒す心のケアも行う．

⑧診療情報管理士

診療情報管理士とは，ライブラリーとしての診療録を高い精度で機能させ，そこに含まれるデータや情報を加工，分析，編集し，それを活用することにより医療や健康の質の向上を図ることを目的とする専門職である．診療情報管理士には，医学的な知識のほか，診療情報の精度管理能力，統計学およびデータ分析能力，コンピュータやデータベースに関する知識が要求される．今後，情報化の推進，カルテ開示，電子カルテの普及などから診療情報の取り扱いの重要性が増している．特に，診療所などに勤務する臨床検査技師においては，この資格をもつことで存在価値を示すことができる．

⑨医療情報技師

医療情報技師とは，病院等の保健医療福祉機関で診療の業務にかかわる医療情報システムの保守を行い，安全で効率的な運用と質の高いデータの収集，利用，提供を行うことができる情報処理技術者である．

⑩臨床細胞遺伝学認定士

染色体検査に携わる医師や研究者，技術者を対象に日本人類遺伝学会が認定を行うもので，高度な技術を駆使し，診療に必要な正確な情報を的確に依頼者に伝える役割を担うものである．

その他関係する資格は多くあるが，その一部を**表 1-2** にまとめた．

第2章 臨床検査の意義

I 診断方法の変遷

医療機関を受診する患者の疾病・病態の診察，診断システムは時代とともに大きく変遷している．診察の基本は，医師が行う**医療面接**（**問診**）と**身体診察**であり，初期診療では患者の2/3～3/4はこれらにより診断ができる．残りの1/4～1/3については，適切な診断補助を利用する必要がある．この診断補助には**臨床検査**と**画像検査**があり，前者は主に病気により生体に生ずる代謝異常を，後者は病気による組織・臓器の形態異常を検出し，有用な診断補助情報を提供することで正確な診断を行うことができる．

古代エジプトやインドの時代から，糖尿病患者の尿は甘く，その尿に蟻が集まることが知られていた．糖尿病のdiabetes mellitusは，ギリシャ語のDiabetesがサイフォンを，ラテン語のMellitusは蜂蜜のように甘いことを意味しており，大量の甘い（糖を含む）尿を排泄する病態を表現している．このように，生体内で起こる代謝異常を検出する臨床検査は，診断・診療における重要な情報を提供する．

臨床検査の近年の進歩は目覚ましい．1950年代には簡易測定用試薬が開発されたが，特定項目に限られ，また用手法のため，限られた患者に適応されたにすぎなかった．1960年代に入ると自動分析装置が開発され，生化学検査や血球検査が自動で行われるようになり，1970年代には**免疫学的手法**を利用した測定系が開発され，「ng/mL」オーダーの超微量濃度の物質の測定が可能となった．そして，1980年代には多項目同時分析装置が開発され，さらに微量化と迅速化へと進展した．また，コンピュータの導入により臨床検査情報の集約化が行われ，膨大な血液・体液の検査情報が診断に活用され，正確な診断に利用されるようになった．さらに最近では，遺伝子・核酸分析により微生物や血液疾患での遺伝子異常による病態解析が可能となった．新型コロナウイルス（SARS-CoV-2）感染症の診断は簡便な**抗原検査**ばかりでなく，核酸検査（**PCR検査**など）で正確な感染が診断可能となった．

医療面接と問診

従来，医師が患者から情報を収集することは「問診」といわれてきたが，これでは一方的であり，患者と医師が対等でないことから，患者－医師関係は双方向的な会話であるべきとして，「医療面接」が一般化されてきた．医療は医師が一方的に行うのではなく，患者の同意・納得（インフォームドコンセント）のうえで行うべきである．

免疫学的分析法

抗原抗体反応を利用して微量分析を行う方法であり，ホルモンや腫瘍マーカーなどの「ng/mL」オーダーの血中微量成分の測定が可能である．Berson & YalowによるインスリンのRadio免疫測定法（RIA）が最初である．

Solomon A Berson（1918～1972）

アメリカの科学者．Yalow RとインスリンのRIA法を開発した．

Rosalyn Yalow（1921～2011）

アメリカの科学者．Berson S AとインスリンのRIA法を開発し，その功績により1977年にノーベル生理学・医学賞を受賞した．

RIA：radioimmunoassay

Ⅱ 臨床検査の意義

1 臨床検査の目的

医師が日常診療を行う手順は，①**医療面接**で患者の**主訴・現病歴**を聞き出し，②**身体診察**を行い，これらを総合的に判断して病態を推定し，診断する．明らかな診断が可能な場合は，ただちに③治療を開始して，患者を苦痛・苦しみから解放すべき行為を行う．しかし，特定の診断が確定できない場合には**臨床検査**や**画像検査**を行い，患者の代謝異常，形態異常などの情報を加味することで正しい診断を絞り込み，適切な治療を開始する．また，健康診断（検診）では適切な臨床検査を行うことで，病気の**早期発見・発病前診断**にも利用される．

このように，臨床検査の目的には，①疾病・病態の診断補助・確定，②重症度判定・予後予測，③治療効果・治癒判定，④治療の副作用の監視と評価，⑤病気の早期発見・発病前診断，それに⑥**法医学的検査**がある．

2 スクリーニング検査

症状が顕在化していない，あるいは乏しい患者に対して臨床検査を実施し，潜在する疾患を発見する目的で行う検査を**スクリーニング検査**（screening test）という．

スクリーニング検査の本来の意義は，新生児マススクリーニングやがん検診など，一見健康な多数の対象に対して，前者ではフェニルケトンやTSH（甲状腺刺激ホルモン）を，後者ではPSA（前立腺特異抗原）を測定し，フェニルケトン尿症やクレチン症，あるいは前立腺がんなどを発見することである．しかし，一般診療においては，「**仮の診断**」がなされたときに，この「仮の診断」を確実にする，あるいは「病気の見落としのない」ように，さらに「合併症や隠れた疾患の存在」を発見するためにスクリーニング検査を行う．診療の手順と臨床検査の関係を**図2-1**に示したが，スクリーニング検査は仮の診断のあとに行う場合や，医療面接と身体診察に加えることで仮の診断を補足する場合に行う．日本臨床検査医学会では，この一次スクリーニング検査ともよぶべき検査は**基本的検査（1）**，仮の診断から診断のための検査は二次スクリーニング検査ともよべるもので**基本的検査（2）**として提唱していたが，2017年に「基本的検査」として改定された（**表2-1**）．

今回の改定では，スクリーニング検査として費用対効果の高い効率的な検査項目が選択された．これは，EBMに代表される臨床検査の有効利用の評価に必要な検査の特性に関する各種の概念・用語の普及，医師の意思決定・医学的判断に関する多方面からの研究の進歩，米国に始まったEBMに基づき無駄な医療・無駄な検査をしないというthe Choosing Wisely campaignなどを考慮してのことであるが，最も大きな理由は，わが国の保険診療上の規則との整合性を図ることである．

WHOは体外診断（in vitro diagnostics）の基本的検査のモデル（essential

健診と検診

健診は健康であるか否かを確かめることで，特定の病気を対象としていない．一方，検診は特定の病気を早期発見し，早期に治療することを目的としている．予防医学の二次予防にあたるもので，がん検診が代表である．

法医学的検査

主に親子関係に利用される．代表は血液型検査であり，遺伝的要素が大きいハプトグロビンも親子鑑定に利用される．

TSH：thyroid stimulating hormone

PSA：prostate-specific antigen

基本的検査

日本臨床検査医学会では1989年に「日常初期診療における臨床検査のガイドライン」を提唱し，その後時代に合わせて改定してきた．2017年に最新の改定案が提唱された（**表2-1**）．

EBM（evidence-based medicine）

根拠に基づいた医療．疫学的に研究，証明された「科学的根拠（エビデンス）」を重視したうえで，患者にとって最良の医療を行う考え．

the Choosing Wisely campaign

ABIM（American Board of Internal Medicine：米国内科専門医機構）財団が主導するキャンペーンで，「賢明な選択」を合言葉に，患者にとって最も望ましい医療について“医療職と患者との対話を促進する”ことを目指し，患者にとって不要なヘルスケアを削減しようとするもの．

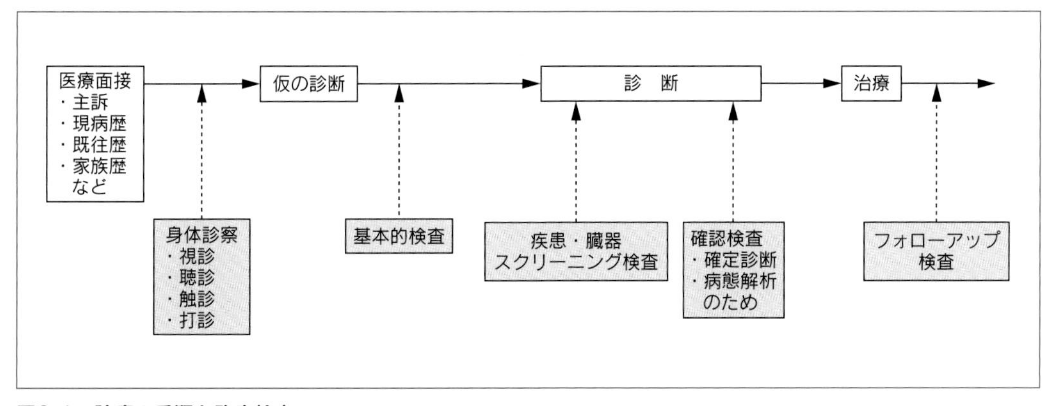

図2-1　診療の手順と臨床検査

表2-1　基本的検査（日本臨床検査医学会「日常初期診療における臨床検査の使い方」に関するアドホック委員会による2017年改定案）

1. 尿検査	色調，混濁，比重，蛋白，糖，潜血
2. 血液学検査	白血球数，ヘモグロビン，ヘマトクリット，赤血球数，赤血球指数，血小板数
3. 生化学検査	血清総蛋白濃度，血清アルブミン，随時血糖，総コレステロール，中性脂肪，AST，ALT，LD，ALP，γ-GT，コリンエステラーゼ，尿素窒素，クレアチニン，尿酸
4. 免疫血清学検査	CRP
5. 入院時追加検査（1）	N，K，Cl
6. 入院時追加検査（2）	HBs 抗原，HCV 抗体

備考
・入院時追加検査（1）は，わが国において入院時に一般的に行われる検査である．
・入院時追加検査（2）は，当該ウイルス肝炎による新たな感染機会あるいは慢性肝炎が疑われる場合を除いて，入院，転科，転棟の際，その都度に実施しない．また，STS については，病院内の診療規則または診療ガイドラインおよび院内感染対策等のなかで，必要に応じて日常初期診療の臨床検査項目として準用する．

表2-2　WHOの提唱する基本的検査（WHO list of essential diagnostic tests（EDL））（2020年）

I.a　For primary health care（General In Vitro Diagnostics（IVDs））
血液型：ABO，Rh（スライド法）
生化学検査：グルコース（毛細管血；試験紙），HbA1c（RDT），全血乳酸（RDT）
尿検査（試験紙法）：アルブミン，ビリルビン，潜血，ケトン体，亜硝酸塩
血液学検査：赤沈（CRP 検査ができない場合），Hb（ヘモグロビンメータ）
I.b　For primary health care（Disease-specific IVDs）
シャーガス病：抗体検査（RDT）
コレラ：抗原検査（RDT）
COVID-19：抗原検査（核酸検査ができな場合）（RDT，簡易 POC）
糖尿病：尿糖（尿試験紙，血糖検査ができない場合），血糖，HbA1c（RDT）
B 型肝炎：HBs 抗原，HBe 抗原（RDT）
C 型肝炎：HCV 抗体（RDT）
HIV：抗体検査（RDT），NAT（POC）
インフルエンザ：A，B 抗原（RDT），核酸検査（POC）
マラリア：抗原（RDT）
レンサ球菌咽頭炎：A 群レンサ球菌抗原（RDT）
梅毒：抗体検査（RDT）
結核：皮膚試験
リーシュマニア：抗原検査（RDT）

RDT：rapid diagnostic test（迅速簡便検査）．

diagnostic tests：EDL）のリストを検討して公開した．このリストのⅠはプライマリケアで簡便な装置・方法による検査（For primary health care），Ⅱは検査室が関与する医療施設での検査（For health care facilities with clinical laboratories）であり，さらにそれぞれをa基本的体外診断検査（General In Vitro Diagnostics；IVDs），b疾患特異的体外診断検査（Disease-specific IVDs）に細分類している．これらのうち，Ⅰ.aは「基本的検査」と考えられるべき検査であり，Ⅱ.aは緊急検査を含む精緻な方法による検査室で実施可能な検査である．Ⅰ.aとⅠ.bの検査項目，疾患を**表2-2**に示した．

今後は，世界規模での「基本的検査」についての検討が広く行われるようになり，わが国でも世界各国と協働して，効率的な「基本的検査」についての検討を行う時代になると考える．また，疾患に特異的・効率的な検査項目についても検討する必要がある．

3 精密検査，特殊検査（診断確定のための検査）

診断を確定するために，より詳細・精密な検査を行うこともある．たとえば，白血病が疑われた患者は，「基本的検査」で貧血が認められ，「疾患スクリーニング検査」ではさらに白血球分類を行い，末梢血液中に芽球をはじめとする未熟白血球出現の有無を検査し，血小板数減少などを検索する．そして，白血病の確定診断のためには骨髄穿刺を行い，未熟な白血病細胞が骨髄中で増殖していることを確認する必要がある．近年では，病型や治療法の選択のために，モノクローナル抗体による**白血病細胞の表面マーカー**，骨髄細胞による染色体分析・遺伝子解析などが行われる．

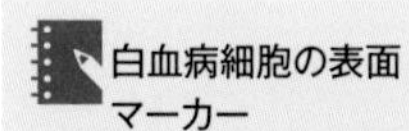
白血病細胞の表面マーカー

血球は骨髄中の造血幹細胞からそれぞれの細胞系列に分化・成熟する．この分化・成熟段階で形態的・機能的変化をするが，同時に細胞表面には各種の蛋白分子（細胞表面抗原）が発現または消失する．白血病細胞がどのような細胞表面抗原を発現しているかを調べることにより分化・成熟段階を推測でき，適切な治療が実施できる．表面マーカーはフローサイトメータで測定する．

また，糖尿病では，血糖，75g経口グルコース負荷試験（OGTT），グリコヘモグロビン（HbA1c）は診断基準項目であり，確定診断のためには必ず行う．これとは別に，病態解析，適切な治療を選択するために，インスリン（IRI），C-ペプチド（CPR），抗ランゲルハンス島細胞抗体（anti-islet cell antibody），抗GAD抗体（anti-glutamic acid decarboxylase antibody）などが検査される．

OGTT：oral glucose tolerance test

このように，仮の診断を確定するために疾患スクリーニング検査を行い，診断（一次診断）を行う．この一次診断をより確実とするために，**確定診断のための検査**を行い，治療法の選択や予後推定のために**病態解析のための精密検査・特殊検査**を行う．これにより適切な治療法が選択され，治療が開始される．

4 診察前検査

従来の病院での診療は，受付をして待合室で自分の順番を待って診察を受け，診察後，必要があれば診断あるいは**フォローアップ**のための検査を行っていた．すなわち診察後検査であり，次回の診察の際にその検査値を利用して診療を行っていた．また，患者によっては，診察後の検査の結果を待って再度診察を行っていた．

しかし，現在の多くの大・中規模病院では，診察前に検査を行い，この結果情報を参考にして診察を行うシステムが普及してきている．対象となるのは慢性疾患であり，診察時に患者の現在の状態を把握し，行っている治療が適正かを判断し，現在の治療を継続するかあるいは変更する必要があるかなど，病態と治療のコントロールを行うことを目的としている．糖尿病患者での血糖やHbA1c，悪性腫瘍患者での手術あるいは化学療法後の腫瘍マーカーなどがこの診察前検査として測定されている．

診察前検査のデータをもとに診察を受けることは，患者にとって大きなメリットがある．まず，受診前に診察の順番を待っている時間に採血・採尿をすることで，実質的な待ち時間は短くなり，時間を有効活用できる．次に，当日の検査結果という最も直近の身体状況を反映するデータを参考にして診察を受けられるので，リアルタイムに適切な治療を選択することができる．また，腫瘍マーカーが上昇傾向であれば，再発の有無を検索するための画像検査を行うことで，早期の迅速な対応が可能となる．

なお，診察前検査のこれらのメリットは，保険診療上でも評価され，**外来迅速検体検査加算**として，「外来患者に対して，初診または再診時に検体検査を行い，同日中に結果を説明した上で文書により情報を提供し，結果に基づく診療が行われた場合に，5 項目を限度として，検体検査実施料の各項目の所定点数にそれぞれ 10 点を加算する」と規定されている．

5 緊急検査

緊急検査は，緊急に病態を把握して，適切な治療・処置を行うために必要な検査であり，病態把握に直結した少数の検査項目（医師と検査室で設定）を短時間（30 ～ 60 分；検体採取から結果報告までの時間：**TAT**）で医師に結果返却することが必要である．救急患者，救命救急センター受診患者，手術中・集中治療室入室患者，入院中に急変した患者などが対象となる．**緊急検査**項目の例を**表 2-3** に示した．検査室の規模，病院の特性により検査項目は大きく異なるが，病気の診断，主要臓器の機能把握に直結した検査が主である．緊急

TAT(turn around time)

検体採取から結果報告までの時間（検査室での受付から結果報告までとする場合もある）であり，診察前検査，緊急検査の普及により，迅速化が図られている．

緊急検査項目

p.46 **表3-7**にも緊急検査項目を記載してあるが，これらは病院の規模，専門性の違いによるものである．

表2-3　緊急検査項目の例

①血液学検査：末梢血一般検査（血球数算定，白血球分類），凝固・線溶検査（フィブリノゲン，PT，APTT，FDP，D- ダイマー）
②血液生化学検査：ナトリウム，カリウム，グルコース，総カルシウム，総蛋白，尿素窒素，クレアチニン，総ビリルビン，アンモニア，CRP，AST，ALT，アミラーゼ，CK，心筋トロポニン
③感染症検査：HBs 抗原，HCV 抗体，梅毒 STS・TP，（HIV 抗体）
④尿検査：尿定性検査（糖，蛋白，潜血，ケトン体），妊娠反応
⑤脳脊髄液検査：髄液一般検査（細胞数，糖，蛋白）
⑥動脈血ガス分析：pH，$PaCO_2$，PaO_2
⑦輸血検査：血液型検査（ABO，Rh_o(D)），交差適合試験
⑧微生物検査：塗抹検査（一般細菌，結核菌）

PT：プロトロンビン時間，APTT：活性化部分トロンボプラスチン時間，FDP：フィブリン / フィブリノゲン分解産物，梅毒 STS・TP：梅毒血清反応（STS 法と TP 抗原法）．

検査は短時間で結果報告を行うことが必要であり，繰り返し検査を行うことも多いので，検体が微量で測定できる検査機器･装置が必要である．このために，ベッドサイドで迅速に測定可能なPOCT（point of care testing）が開発され，有効利用されている．

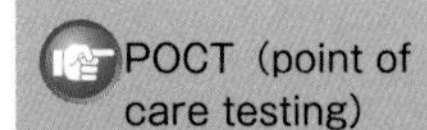
POCT（point of care testing）

被検者（患者）のかたわらでリアルタイムに医療従事者が実施し，診断・治療に有益な情報を得る検査．

6 コンパニオン診断

コンパニオン診断（companion diagnostics；CoDxもしくはCDx）は，医薬品の効果やその副作用を投薬前に予測するために行われる臨床検査のことである．薬剤に対する患者個人の反応性を治療前に検査することで，**個別化医療（テーラーメイド医療）**を推進するために行われ，通常の臨床検査とは区別される．

コンパニオン診断は，遺伝子検査の一つの分野で，遺伝子変異やその発現レベルを検査することで，**分子標的薬**（抗腫瘍薬）の薬効や副作用を予測する．この検査結果に基づいて特定医薬品の有効性や副作用発現の個人差を把握し，医師による投薬妥当性や投薬量を決定する補助指標として利用される．今後は悪性腫瘍以外の領域でもコンパニオン診断が利用され，個人別の有効な医薬品と投薬量などが決定されるテーラーメイド医療が主流になるものと考える．

たとえば，がん分子標的薬であるゲフィチニブ（商品名イレッサ）は，上皮成長因子受容体（EGFR）のチロシンキナーゼに対する選択的阻害活性をもち，非小細胞肺がんの治療に用いられている．この非小細胞肺がんにはEGFRの遺伝子変異によりゲフィチニブ感受性に差があることが明らかとなり，感受性変異をもつ非小細胞肺がんでは高い治療効果が認められるが，そうでない非小細胞肺がんでは治療効果は小さい．このため，ゲフィチニブは「EGFR遺伝子変異陽性の手術不能もしくは再発非小細胞肺がん」症例が適応例とされた．このように，コンパニオン診断により**患者の層別化**を行うことで治療薬の有効性を識別し，治療効果の高い適切な治療薬を適切な患者に投与することで効率的な医療を実践できる．

個別化医療

個別化医療とは，一人ひとりの体質や病気のタイプに合わせた医療をいう．オーダーメイド医療（order-made medicine）は，個人に合った医療を行うことを指す和製英語で，世界的にはテーラーメイド医療（tailor-made medicine），個別化医療（personalized medicine）などとよばれている．わが国では両者が用いられている．

分子標的薬

体内の特定の分子を狙い撃ちし，その機能を抑えることによって，安全かつ効果的に治療する医薬品である．たとえば，がんに対する分子標的薬は特異的にがん細胞に作用するので，正常細胞に対する影響は最小限にとどまり，副作用を比較的少なくすることができる．低分子医薬と抗体医薬（主にモノクローナル抗体）があり，対象もがんのほかに自己免疫疾患など今後が期待されている．

EGFR：epidermal growth factor receptor

7 重症度・予後の検査

ある疾患を診療した際には，その疾患のその後の経過を推測することは治療方針を決定するうえでも重要である．このための指標として，検査成績はデジタル表示であるのできわめて有用である．たとえば，急性膵炎では**重症度，予後因子**が厚生労働省膵疾患調査班から提唱されている．この予後因子を**表2-4**に示した．留意すべき点は，急性膵炎の診断に重要とされるアミラーゼはこの基準項目ではなく，膵への沈着のためにカルシウム低値が基準項目であることである．この急性膵炎の重症度・予後予測因子としては，アメリカの**Ransonスコア**や集中治療室入室の際の重症度評価の**APACHE-II**などがあり，これらでも同じような検査項目が選択されている．したがって，これら検査情報は迅速に医師・臨床に返却し，予後予測の補助とする必要がある．なお，画像検査

Ransonスコア

1974年にアメリカのRansonが報告した急性膵炎重症化予測因子である．入院48時間以内の11項目中3項目以上が陽性例では重症化する可能性があり，死亡率が高い．

表2-4　急性膵炎重症度判定基準：予後因子

予後因子
1．<u>BE</u> ≦－3mEq/L またはショック（収縮期血圧≦ 80mmHg）
2．<u>PaO_2</u> ≦ 60mmHg（room air）または呼吸不全（人工呼吸が必要）
3．<u>BUN</u> ≧ 40mg/dL（またはクレアチニン≧ 2.0mg/dL）または乏尿（輸液後も1日尿量が 400mL 以下）
4．<u>LD</u> ≧基準値上限の2倍
5．血小板数≦ 10万/μL
6．<u>Ca</u> ≦ 7.5mg/dL
7．CRP ≧ 15mg/dL
8．SIRS 診断基準における陽性項目数≧ 3
9．<u>年齢</u>≧ 70歳

SIRS 診断基準項目：
(1) 体温＞ 38℃あるいは＜ 36℃
(2) 脈拍＞ 90回/分
(3) 呼吸数＞ 20回/分あるいは $PaCO_2$ ＜ 32Torr
(4) 白血球数＞ 12,000/μL か ＜ 4,000/μL または 10% 幼若球出現

予後因子は各1点とする．スコア2点以下は軽症，3点以上を重症とする．また，造影 CT Grade ≧ 2 であれば，スコアにかかわらず重症とする．
下線項目は Ranson スコア．

APACHE-Ⅱ(Acute Physiology and Chronic Health Evaluation)

集中治療室入室患者における病態の重症度を客観的に評価するために作成された予後予測法であり，12項目の検査所見と慢性併存評価，年齢の24時間以内の最悪値を合算する．入室の主な理由となった疾患別の係数をもとに，入院予測死亡率を算出することができる．

として腹部造影 CT 検査も指標となっている．

8　検査計画

現在の急性期医療では，わが国独自の診断群分類である **DPC**（diagnosis procedure combination）を用いた**包括支払制度**が施行されている．包括医療での粗悪診療を防ぎ，臨床検査が適正に使用されるためには，最小限の検査項目で効率よく，かつ見逃しのない検査の選択が必要である．さらに，過剰な検査にならないように検査頻度も考慮しなければならない．日本臨床検査医学会は，疾患ごとに，確定診断に供する検査，経過観察に必要な最少検査，退院までに施行すべき検査について，検査の項目・頻度を記載した「臨床検査のガイドライン JSLM2021」を作成し公開している．DPC のもとで診療，検査計画を立案するには必須のガイドラインであり，医療の標準化に貢献している．

DPC

包括医療費支払い方式のことで，従来の医療行為ごとの点数をもとにする「出来高支払い方式」と異なり，入院期間中に治療した病気のなかで最も医療資源を使用した疾患だけに一定額の点数（入院基本料，検査，投薬，注射，画像診断などを合算）を支払う方式である．

第3章 臨床検査部門の業務と管理

I 検査体制

1 検査の変遷

医療現場における臨床検査室の役割は重大であり，今や臨床検査の結果なしに診断・治療を行うことはない．

20世紀初頭の臨床検査は，伝染病や性病の診断検査のための細菌学と血清学が主流であった．1920年頃には化学的な方法の進歩により，尿や血液中の化学成分の測定法が開発され，臨床検査の流れを大きく変えた．1940年頃には比色計や心電計が開発され，現在の臨床検査（血液，血清，細菌，一般，化学，生理，病理）の形が確立された．1960年代から1980年代は，医学・医療の進歩と試薬・機器の開発に伴い，次々と新しい検査法が誕生した．また，臨床検査は収益性の面からも優れており，多くの施設で自動分析装置が導入され，診療ならびに病院経営に大きく寄与した．

臨床検査の分類

現在では微生物学的検査，免疫学的検査，血液学的検査，病理学的検査，生化学的検査，尿・糞便等一般検査，遺伝子関連・染色体検査，生理学的検査である．

1）中央化

検査室の中央化は，1916年に医療の先進国であるアメリカのコロラド大学病院で行われた．それまでは各検査室で分散して行われていた検査を能率的かつ経済的に行うことを目的とし，中央検査室1カ所に集約した．

わが国では，第二次世界大戦後の1950（昭和25）年に，連合国軍最高司令官総司令部（GHQ）の指導により，国立東京第一病院（現・国立国際医療研究センター病院）に研究検査科が設立されたことに始まる．当時の同病院は，生化学検査，細菌検査，病理検査は中央化されていたが，尿・糞便等を取り扱う一般検査や血液検査は病棟の検査室と一部の外来診察室で医師によって行われていた．

その後，大学病院の検査の中央化は東京医科大学病院（私立），名古屋大学医学部附属病院（国立），山口県立医科大学病院（公立）などで始められたが，検体検査の実質的な中央化が行われたのは，1954（昭和29）年の大阪大学医学部附属病院（国立）といわれている．1955（昭和30）年には，わが国で初めて文部省からの予算措置で東京大学医学部附属病院に臨床検査部が設置された．1960（昭和35）年以降は，順天堂大学医学部附属順天堂医院をはじめとする全国の大学病院をはじめ中小病院にも設置されることとなり，臨床検査の有用性の高まりとともに，大学病院を中心に検査室の中央化が普及していった．

2）分析装置の自動化

検査室での検査は，ラボラトリーオートメーション（LA）が導入される以前は，受付台帳，検査台帳などを手書きで作成し，それをもとに検査を行っていた．検査結果報告書も手書きであった．

LAの端緒は，1956年にL.T.SkeggsらによりAuto-Analyzer（AA, Technicon社）が開発されたことで，わが国でも1960年代前半には輸入され検査室に導入されていた．この時代がLAの第一世代といえる．

(1) 第一世代の自動分析装置

代表的な分析装置は，連続流れ分析方式（フロー方式）を採用しているTechnicon社AA-I型の自動分析装置である．この方式は，細い合成ゴム管を低速のローラーでしごき，同じ経路を通って連続的に試料と空気を採取し，気泡分離によって試料間の相互汚染を防ぐことができる点が優れていた．透析膜を利用することで除蛋白操作も可能であった．

(2) 第二世代の自動分析装置

代表的な分析装置は，Technicon社AA-Ⅱ型である．この装置は，自動計算機構を備え，分析結果を自動処理して濃度換算することができるとともに，並列した2項目の分析を可能にした．この頃から，ディスクリート方式の自動分析装置が出現してきたが，単一の反応管内での分析を原則とするなどの制限があり，除蛋白操作を必要とする臨床化学の反応系では課題が残されていた．

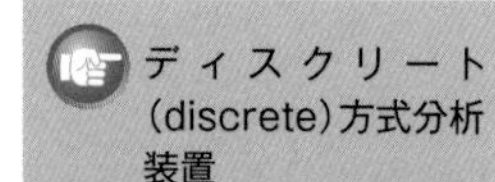

ディスクリート（discrete）方式分析装置

1試料に対して1個の容器を使用する方式である．この方式により，試料間の汚染を防ぎ，多検体，多項目分析が可能となった．ディスクリート方式以外にはバッチ式（batch），パック式（pack），遠心方式（centrifuge）がある．

(3) 第三世代の自動分析装置

ディスクリート方式の発展と合わせて，方式のまったく異なる遠心方式やパック式の自動分析装置が開発され，同時に多数検体を短時間で処理することができ，毎時600検体（1項目分析時）も可能となった．

3）システム化

(1) 病院情報システム

現在の病院には，多数の部門が存在し，これらの部門が連携しながら患者の診療に従事している．病院情報システム（hospital information system；HIS）は，これらの部門職員が診療情報を伝達，共有し，診療業務を支援するものである（**図3-1**）．HISの歴史は，1960年代に医事会計支援から始まったとされている．

(2) オーダリングシステム

医師からの検査依頼は，手書き伝票から始まり，光学式読み取り方式のOMR（optical mark reader），OCR（optical character reader）を経て，発生源入力のオーダリングシステムへと移行した．システム化により検査業務の効率化が飛躍的に実現した．

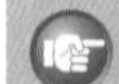

発生源入力

医師が検査が必要と判断した際に，診療現場で直接検査オーダを入力すること．

(3) 検査情報システム

臨床検査部門では，自動分析装置が普及し始めた1970年代からシステム化が進められ，複数の自動分析装置を統合的に制御する臨床検査情報システム

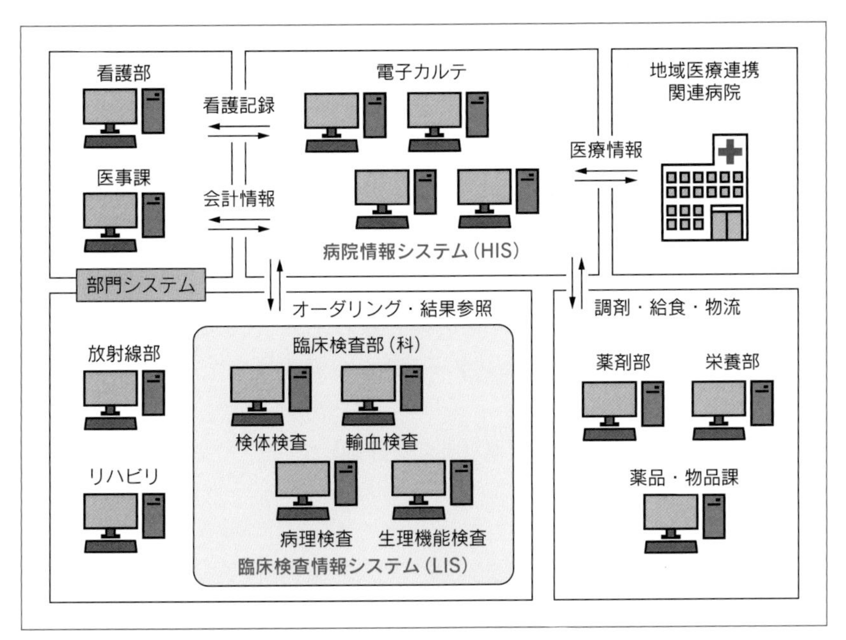

図3-1　病院情報システムの概要

(laboratory information system；LIS）が誕生した．このシステム化により，分析装置に患者氏名，患者ID，検査項目などの情報を入力し，検査を開始すると自動で測定され，得られた結果が印字された結果報告書が作成できるようになった（**図3-1**）．

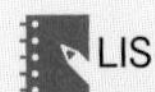LIS
医療機関などで臨床検査情報を取り扱うシステムの総称．

2　検査室外検査

1）POCT

(1) POCTの歴史

POCT（point of care testing）とは，医師，臨床検査技師，看護師などの医療スタッフが，簡便な操作で迅速に検査結果を得ることができる簡易機器を使用して実施する臨床検査である．

POCTの概念は，1980年後半にアメリカで導入され，当初はnear patient testingやbedside testingなどの「医療現場での臨床検査」という表現が用いられていた．その後，1990年代にPOCTという言葉に統一された．

POCT
わが国において，POCTに対応する和名はない．そこで，「臨床現場即時検査」を提唱する．

(2) POCTガイドラインの策定

わが国では，POCTの啓発およびPOCコーディネーターの育成を目的に，2003（平成15）年に日本医療検査科学会（旧・日本臨床検査自動化学会）がPOC推進委員会（現・POC技術委員会）を設立した．2004（平成16）年に，当該委員会からPOCTの質の向上と標準化を目的としたPOCTガイドラインが発刊され，「**POCTとは，被検者の傍らで医療従事者（医師や看護師等）自らが行う簡便な検査**であり，迅速かつ適切な診療・看護，疾患の予防，健康増進等に寄与し，ひいては医療の質，被験者のQOL（Quality of life）および満足度の向上に資する検査である」と定義された．ただし，検査の範囲は規定されておらず，定義を満たせば生理学的検査や非観血的検査であってもPOCTととらえてよい（**表3-1**）．

(3) POCTの品質保証と精度管理

2018（平成30）年12月に施行された医療法等の一部改正により，医療機関で自ら実施する検体検査の精度保証の基準，規定が定められた．この改正により，POCT機器においても，測定標準作業書（機器の点検，管理，メンテナンス，トラブル対応など）の整備とそれに基づいた管理が必要となった．POCT機器の精度管理は，検査を実施する検査室や検査センターのみならず，病院全体さらには診療所にまで拡大することになった．

品質保証は，内部精度管理（内部質管理）と外部精度管理（外部質評価）で

表3-1　POCTで測定可能な検査項目

検査	検査項目
血液ガス	全般
血液	CBC，凝固機能検査全般
生化学	全般，電解質，血糖，HbA1c
免疫血清	CRP，BTA（bladder tumor antigen），β hCG，TSH，freeT4，総IgE，特異的IgE，シスタチンC
尿	全般，膀胱内尿量
尿ホルモン	尿中β hCG，尿中LH
破水診断	腟分泌液中インスリン用成長因子蛋白1型（IGFBP-1）
便	ヘモグロビン，トランスフェリン
薬物	尿中メタンフェタミン，PCP（フェンシクリジン類），COC（コカイン系麻薬），AMP（覚醒剤），THC（大麻），OPI（モルヒネ系麻薬），BAR（バルビツール酸類），BZD（ベンゾジアゼピン類），TCA（三環系抗うつ剤）
腫瘍マーカー	PSA，膀胱組織抗原（尿），尿中マトリックスプロテアーゼ
心筋マーカー	心筋トロポニンT，心筋トロポニンI，ミオグロビン，D-ダイマー，BNP，NT-proBNP，CK-MB，H-FABP
感染症	プロカルシトニン（PCT），マイコプラズマ抗原，抗マイコプラズマ抗体，インフルエンザ抗原，RSウイルス抗原，アデノウイルス抗原，ロタウイルス抗原，A群β溶血連鎖球菌，肺炎マイコプラズマ抗原，肺炎球菌莢膜抗原，ノロウイルス遺伝子，C. ディフィシル トキシンA，トキシンB，大腸菌O157抗原，大腸菌ベロ毒素抗原，ヘリコバクター・ピロリ抗原，抗ヘリコバクター・ピロリIgG抗体，抗HBs抗体，HBs抗原，TP抗体，HIV-1p24抗原，抗HIV-1抗体・抗HIV-2抗体，ヒトメタニューモニエ抗原，マイコプラズマ・ニューモニエ抗原，単純ヘルペスウイルス抗原，クラミジア・トラコマティス抗原，カンジダ抗原，レジオネラ・ニューモフィラ血清型1抗原（LPS），抗クラミジア・ニューモニエIgM抗体，淋菌抗原，デングウイルスNS1抗原・IgG+IgM抗体
生理機能	心電図，ホルター心電図，超音波
輸血	血液型，クームス
その他	口腔内の虫歯

（一般社団法人日本臨床検査自動化学会：POCTガイドライン 第4版．日本臨床検査自動化学会会誌，43（Suppl. 1），2018，付録3より作成）

構成されている．内部精度管理は，施設内で検査プロセスに関する測定性能について管理する目的で行われ，測定に用いる機器，検査試薬などの管理，管理試料を用いる管理，患者検体を用いる管理から構成されている．外部精度管理は，検査の全プロセスの妥当性を判断する目的で行われ，第三者がこれらを評価する．

(4) POCTの国際認証制度

①国際規格 ISO 15189 と ISO 22870

POCT の品質と能力に関する技術的要求事項は，国際規格である ISO 15189 および ISO 22870 にそれぞれ示されている．ISO 15189 は，臨床検査室における品質と能力の要件を規定しており，臨床検査室が品質管理システムを開発し，その能力を評価するために使用する．ISO 22870 は，外来診療を提供する病院，診療所，または医療機関で POCT が実施される場合に適用される．

② Joint Commission International（JCI）

JCI は，1994 年にアメリカの病院評価機構（The Joint Commission；JC）から発展し設立された，医療の質と患者の安全性を国際的に審査する国際医療機能評価機関である．

JCI の認定基準のなかには，患者の評価（Assessment of Patients；AOP）として臨床検査サービスが含まれており，臨床検査部門がベッドサイド検査（POCT）プログラムの監督および管理に責任を負うことが記載されている．管理には，POCT を実施する職員への教育・訓練，精度管理，検査結果の異常値を報告するためのプロセス（パニック値報告）が含まれている．

(5) POCTの認定資格制度

日本医療検査科学会では，2020（令和 2）年に，POCT に関して優れた知識と技能を有している医療スタッフを，認定 POC コーディネーター（認定 POCC）として認定する POC コーディネーター資格制度を発足した．同年に，日本臨床検査同学院では，POCT に関与する医療従事者の学術および技術の向上と検査工程の標準化を図るために，POCT 測定認定士資格制度を創設した．

(6) 今後の展望

POCT では，バイオセンサやμ TAS（micro total analysis system）の技術を利用した研究が注目されている．また，IT（information technology：情報技術）の進化に伴い，より安定した信頼性の高いマイクロチップやセンサーを用いた POCT 機器が開発されている．ハンドヘルド型の機器がさらに普及すれば，救急医療や在宅・介護の現場だけでなく，空港の検疫検査や災害現場でのさらなる活用が期待される．

2）OTC検査薬

一般用検査薬（over the counter；OTC）とは，体外診断用医薬品のうち，一般用医薬品として取り扱うことが認められている検査薬である．OTC 検査薬は，医師の処方を必要とせず，薬局や薬店で一般の人が，自覚症状の現れたあとでなく日常において自らの体調をチェックするセルフメディケーション（self-medication：自己健康管理）を目的とするものである．その検査結果から，必要に応じて医療機関を受診し，疾患などの早期発見につなげることができるため，OTC検査薬の需要が高まっている．

セルフメディケーション
WHOでは，「自分自身の健康に責任をもち，軽度な身体の不調は自分で手当てする」と定義されている．

代表的なOTC検査薬は，尿試験紙を用いた尿糖，尿蛋白，イムノクロマト法を原理とした妊娠検査や排卵日予測検査がある．近年では，新型コロナウイルス抗原の定性検査キットもOTC検査薬として承認され，インターネットなどで購入が可能となっている．

医療費の負担が大きいアメリカでは，アメリカ食品医薬品局（Food and Drug Administration；FDA）によって，生活者が自ら検査可能な項目（OTC-IVD）として，血液検体を用いる検査が多数公開されている．今後，わが国においても医療費の自己負担比率の増加が見込まれ，OTC検査薬の規制が緩和され，承認される検査薬が多くなる可能性がある．

3）在宅検査

在宅検査とは，診療機関へ出かけることができない人を対象に，在宅でいつでも実施できる検査である．国民が自主的に参画する医療として位置づけられており，検査機器の小型高性能化によってさまざまな検査が行えるようになった．

在宅検査には，POCTやOTC検査薬を購入して自宅で検査する場合と，郵送検診を利用する場合がある．在宅検査で利用される主なPOCTの項目は，インフルエンザなどの感染症迅速検査のほかに，血糖，検尿，CRP，トロポニンT，CK-MB，ミオグロビン，NT-proBNP，プロトロンビン時間（PT），D-ダイマー，血液ガス，電解質などである．そのほかにも，在宅現場に運搬可能な小型高性能装置を用いた心電図検査，超音波検査なども利用されており，さまざまな病態の診断や処置の補助に活用されている．

郵送検診では，生活習慣病関連検査をはじめ，感染症検査，アレルギー検査，各種がんのスクリーニング検査が行える．受診希望者は，インターネットで企業や医療機関へ直接申し込むか，薬局やドラッグストアで申し込みを行う．その後，郵送で検査キットが自宅へ届くため，付属の採取容器などに血液や尿を採取して，ポストやコンビニエンスストアなどから検査を実施する機関へ郵送する（**図3-2**）．検査結果は，数日～1カ月後に返却される．なお，郵送検診による在宅検査は，保険適用でないため全額受診者の負担となる．

3　衛生検査所

衛生検査所とは，「人体から排出され，又は採取された検体について，微生物学的検査，免疫学的検査，血液学的検査，病理学的検査，生化学的検査，尿・糞便等一般検査及び遺伝子関連・染色体検査を行うことを業とする場所」をい

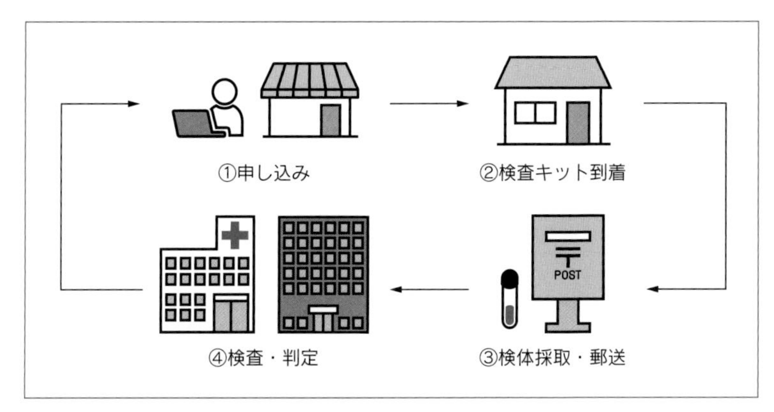

図3-2　郵送検診の申し込みから結果返却までの流れ

う（医政発0329第24号）.

衛生検査所を開設する際には，臨床検査技師等に関する法律（昭和33年法律第76号）に基づき，その所在地の都道府県知事の登録が必要となる.

1957（昭和32）年に，日本医師会が各地区医師会に臨床検査センターの設置を始めてから急速に衛生検査所が増加してきたが，この当時は法的な規制がなかったため，検査精度などの検査の質が十分確保されない可能性が危惧された.

1980（昭和55）年に，臨床検査技師，衛生検査技師等に関する法律が改正され，衛生検査所を開設しようとする者は，所在地の都道府県知事の登録を受けなければならなくなった．さらに，1986（昭和61）年，1992（平成4）年，1998（平成10）年の省令改正により，外部精度管理，内部精度管理，従事者の研修などが義務づけられ，精度管理の質の向上が図られた．外部委託の方式には，**外注方式**，**FMS方式**，**ブランチ方式**の3つがある.

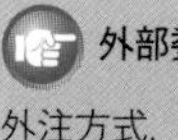
外部委託の方式

外注方式，FMS方式，ブランチ方式については第7章（p.173~174）を参照.

II 臨床検査部門の組織

1　病院の組織

病院の組織は，外来の患者数や病床数によって異なるが，診療部門，看護部門，診療支援部門，事務部門に大別される（**図3-3**）.

病院全部門の統括管理は院長が行い，副院長や院長補佐を設置している病院も多い.

診療部門は，診療を行う各診療科からなり，医師を中心に組織されている．現在は，患者が受診する際にわかりやすいよう，臓器別や身体の部位別などに細分化された診療科が増えている．近年では，内科，外科の医師が診療科の枠をこえて共同で専門的なチーム医療を提供するため，領域・臓器別のセンターを導入する病院が増えてきた.

看護部門は，看護師，助産師，准看護師を中心に組織され，看護サービスを

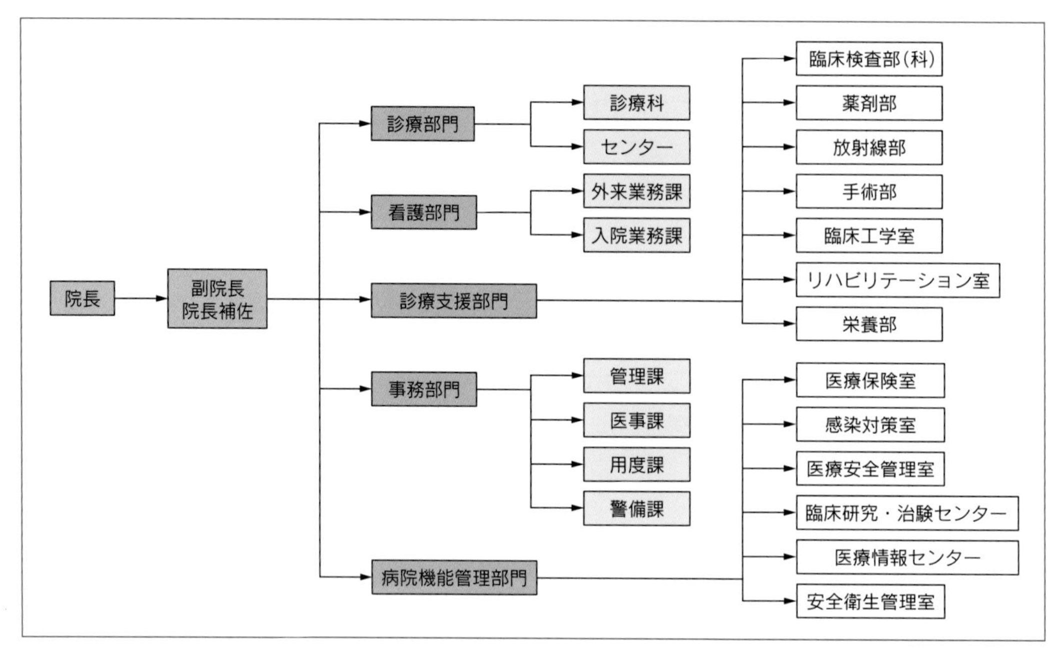

図3-3　病院の組織図

担当する.

診療支援部門は，臨床検査部，薬剤部，放射線部，栄養部などの多職種の医療技術職員から組織され，診療部門の支援サービスを提供する.

事務部門は，管理課，医事課，用度課などがあり，事務的業務全般を担当している.

病院には，さまざまな国家資格を取得している医療従事者が勤務している(**表3-2**). 医療従事者のなかで最も人数の多い職種は看護師であり，次いで医師が多く，臨床検査技師は３番目に多い.

2　臨床検査部門の組織

臨床検査技師の人数が多い大規模病院では，臨床検査部（科），病理部，輸血部が独立し組織が分かれ，責任者は検査部，輸血部は臨床検査専門医，病理部は病理専門医が担当することが多い．中規模病院では，輸血検査と病理検査を含めた検査室を配置し，責任者は診療科医師（診療科長）が併任することが多い．小規模病院になると，院長直轄での管理となる.

臨床検査部（科）には，現場責任者として技師長が配置される．技師長は，業務全般を管理し，各検査室の責任者（主任）と連携をとりながら，検査部の管理・運営を行う．検査部の人員数によっては，技師長を補佐する役割の副技師長を配置している病院も多い.

従来は，診療報酬上の検査の分類に準じて各検査室が構成され，それぞれの検査室に主任を配置していた．その後，自動分析装置の進化とともに複数の異

表3-2　医療機関で勤務する医療従事者が取得している免許

職業	法	公布	免許
医師	医師法	昭和 23 年	厚生労働大臣
歯科医師	歯科医師法	昭和 23 年	厚生労働大臣
薬剤師	薬剤師法	昭和 35 年	厚生労働大臣
看護師・助産師	保健師助産師看護師法 [1]	昭和 23 年	厚生労働大臣
准看護師	保健師助産師看護師法 [1]	昭和 23 年	都道府県知事
衛生検査技師	衛生検査技師法 [2]	昭和 33 年	厚生労働大臣
臨床検査技師	臨床検査技師等に関する法律 [2]	昭和 45 年	厚生労働大臣
栄養士	栄養士法	昭和 22 年	都道府県知事
管理栄養士	栄養士法	昭和 38 年	厚生労働大臣
診療放射線技師	診療放射線技師法 [3]	昭和 26 年	厚生労働大臣
理学療法士・作業療法士	理学療法士及び作業療法士法	昭和 40 年	厚生労働大臣
臨床工学技士	臨床工学技士法	昭和 62 年	厚生労働大臣
視能訓練士	視能訓練士法	昭和 46 年	厚生労働大臣
言語聴覚士	言語聴覚士法	平成　9 年	厚生労働大臣
歯科衛生士	歯科衛生士法	昭和 23 年	厚生労働大臣
歯科技工士	歯科技工士法	昭和 30 年	厚生労働大臣
義肢装具士	義肢装具士法	昭和 62 年	厚生労働大臣
臨床心理士		昭和 63 年	協会認定
救急救命士	救急救命士法	平成　3 年	厚生労働大臣
公認心理師	公認心理師法	平成 27 年	文部科学大臣および厚生労働大臣

注 1）制定当初は「保健婦助産婦看護婦法」であったが，2001（平成 13）年に改題．
2）制定当初は「臨床検査技師，衛生検査技師等に関する法律」であったが，2005（平成 17）年に改題．これに伴い衛生検査技師法は廃止され，衛生検査技師は 2011 年 3 月をもって交付できなくなった．
3）制定当初は「診療エックス線技師法」であったが，1968（昭和 43）年に診療放射線技師制度が制定され，1983（昭和 58）年に診療エックス線技師制度は廃止．

なった原理での測定が実現され，装置の集約化が可能となったため，効率的な運営を目的とした**検査室のワンフロア化**が普及している．一方，生理機能検査室は，診療のニーズに応えるため業務の拡大と細分化が進みつつある．また，大規模な病院では，先進医療や高度な遺伝子検査に対応するための独立した遺伝子検査室，臨床からの問い合わせ対応や臨床検査情報システムの作業を担当する臨床検査情報室などを設置する病院も増えている．

臨床検査情報室

電子カルテにおける検査依頼および結果照会，採血業務支援システムなど，検査にかかわるコンピュータシステムの維持管理，新規採用検査項目の調整を行っている．

3　支援部門としてのあり方

2002（平成 14）年に，国立大学医学部附属病院長会議 常置委員会において，「国立大学附属病院の医療提供機能強化を目指したマネジメント改革について（提言）」が作成された．そのなかで，効率的運営を図るための病院組織の改革

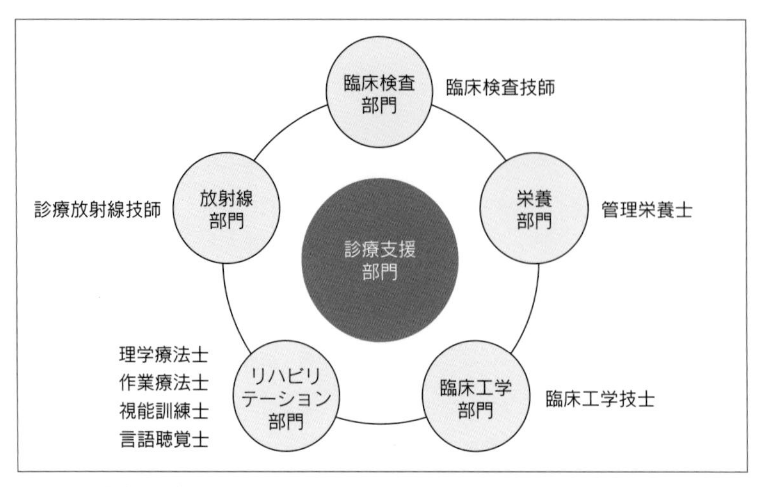

図3-4　診療支援部門

として，従来の診療支援業務の整理・合理化を進めるため，臨床検査技師，診療放射線技師，臨床工学技士などの医療技術職員を一元管理する「診療支援部」としての構想が提案された（**図 3-4**）．

4　チーム医療

1）チーム医療の必要性

従来型の医療は医師中心の医療といわれ，医師と患者の関係においてのみならず，医師と他の医療従事者（メディカルスタッフ）との関係においても，医師が中心であった．すなわち，患者の立場は弱く，医師の治療方針は絶対的であり，患者はそれに従うしかなかった．また医師は，メディカルスタッフの中心であって，その他の職種は自由に意見がいえない雰囲気があった．しかし，それは医師の負担を増加させ，しばしば医療事故につながることが問題視されるようになった．医師の激務や訴訟の多さなどが原因で病院勤務医が減少し，医療過疎化が深刻になる地域も増加した．

これに対し，さまざまなメディカルスタッフがお互い対等に連携・分担し，それぞれの高度で専門的な知識と技術を活かし，患者中心の医療を実現しようとする医療環境モデルが唱えられるようになった．これがチーム医療である．チーム医療は，その実践によって，医療の質と患者の生活の質（quality of life；QOL）が向上することから，安心・安全・良質な医療サービスを提供するためのキーワードととらえられる．

チーム医療にはさまざまなメディカルスタッフがかかわるが，医師以外のメディカルスタッフを「コメディカルスタッフ（通称：コメディカル）」と称することがある．しかし，これは医師と医師以外のメディカルスタッフを区別する呼称であり，従来型の医師中心の医療を象徴する印象を与える点で適切な表現とはいえない．チーム医療の中心は患者であり，医師はチーム医療のリーダー的存在ではあっても，決して中心に位置するわけではなく，医師もスタッフの

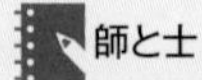

師と士

医療専門職の名称には「師」と「士」とが混在しているが，これらに明確な定義があるわけではない．一般的には，「師」とは専門の技術を職業とする者，「士」とは一定の資格·役割をもった者をそれぞれ意味する．いずれも資格を有する医療専門職に対してはすべて「士」を用いるべきであろう．比較的古くから存在する医療職種には「師」が，最近新設された医療職種には「士」が用いられる傾向にあるが，名称によって区別があるわけではない．正式な名称を正しく記載できることも，臨床検査技師以外の医療職種を正しく理解するうえで重要な意味をもつであろう．

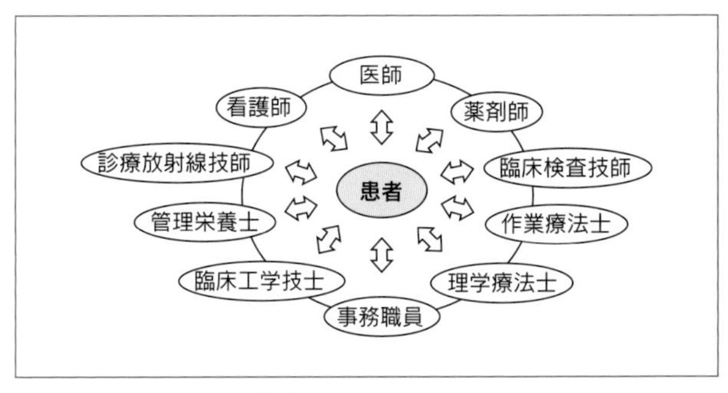

図3-5　チーム医療は患者中心の医療

一員としてとらえるべきである(**図 3-5**)．その意味で，メディカルスタッフは，全員がその一員としての自覚をもって主体的にチーム医療を実践する必要がある．

2）医療専門職の種類と業務内容

臨床検査技師もメディカルスタッフの一員であるが，チーム医療の実践にはまずどのような医療専門職があり，どのような業務を行っているのかを正確に把握しておく必要がある．**表 3-3** に主な医療専門職とその業務を列記した．

3）チーム医療における臨床検査技師の役割

臨床検査は扱う業務が多岐にわたり医学全体をカバーすることから，医師，看護師，薬剤師とならんでさまざまなチーム医療に関与することが可能であり，その意味で臨床検査技師がチーム医療に果たす役割はかぎりなく大きい．たとえば，ICT や AST には微生物検査部門や免疫検査部門などが，NST には生化学検査部門や血液検査部門などが，糖尿病教室には尿・一般検査部門，生化学検査部門，生理検査部門などが，RST には微生物検査部門や生理検査部門などが主にかかわっている．

> ICT：infection control team，感染制御チーム

> AST：antimicrobial stewardship team，抗菌薬適正使用支援チーム

> NST：nutrition support team，栄養サポートチーム

> RST：respiratory support team，呼吸器ケアサポートチーム

チーム医療の実践において，客観的根拠となる臨床検査データは不可欠であり，その検査データの発信源（最初にデータを把握する部署）である検査部および臨床検査技師は，チーム医療において不可欠の存在となる．単に日常業務による検査データの報告だけではなく，たとえばICT における耐性菌の分離状況一覧の作成やパルスフィールドゲル電気泳動による疫学解析など，NST における各種栄養指標蛋白の測定や推移表の作成などのように，高度な集計や解析によって貢献が求められることもある．それぞれの領域で取得できる**専門資格**も充実してきており（**表 3-4**)，臨床検査技師もチーム医療にかかわるうえで積極的により専門性の高い資格の取得を心がけるべきである．

4）臨床検査技師がかかわるチーム医療

(1) 感染制御チーム（ICT)

院内（病院）感染対策としての感染対策チーム（ICT）活動は，チーム医療

表3-3　医療専門職の主な業務内容

医療専門職	主な業務内容（定義）
医　師	医療および保健指導を掌る（つかさどる）ことによって公衆衛生の向上および増進に寄与し，もって国民の健康な生活を確保する者．法律上，基本的にすべての診療科における診療行為，社会医学・公衆衛生学的活動，ならびに基礎医学研究を行うことができる．
歯科医師	歯や歯周組織のみならず，下顔面領域に発生する疾病の予防，診断および治療，さらに公衆衛生の普及を行うことを業とする者．
薬剤師	調剤，医薬品の供与，その他の薬事衛生を司る業務を行うことを業とする者．セルフメディケーションに関与できる．
看護師	傷病者もしくは褥婦に対する療養上の世話，または診療の補助を行うことを業とする者．看護師の権限として，ケアを含めた全体的な看護実践，ヘルスケアの指導およびヘルスケアチームへの参加，補助者の監督，研究などを行う．
臨床検査技師	医師または歯科医師の指示の下に，人体から排出され，または採取された検体の検査として厚生労働省令で定めるものおよび厚生労働省令で定める生理学的検査を行うことを業とする者．
診療放射線技師	医師または歯科医師の指示の下に，放射線を人体に対して照射（撮影を含み，照射機器または放射性同位元素［その化合物および放射性同位元素またはその化合物の含有物を含む］を人体内に挿入して行うものを除く）することを業とする者．
臨床工学技士	医師の指示の下に，生命維持管理装置の操作および保守点検を行うことを業とする者．
理学療法士	運動療法や電気治療などの物理療法などによって身体の機能回復を援助し，社会復帰を促すことを業とする者．
作業療法士	日常作業活動によって機能の改善や維持を図り，社会復帰を促すことを業とする者．
視能訓練士	視機能検査や斜視・弱視の訓練治療を担当し，視覚の質（quality of vision）の向上を図ることを業とする者．
言語聴覚士	言語・聴覚，嚥下機能に障害を有する人を支援することを業とする者．
栄養士・管理栄養士	栄養士は，都道府県知事の免許を受けて，栄養士の名称を用いて栄養指導に従事することを業とする者．管理栄養士は，厚生労働大臣の免許を受けて，管理栄養士の名称を用いて，傷病者に対する療養のため必要な栄養の指導，個人の身体の状況，栄養状態に応じた高度の専門的知識および技術を要する健康の保持増進のための栄養の指導ならびに特定多数人に対して継続的に食事を供給する施設における利用者の身体の状況，栄養状態，利用の状況等に応じた特別の配慮を必要とする給食管理およびこれらの施設に対する栄養改善上必要な指導等を行うことを業とする者．
保健師	地域において，病気の予防や健康管理・増進などの公衆衛生活動・保健教育を行う中核として活躍する者．
介護福祉士	専門的知識および技術をもって，身体上または精神上の障害があることにより日常生活を営むのに支障がある者につき入浴，排泄，食事その他の介護を行い，ならびにその者およびその介護者に対して介護に関する指導を行うことを業とする者．
歯科衛生士・歯科技工士	歯科衛生士は，歯科疾患予防処置，歯科診療の補助および歯科保健指導を行う者．歯科技工士は，歯科医師の指示で，口腔内を再現した模型を元に，義歯や被覆冠などの補綴物を作製する者．
事務職員	医療事務に関連して，医事オペレーター，医療秘書，診療情報管理，調剤報酬請求事務などを行う者．介護に関連する技能としてケアクラーク，メディケアエイダーなどを行う者．
その他の職種	清掃，滅菌，ランドリー，営繕，サプライ，電気，ボイラー，空調などの業務を行う者．

の草分けとして早くから医師，看護師，臨床検査技師，薬剤師，事務職員など多職種の協力で行われてきた．

ICTにおける臨床検査部門の役割として，院内感染事例や感染防止対策の実態を把握するためのICTラウンドへの参加，微生物の分離状況や薬剤感受性

表3-4　主なチーム医療の内容と関連する専門資格

名　称	臨床検査技師以外の医療職種	臨床検査技師の役割	関連する専門資格
ICT	医師，看護師，薬剤師，事務職員など	部署ごとの分離菌や耐性菌の把握，統計資料の作成など	ICMT
NST	医師，看護師，（管理）栄養士，薬剤師，理学療法士，事務職員など	患者の栄養不良のスクリーニング，栄養状態の評価（アセスメント），栄養療法実施中のモニタリングなど	NST専門療法士，NSTコーディネーター
糖尿病患者指導	医師，看護師，（管理）栄養士，理学療法士（健康運動指導士），薬剤師，臨床心理士など	糖尿病関連諸検査の意味や意義の説明，血糖モニタリング方法や機器メンテナンスの指導など	CDE
臨床研究支援	医師，看護師，薬剤師，（管理）栄養士など	被験者からのインフォームドコンセント取得，治験責任（分担）医師の支援，治験依頼者側との対応（モニタリングと監査），全体のコーディネーションなど	CRC

などの疫学的統計の作成・分析，院内感染の感染経路把握のための調査（環境調査，保菌調査，分子疫学的解析など）があげられる．また，微生物の分離状況から院内感染の発生を発見することや，微生物学の専門家として，他の職種への教育・啓発を行うことも期待される．臨床検査技師のICT関連の専門資格として，感染症関連7団体が運用する**感染制御認定臨床微生物検査技師**(infection control microbiological technologist；ICMT）がある．

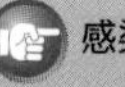
感染症関連7団体

日本臨床微生物学会，日本臨床衛生検査技師会，日本臨床検査医学会，日本臨床検査同学院，日本感染症学会，日本化学療法学会，日本環境感染学会．

(2) 抗菌薬適正使用支援チーム（AST）

ICTと関連して，抗菌薬適正使用支援チーム（AST）がある．これは，**薬剤耐性**（antimicrobial resistance；**AMR**）対策の推進，特に抗菌薬の適正使用推進の観点から，感染症の専門的知識をもつ医師，看護師，薬剤師，臨床検査技師などで構成されるチームである．活動としては，感染症治療の早期モニタリングと主治医へのフィードバック，微生物検査・臨床検査の利用の適正化，抗菌薬適正使用にかかわる評価，抗菌薬適正使用の教育・啓発，院内で使用可能な抗菌薬の見直し，他の医療機関から寄せられる抗菌薬適正使用の推進に関する相談への対応など，さまざまな抗菌薬適正使用支援を行う．

(3) 栄養サポートチーム（NST）

栄養サポートチーム（NST）は，医師，看護師，臨床検査技師，管理栄養士・栄養士，薬剤師，理学療法士，事務職員などから構成され，患者の栄養不良のスクリーニング，栄養状態の評価（アセスメント），栄養療法の立案・計画，栄養療法の実施，実施中のモニタリング，再評価を行う．ICTと同様，栄養管理上問題となる患者を回診する**NSTラウンド**に参加することもある．いずれのプロセスにおいても，栄養評価としての臨床検査（アルブミンやリンパ球数の測定など）は欠かせない．臨床検査技師がNSTにおいて活動するには，検査領域にとどまらず，栄養管理における一連の業務を理解したうえで専門性を発揮することが重要である．NSTに関連する学会認定資格として，日本臨床栄養代謝学会認定の**栄養サポートチーム（NST）専門療法士**と，日本病態栄

栄養評価指標

現在では血中半減期が短いレチノール結合蛋白，トランスサイレチンが用いられている．

養学会認定の**NSTコーディネーター**がある．

(4) 糖尿病患者指導

糖尿病の初期段階ではほとんど自覚症状がなく，放置すると，神経障害，腎症，網膜症などの合併症をひきおこし，生活の質（QOL）の著しい低下をきたす．したがって，血糖やHbA1cなどによる病状評価が重要で，「検査の病気」ともいわれるほど，臨床検査が重要な疾患である．その進展防止には，患者の検査に関する理解が必須である．糖尿病教室などにおける患者指導では，医師，看護師，臨床検査技師，管理栄養士・栄養士，理学療法士（健康運動指導士），薬剤師，臨床心理士など多くの医療職が連携して患者指導にあたる．臨床検査技師は，患者に対し検査の意味や意義，血糖モニタリングの方法や機器のメンテナンス方法などを説明する際に重要な役割を果たす．糖尿病患者指導に関連する専門資格としては，日本糖尿病療養指導士認定機構が認定する**日本糖尿病療養指導士**（certified diabetes educator of Japan；**CDEJ**）などがある．

(5) 臨床研究支援

臨床研究とはヒトを対象とする医学研究であり，個人を特定できるヒト由来の材料や個人を特定できるデータに関する研究などが含まれる．臨床試験は臨床研究の一部であり，ヒトを対象として医学的介入の有効性や安全性を調べる実験的研究のことである．治験とは，医薬品，医療機器および体外診断用医薬品の承認申請に必要な資料を収集する臨床試験を意味する．臨床研究には，医師の他，看護師，薬剤師，臨床検査技師，管理栄養士・栄養士などがかかわり，**臨床研究コーディネーター**（clinical research coordinator；**CRC**）と称される．臨床研究における臨床検査技師のかかわりは，被験者へのインフォームドコンセントに始まり，採血・検体処理・保管，検査データの管理など非常に重要である．日本における認定制度としては日本臨床薬理学会による認定CRC制度などがあるほか，ACRPによる国際的な認定制度もある．

ACRP：Associate of Clinical Research Professionals

(6) 検査情報・相談

医療の進歩に伴い臨床検査の重要性は非常に高まっているが，臨床検査項目は年々増加し，臨床検査を適正使用することは容易ではない．そこで，効率的な臨床検査の実施を目的として，医師や看護師など院内メディカルスタッフを対象とした臨床検査に関するコンサルテーション業務の必要性が高まっている．検査情報・相談では，診療部門からの要望を的確に把握し，検査部が医療情報を迅速に診療側に提供できる体制づくりが重要である．

また，インターネットの普及とともに国民の健康増進への関心が高まっているが，現状の診療体制では医師からの十分な検査説明を受けることが困難になっている．これに対し，臨床検査の専門家である臨床検査技師が検査について患者から相談を受け説明を行う施設が増えている．ただし，**臨床検査技師による説明**は，検査自体のもつ意味や，検査値の増減から考えられる一般的な内容にとどめるべきであり，疾病の診断や予後にかかわる内容は医師から説明を受けてもらうよう誘導することも重要である．臨床検査技師による検査相談・

説明は，患者満足度の向上に大きく貢献している．

(7) 病棟業務

臨床検査技師が行う病棟業務には，入院患者のデータ管理による効率的な検査の実施，検体採取に関連するトラブルやクレームの処理とその原因究明，データチェックによる医師への診療支援，入院患者の採血管準備と配布などによる看護師支援，未検査チェックなど算定漏れの確認による医事支援などがあり，安心・安全な医療を遂行するのに欠かせない重要な業務が数多く含まれている．チーム医療の一員として，各施設のニーズに適合した業務拡大を積極的に行い，存在感のある検査部門を構築していくことが重要である．

(8) 呼吸器ケアサポートチーム（RST）

人工呼吸器は重症患者の生命維持に必要不可欠な医療機器であるが，近年の医療の進歩により機器が多様化し，さまざまな機能を備えているためにその取り扱いは容易ではない．不適切な使用は医療事故の原因となるばかりでなく，長期使用により**人工呼吸器関連肺炎**に罹患すると入院期間が長期化し，患者予後にも大きな影響を与える．したがって，人工呼吸器を正しく使用し，早期離脱することを目的に，呼吸器ケアサポートチーム（RST）が組織されている．担当医の要請の下に，医師，看護師，臨床工学技士，薬剤師，臨床検査技師などがチームを組んで人工呼吸器を装着した患者を回診し管理・指導を行い，医師や看護師からの相談に対応する．院内の人工呼吸器の適正使用に関する講習会でRSTのメンバーが講師を務めることもある．検査部では，人工呼吸器関連肺炎防止対策として微生物検査部門の臨床検査技師が，また肺活量などの呼吸生理学的見地から生理検査部門の臨床検査技師がメンバーに加わることが多い．

(9) 喘息教室

気管支喘息は慢性疾患であり，単に医療機関を受診し医師からの投薬のみによってコントロールができるわけではない．良好なコントロールを得るには，喘息の病態についての正しい理解，ピークフローメータによる自己管理，定期的な受診と投薬，日常生活における増悪因子の回避などが必要になる．これらについて，限られた診察時間内で医師から指導を受けることは困難である．そこで，医師，看護師，薬剤師，臨床検査技師などによるチームを構成し，正しい情報を繰り返し患者およびその家族に提供するのが喘息教室である．臨床検査技師は，アレルギー素因としてのIgE検査，喘息の病態評価としての呼吸機能検査（一秒量，一秒率），日常管理におけるピークフローメータの役割などを指導することが要求される．

(10) 肝臓病教室

ウイルス性肝炎を中心とした肝臓病の情報が氾濫していることを受け，患者とその家族に正しい知識と情報を提示することで，患者自身が病気を理解し，前向きに自己管理ができるようにすることが目的である．肝臓病教室では，医師，薬剤師，看護師，臨床検査技師，管理栄養士・栄養士などがチームを組み，

管理栄養士と栄養士

管理栄養士は，厚生労働大臣の免許を受けて，①傷病者に対する療養のため必要な栄養の指導，②個人の身体の状況，栄養状態等に応じた高度の専門的知識及び技術を要する健康の保持増進のための栄養の指導，③特定多数人に対して継続的に食事を供給する施設における利用者の身体の状況，栄養状態，利用の状況等に応じた特別の配慮を必要とする給食管理及びこれらの施設に対する栄養改善上必要な指導等を行うことを業とする者である．一方，栄養士は，都道府県知事の免許を受けて，栄養の指導に従事することを業とする者をいう．

患者の不安や悩みに寄り添い，患者を支えるパートナーとして接することが求められる．臨床検査技師は，生化学検査部門や免疫検査部門の担当者が中心となり，多数ある肝臓関連の臨床検査の解説やデータの読み方の指導などを行い重要な役割を果たしている．

(11) その他のチーム医療

検査部または臨床検査技師が関与しうるその他のチーム医療として，褥瘡対策チーム，乳がんチーム，呼吸リハビリテーションチーム，不妊治療チーム，遺伝医療関連チーム，個別薬物療法関連チーム，また，輸血療法委員会，医療安全対策委員会などがある．チーム医療というより，検査部の組織横断的特性を活かして院内の各種委員会へ参加しているケースも多い．今後も新しい医療ニーズに応じた新たなチーム医療が生み出されることが予想されるので，病院検査部として柔軟な対応が望まれる．

5) その他

2010（平成22）年度以降の診療報酬改定において，チーム医療の重要性が評価され，ICT，NST，RSTなどのチーム医療を実践することによる「チーム医療加算」が新設された．たとえば，ICT関連では，2010（平成22）年度に「**感染防止対策加算**（入院初日に患者1名につき100点，1点は10円)」が新設され，感染症の専門的知識を有する医療関係職種から構成されるチームによる抗菌薬の適正使用の指導・管理などの取り組み，週1回程度の病棟回診，院内感染状況の把握，職員の感染防止などを行うことが要件とされている．このなかで，施設基準の一つとして，3年以上の病院勤務経験をもつ専任の臨床検査技師（微生物検査部門担当者）の配属が要件とされている．この加算は，2012（平成24）年度には400点に増点され，2018（平成30）年度には**抗菌薬適正使用支援（AST）加算**（100点）が新設され，2022（令和4）年度からは感染対策向上加算に改定された．2010（平成22）年度には栄養サポートチーム（NST）加算（200点）や呼吸器ケアチーム（RST）加算（150点）も新設されている．

このように，チーム医療を実践すること，さらに臨床検査技師がかかわることが病院収益に大きく貢献するようになっている．現段階では，各医療チームにおける臨床検査技師の専門資格は要件ではないが，将来的にはしかるべき学会などの認定資格を有することがその要件になることも予想される．このような流れのなかで，単にチーム医療に参加するだけでなく，関連資格を有する臨床検査技師として，専門的観点からチーム医療にアドバイスできるようになることが望まれる．

III 臨床検査部門の業務

臨床検査は，患者から採取した材料を用いる**検体検査**と，患者を直接検査する**生理学的検査**に大別される．また，定期的な経過観察を目的とする**日常検査**，当日の検査結果をもとに診療を行うための**診察前検査**，患者の容態の急変に対応する**緊急検査**など，目的に応じた検査が区別されている．検査部（科）では，病院の規模や特殊性によって必要とされる検査の受け入れ体制構築が必要となる．

1　検体検査

患者から採取した血液，尿，糞便，喀痰，組織，細胞，体腔液などを用いて行う検査である．臨床検査技師等に関する法律（昭和33年法律第76号）により，検体検査の分類は，微生物学的検査，血清学的検査，血液学的検査，病理学的検査，寄生虫学的検査，生化学的検査の6つと定義されていた．しかし，上記分類では国際的基準と分類方法が異なること，遺伝子検査が微生物学的検査，血液学的検査，病理学的検査に含まれていることから，2018（平成30）年に検体検査の分類の見直しが行われた．

検体検査の分類，主な区分，病院で測定されている代表的な項目を**表3-5**に示す．

2　生理学的検査

生理学的検査は，患者または被検者の生体に直接接触して実施することから，1958（昭和33）年に制定された「衛生検査技師法」のなかには含まれておらず，医療行為の一部として医師，看護師が担当していた．しかし，日常診療のなかで心電図検査，脳波検査，呼吸機能検査などの実施頻度が増加し，医師の指導のもとで衛生検査技師等が生理学的検査を実施する状況が増えた．この実態に合わせる必要があり，衛生検査技師法を改正し，1970（昭和45）年に臨床検査技師，衛生検査技師等に関する法律が成立した．ここではじめて，臨床検査技師による生理学的検査の実施が認められた．

当初の生理学的検査は，心電図検査をはじめ8項目が定められ，その後，1993（平成5）年に15項目，1998（平成10）年に16項目，2015（平成27）年に18項目となった．2021（令和3）年には，臨床検査技師等に関する法律が改正され，新たな検査として，**運動誘発電位検査**，**体性感覚誘発電位検査**，**持続皮下グルコース検査**，**直腸肛門機能検査**が追加され，全22項目に拡大された（**表3-6**）．

3　日常検査（routine test）

日常検査は，所定の時間に受け付け，検査結果を報告する検査が対象となる．主に，定期的な経過観察を目的とした検査である．

検体検査では，臨床検査情報システム（LIS）と各自動分析装置がネットワークで接続されている場合は，検体バーコードによりアットランダム（at random：無作為）に検査を行うことができ，リアルタイムの結果報告が可能

表3-5　検体検査の分類，主な区分，代表的な検査項目

一次分類	二次分類	主な区分	代表的な検査項目
微生物学的検査	細菌培養同定検査	塗抹鏡検	一般細菌，真菌，抗酸菌
		培養同定検査	MRSA，肺炎球菌，結核菌，O-157，サルモネラ菌
	薬剤感受性検査	薬剤感受性	抗生物質，抗結核薬，MIC，MBC，ディスク拡散法
免疫学的検査	免疫血清学検査	免疫グロブリン	IgG，IgA，IgM，IgE
		補体	C3，C4，CH_{50}
		感染症検査	クラミジア，ASO，梅毒検査，寒冷凝集素
		ウイルス感染症検査	HBs 抗原・抗体，HCV 抗体，HIV 抗原・抗体，インフルエンザウイルス抗体
		自己免疫検査	抗核抗体，リウマトイド因子
		腫瘍抗原	CEA，AFP，CA19-9，PSA，CA15-3
	免疫血液学検査	輸血検査	ABO 血液型，Rh（D 因子）血液型，直接・間接クームス，不規則抗体
血液学的検査	血球算定・血液細胞形態検査	血球算定	赤血球，ヘモグロビン，ヘマトクリット，白血球，血小板
		形態検査	白血球分類，骨髄像，ペルオキシダーゼ染色，ALP染色
	血栓・止血関連検査	凝固・線溶検査	PT，APTT，フィブリノゲン，FDP，凝固因子
	細胞性免疫検査	細胞性免疫	赤血球表面マーカー，リンパ球表面マーカー
病理学的検査	病理組織検査	病理組織	病理組織検査
	免疫組織化学検査	免疫組織化学	免疫組織化学検査
	細胞検査	細胞診検査	細胞診（婦人科，呼吸器，消化器，泌尿器，体腔液，実質臓器等の材料）
	分子病理学的検査	その他	迅速凍結組織検査，電子顕微鏡検査
生化学的検査	生化学検査	酵素	AST，ALT，LD，γ-GT，ALP，CK
		低分子窒素化合物	UN，クレアチニン，UA，アンモニア
		糖質	グルコース，HbA1c，GA
		脂質	T-Cho，TG，HDL-C，LDL-C
		電解質	Na，K，Cl，Ca，IP
		蛋白・生体色素	TP，Alb，T-Bil，D-Bil
	免疫化学検査	炎症マーカー	CRP
	血中薬物濃度検査	血中薬物濃度	タクロリムス，シクロスポリン，バンコマイシン，テオフィリン
尿・糞便等一般検査	尿・糞便等検査	尿検査	尿定性検査（蛋白，糖，潜血），尿沈渣
		糞便検査	便潜血検査
		髄液検査	細胞数算定・分類，蛋白，糖
	寄生虫検査	寄生虫検査	虫卵検査，虫体検査
遺伝子関連・染色体検査	病原体核酸検査	病原体核酸検査	微生物核酸同定・定量検査
	体細胞遺伝子検査	体細胞遺伝子検査	角膜ジストロフィ遺伝子検査
	生殖細胞系列遺伝子検査	生殖細胞系列遺伝子検査	生殖細胞系列遺伝子検査
	染色体検査	染色体検査	染色体検査

である．システム化されていない場合は，ワークシート（worksheet）を用いたバッチ処理（batch processing：一括処理）による測定が多い．検査数が僅少な検査項目の測定は，検査の効率化，経費削減のためにバッチ処理されることも多い．

表3-6　生理学的検査（法第2条の厚生労働省令で定める生理学的検査）

①心電図検査（体表誘導によるものに限る.）
②心音図検査
③脳波検査（頭皮誘導によるものに限る.）
④筋電図検査（針電極による場合の穿刺を除く.）
⑤運動誘発電位検査
⑥体性感覚誘発電位検査
⑦基礎代謝検査
⑧呼吸機能検査（マウスピース及びノーズクリップ以外の装着器具によるものを除く.）
⑨脈波検査
⑩熱画像検査
⑪眼振電図検査（冷水若しくは温水，電気又は圧迫による刺激を加えて行うものを除く.）
⑫重心動揺計検査
⑬持続皮下グルコース検査
⑭超音波検査
⑮磁気共鳴画像検査
⑯眼底写真検査（散瞳薬を投与して行うものを除く.）
⑰毛細血管抵抗検査
⑱経皮的血液ガス分圧検査
⑲聴力検査（気導により行われる定性的な検査であつて次に掲げる周波数及び聴力レベルによるものを除いたものに限る.）
　周波数千ヘルツ及び聴力レベル三十デシベルのもの
　周波数四千ヘルツ及び聴力レベル二十五デシベルのもの
　周波数四千ヘルツ及び聴力レベル三十デシベルのもの
　周波数四千ヘルツ及び聴力レベル四十デシベルのもの
⑳基準嗅覚検査及び静脈性嗅覚検査（静脈に注射する行為を除く.）
㉑電気味覚検査及びろ紙ディスク法による味覚定量検査
㉒直腸肛門機能検査

4　迅速検査（rapid test）

1）緊急検査（emergency test）

緊急検査は，救急患者や症状の悪化（ショック，意識障害，激しい痛みなど）の際に行う検査で，極端な異常値を示すことが多い．この際に，得られた検査値が真に患者の病態を反映しているかの確認が必要になる．検査室では，再検査などを実施し，検査値の妥当性の確認を迅速に行う必要がある．

入院患者の急変時の対応が必要となるため，夜勤や日直体制をとり，365日24時間検査できる体制の確保が必要である．

近年の臨床検査では，偶発的な誤差が生じる可能性もかぎりなく低くなった．検査値をより迅速に報告するため，再検前の初回検査値に1次報告である旨のコメントを付記して報告し，その後の再検査で異なる結果が出た際には，担当医師へ検査値の訂正報告をするような運用をしている施設もある．代表的な緊急検査の項目を**表3-7**に示す．

迅速加算対象検査

厚生労働大臣の定める検体検査（迅速加算対象検査）については，当日中に外来患者に対して算定対象検査すべての結果が判明し，患者にその結果を文書で説明し，検査値に基づく診療が行われた場合，1日につき5項目を限度に算定する外来迅速検体検査加算がある．

2）診察前検査

診察前検査は，当日の検査値をもとに診察を行うための検査である．あらかじめ，診療側と検査結果の報告時間を定めておき，所定の時間内で結果を報告

表3-7　緊急検査の代表的な項目

分野	検査項目
血液学的検査	末梢血液一般検査，プロトロンビン時間，フィブリノゲン
生化学的検査	総蛋白，尿素窒素，クレアチニン，グルコース，アミラーゼ，AST，ALT，CK，総ビリルビン，血液ガス分析，ナトリウムおよびクロール，カリウム，カルシウム，アンモニア
免疫学的検査（輸血検査）	ABO 血液型，Rh（D）血液型，交差適合試験，クームス試験
微生物学的検査	血液培養検査，排泄物・滲出物または分泌物の細菌顕微鏡検査
尿・糞便等一般検査	髄液検査（細胞数算定，蛋白，糖）

することが求められる．日常検査（routine test）と並行して行う必要があるため，採血管に貼付する検査ラベルなどに迅速検査であることがわかるよう印字することや，検査システムで明確に区別できるようにする．検査室では，所定の時間内で報告できるよう，人員の確保と検査機器などを整備する必要がある．

5　治験業務

治験実施医療機関において，治験責任医師または治験分担医師のもとで治験にかかわる業務に協力する薬剤師，看護師，臨床検査技師，その他の医療関係者のことを臨床研究コーディネーター（CRC）という．

CRC の代表的な業務は，医師の補助業務（規制・プロトコルの遵守，データの品質管理），各部門との連携，被験者のケア（安全確保と倫理的配慮），治験依頼者との対応，症例報告書の作成などである．患者および被験者の安全性あるいは有効性を判断するために，臨床検査の結果値は重要である．

Ⅳ 検査業務管理

近年の臨床検査室には，検査の精度の保証（2018 年医療法改正）や生理学的検査の業務拡大（タスク・シフト／シェア）などにより，臨床検査技師の能力の向上とともに，検査室としてのマネジメント能力が求められている．すなわち，検査部（室）における測定業務の管理のみならず，人事管理，機器管理，情報管理なども含まれる．近年は，**第三者評価**の仕組みを取り入れ認証を得ている検査部（室）が増えている．

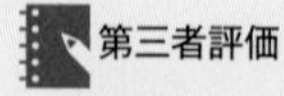

外部機関が公的・中立的な立場で，専門的かつ客観的な立場から評価すること．

1　マニュアル，検査手順書（標準作業手順書）（SOP）

臨床検査技師が医療機関や検査機関で検査を行う場合には，質の高い検査を実施するために，定められた手順に従って検査を行う必要がある．そのためには，各部門における検査マニュアルだけではなく，**採血マニュアル，医療事故防止（安全対策）マニュアル，感染対策マニュアル，接遇マニュアル，災害対**

表3-8　測定標準作業書記載事項（検査項目ごと）

記載事項	可能なかぎり記載すべき項目
定義 臨床的意義 測定方法及び測定原理 検査手順（フロー等） 基準範囲及び判定基準	・性能特性（測定感度，測定内変動等） ・検査室の環境条件 ・検査材料（検体量，採取条件等） ・試薬，機器，器具及び消耗品 ・管理試料及び標準物質の取扱方法 ・検査の変動要因 ・測定上の注意事項 ・異常値を示した検体の取扱方法 ・精度管理の方法及び評価基準 ・参考文献等

なお，血清分離に関する事項は測定標準作業書に含めるものとするが，血清分離を行わない病院等にあっては，血清分離に関する事項を含める必要はない．

（医療法等の一部を改正する法律（平成 29 年法律第 57 号）より）

策マニュアルなどを整備しておく必要がある．

1）検査マニュアル

臨床検査技師は検査結果の品質を保たなければならない．臨床検査機器を使用して検査結果を出す場合や，用手法で検査を行う場合でも，複数の臨床検査技師が担当することになる．このとき，臨床検査技師によって，方法や手順が違っていたりすると，一定の品質を保証することはむずかしい．特に 24 時間体制で検査を行っている検査室では，夜間や時間外検査などは専門外の臨床検査技師が実施する場合もあり，一定の品質を保つためには検査の手順書を整備しておかなければならない．2018（平成 30）年 12 月 1 日施行の医療法改正により，病院等において検体検査を行う場合の精度に係る基準として**標準作業手順書（表 3–8）**の作成および**作業日誌**または**台帳関係**の整備が必須となっている．

2）採血マニュアル

検体検査室には採血された検体が届けられるが，採血時に検査項目に影響を与えるような手技や過誤があった場合には，思わぬ異常値が出ることがある．臨床に検査データを精度よく報告するためには，採血時の注意事項を遵守することが重要である．質の高い測定結果を出すためには，検査の精度を熟知している臨床検査技師が採血することが望ましい．

採血は，採血管の選択，採取部位（静脈血部位）の選択，感染対策，痛み，しびれ，迷走神経反射などの合併症の対応，採血後検体の搬送条件など多岐にわたる注意事項があるため，マニュアルを整備しておかなければならない．なお，静脈穿刺による採血の方法は**標準採血法ガイドライン**に詳細に定められている．

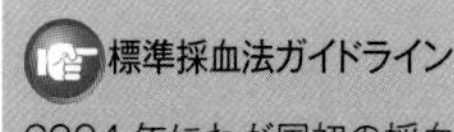

標準採血法ガイドライン

2004 年にわが国初の採血法のガイドラインとして日本臨床検査標準協議会（JCCLS）より発行された．2019 年に「標準採血法ガイドライン GP4-A3」が発行されている．

3）医療事故防止（安全対策）マニュアル

医療施設において，医療事故は未然に防ぐべき重要事項である．検査部（室）においても，検査過誤や結果の誤報告，患者取り違えなどを未然に防ぐための体制を確立しておかなければならない．そのためには，医療事故防止の観点から，検査過誤を未然に防ぐための注意事項や周知すべき事項をマニュアル化し，徹底しておく必要がある．**ヒヤリ・ハット**事例などは日常から収集しておくことが重要であり，改善策などはマニュアル化し周知しておくことで，大きな事故にならないように努める．

インシデントや**アクシデント**などの発生に備え，事前に申し出の手順や報告のフローを明確にしておかなければならない．過誤が発生した場合には，すみやかに手順に従い申し出るとともに，適切な対処が必要である．さらに，原因と対策を策定し，必要に応じてマニュアル変更などを行い再発防止に努めなければならない．

4）感染対策マニュアル

医療機関においては，感染患者に対応する場合や，免疫抑制薬を使用しているような感染リスクの高い患者（易感染性患者）に対応する場合がある．医療従事者はすべての臨床現場において感染のリスクがあると考え，すべての患者に対して**標準予防策**（スタンダードプリコーション）を講じなければならない．また，感染状況により**感染経路別予防策**などを追加して行う．これらはマニュアルとして整備しておかなければならない．

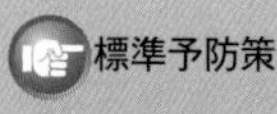
標準予防策

p.141 参照.

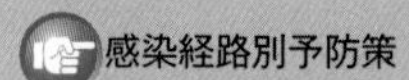
感染経路別予防策

医療機関においては「空気感染予防策」「飛沫感染予防策」「接触感染予防策」の３つの予防策が重要である.

検査部（室）では採血の際の針刺し，切創事故や，患者の吐しゃ物の処理，血液・体液の曝露などによる感染のリスクがある．鋭利器材の取り扱いは，特に注意事項を詳細にマニュアル化しておく．また，事故が発生した場合の対処方法なども，マニュアル化しておくことですみやかに対応することができる．

2020年に起きた新型コロナウイルス感染症のような世界的流行が発生した場合には，検査部（室）においても院内の感染対策の指示に従わなければならない．患者と医療従事者間の感染防止のみならず，医療従事者間での感染拡大防止にも努め，検査室機能を継続しなければならない．検査部（室）においては病原体を取り扱うことになるため，国の病原体の取り扱い情報を熟知しマニュアル化しておく．

5）接遇マニュアル

医療機関においては，基本的な挨拶などの一般的な社会人としての接遇はもとより，医療従事者としての接遇を身につけなければならない．患者に検査を行う場合には，痛みを伴う場合や恥ずかしさなどの思いに寄り添い，丁寧な声掛けが必要である．また，白衣を着ていることで威圧的に感じる場合もあるため，適切な笑顔や優しい言葉遣いや態度を心がけるようにする．

検査を行う際は，確認事項に加え，これから検査を開始することを伝えることで検査への理解と協力が得られる．検査開始後については流れに沿った声掛けなどのタイミングや，言葉遣いなどのマニュアルを整備し，これをもとに臨床検査技師への教育を行う．マニュアルには，具体的な言葉の使い方や，検査場面ごとの声掛けの例などを記載し，利用しやすいものにしておく．しかし，同じ言葉を使用しても言い方やタイミング，患者の受け取り方によっては不快に感じることもあるため，相手の立場に立った言葉遣いが必要である．そのためには，さまざまな場面を想定した**ロールプレイング研修**などを行っておくとよい．

また，身だしなみも重要である．頭髪は検査時に患者にかからないようにし，爪は短く切り，清潔を保つ．ユニフォームは清潔なものを正しく着用し，患者に不快感を与えないようにすることも大切である．

ロールプレイング（role playing）研修
現実に起こりうる場面を疑似設定し，役割を演じることで，問題点の解決や対応能力の向上を図る方法．

6）災害対策マニュアル

災害は突然発生するものであり，緊急的な判断と対応が求められる．発災時には混乱したり，責任者が不在であることも想定しておかなければならない．災害対策マニュアルはいつでも取り出せ，誰でも利用できるようにしておく．さらに，誰が何をすべきかを明確にした**アクションカード**を整備しておくとよい．医療機関においては，災害拠点病院を中心として事業継続計画（BCP）の策定が求められている．

また，日ごろからあらゆる場面を想定した訓練を行っておく必要がある．災害時訓練には，情報伝達訓練，食料配布訓練，システム停止時訓練，避難訓練，患者搬送訓練などがあり，医療機関の体制に沿った検査部内の体制をマニュアルに明記しておく．また，テロ対策など，**CBRNE**（シーバーン）災害についても理解しておく必要がある．

アクションカード
災害時の対応方法（事前指示）を分かりやすく記載したカード．必要数作成し，災害発生時に配布し対応できるようにしておく．

BCP（business continuity plan）
災害時のような業務の継続が困難となる場合に，優先業務を実施する方策を計画書として準備しておくこと．

CBRNE（シーバーン）
chemical（化学），biological（生物），radiological（放射性物質），nuclear（核），explosive（爆発物）による災害の総称のこと．

2　臨床検査室の評価

臨床検査は診断や治療に欠かせないものである．そのため品質と精度が保証されていなければならない．近年ではゲノム情報医療の実用化が急速に進み，ますます検査精度が重要となり，2018（平成30）年12月1日より「医療法等の一部を改正する法律（平成29年法律第57号）」が施行された．これにより，病院等の医療機関における臨床検査室は，精度を保証するための組織体制と運用上の要件が定められた．この法令遵守の状況に関しては，医療機関においては医療法第25条に基づき**立ち入り調査**が行われる．

臨床検査室としての認証は2010年より，日本臨床衛生検査技師会（JAMT）および日本臨床検査標準協議会（JCCLS）が共同で日臨技精度保証施設認証制度を行っていたが，医療法改正を受けて2022年より日臨技品質保証施設認証制度として制定し，さらに臨床検査の精度向上を図った．医療機関外の登録衛生検査所においては，医療関連サービス振興会による医療関連サービスマーク認定制度がある．外部へ検査を委託する際には，サービスマークを取得していることを確認する必要がある．

また，臨床検査室に対する国際的な第三者評価として，国際標準化機構（ISO）による**ISO 15189**や米国臨床病理医協会（CAP）による臨床検査室認定プログラム（LAP）がある．ISO 15189は，わが国においては日本適合性認定協会（JAB）より「臨床検査室―品質と能力に関する特定要求事項」の規格に基づいて認定される．わが国においても認定施設が年々増加しており，品質や精度の面から国際的に認定された臨床検査室が増えている．

病院を対象にした評価として，日本医療機能評価機構による病院機能評価がある．これは，わが国の病院を対象とした組織的運営と質について評価されるもので，臨床検査室は第3領域「良質な医療の実践2」に含まれており，評価を受けることができる．国際的な評価としては**JCI**やISO 9001認定などもあり，わが国においても取得する医療機関が増えつつある．

ISO : International Organization for Standardization

CAP : College of American Pathologists

LAP : Laboratory Accreditation Program

JAB : Japan Accreditation Board

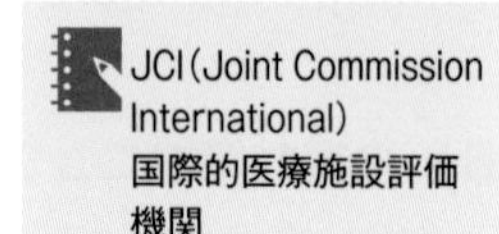

もともとはアメリカの医療機関を対象とした第三者評価機構 Joint Commission（元JCAHO：1951年設立）の国際部門として1994年に設立された．

3　検査結果の管理

臨床検査の品質は，検査結果に影響を及ぼすすべての段階において管理しなくてはならない．すべての段階とは，検体検査においては検体採取に始まり，検体搬送，検査過程，結果報告，結果台帳保存までのすべての過程（プロセス）であり，生理学的検査においては検査前説明，検査時の患者の状態観察，検査結果（検査レポート）を作成し報告，保管するまでのすべての過程がこれにあたる．

1）検査前プロセス

検体検査は，採取した検体を容器に入れて検査室へ持ち込むことで検査開始となる．したがって，いくら精度よく検査をしても検査室へ持ち込まれる前に検査に影響を与えるようなことがあっては，検査結果は正しいとはいえない．採血を例にすると，患者の食事による影響や採血管の適正な選択など，採血前に確認すべきことがある．そして，採血時に溶血や凝固を回避する手技や，採血後の検体の保存温度条件など，多くの取り決めが必要である．また，採血は看護師や医師が行う場合もあるため，職種をこえてこれらを周知し，理解を得ておく．

生理学的検査においては，検査前の食事や運動状況などが検査に影響する場合もあるため，検査前に必要な注意事項は，事前に検査説明書などを用いて説明し，理解を得ておく．そのため，検査室では患者情報を事前に確認しておくことが重要である．乳児や何らかの障害がある場合の対応や，車いす，ストレッチャーなどの移動手段の確認，感染状況など，事前情報をできるだけ得ておき，対応できるようにしておかなければならない．

2）検査プロセス

検査結果の精度を保証するためには，検査結果に影響を及ぼす内容を記録，管理しなければならない．検体検査においては，検査試薬の温度管理やロットナンバー，測定機器のメンテナンスや計測機器の校正などの記録を保存しておく．検体を測定する前には，**内部精度管理**を行い，検査結果の精度に問題ないことを確認しておかなければならない．検査結果が得られた場合には，必要に応じて再検査により確認を行う．検体の状態を確認し，検査値に影響を及ぼすような溶血や乳びが認められた場合には，参考値であることをコメントとして報告につけ加えるなどの対応を行う．また，検査結果を適切な方法やタイミングで報告することが必要である．診察前に採血し，その検査結果をみて診察を行う**診察前検査**を実施している医療施設もある．この場合，検査結果を一定の時間内に報告するようTAT管理を行う必要がある．

生理学的検査においては，検査中の患者の状況を十分に観察することが重要である．検査中に検査結果に影響を与えるような動きや様子があった場合には，検査レポートにコメントを付記しておく．特に脳波検査，心電図検査などの波形を扱う検査では，汗，体動などによるアーチファクトが生じやすいため，患者の様子を常に観察して記録しておく．

TAT (turn around time)

検体が検査室に到着してから結果を報告するまでの時間．

3）検査後プロセス

検査結果は，検査の責任者に承認されてから報告されなければならない．近年は，電子カルテシステムやオーダリングシステムにより自動報告される場合が多くなっているが，この場合においても結果を承認する基準を決めておかなければならない．さらに，機器トラブルやシステムトラブルなどにより検査結果の誤報告が発生した場合の修正手順を明確にしておくことが重要である．

検体検査の項目によっては外部機関へ委託する場合もあるが，複数の項目を委託する場合には結果返信に要する日数がばらばらなこともあるため，確実にすべての結果が返信されていることを確認しておかなければならない．報告を行ったすべての結果は適切な期間保存しておき，後日トラブルなどがあった際にもすぐに確認できるようにしておく必要がある．

残余検体は，検査項目の追加や再検査などのために，期間を決め適切に保存しておく．臨床から追加検査を依頼された場合には，検査項目により測定可能な保存期間や条件が異なるため十分に注意しなければならない．

4　人事管理

臨床検査技師は，国家資格取得後も医療の発展とともに最新の知識や技術の習得が必要である．また，組織への人員配置により，ローテーションや教育・研修・評価による質の高い人的資源を確保する一方，メンタルヘルスケアにも配慮するなど人員管理が必要となる．

1）人員配置とローテーション

病院などの組織においては，業務内容と業務量で配属人員数が決められる．

配属後は，ローテーションなどにより配属先が変更になる場合もある．ローテーションすることにより広範囲の業務が可能となり，効率的に業務が行えるようになるばかりではなく，関連する検査内容の理解が深まる場合もある．医療機関によっては，配属初期にローテーションを行うことにより，臨床検査技師の適性の見極めや検査の基礎教育を行う場合もある．

2）教育・研修

臨床検査技師として業務を遂行するためには，教育や研修が不可欠である．

入職後には初期教育として，職場環境やルールを理解するとともに臨床検査技師としての基礎的な教育が必要である．その後，知識や技術を向上させていくために，**到達目標**を明確にした専門的な教育を計画的に進める必要がある．日常の業務においても，誰がどこまでの範囲の業務ができるのかを明確にしておく必要があり，**スキルマップ**などを作成しておくとよい．

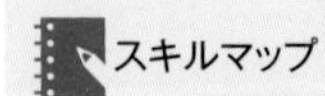
スキルマップ
個人ごとに業務ができる範囲を記載し，全員のスキルを表にしたもの．

指導的立場の臨床検査技師による教育のほか，施設外で勉強会や研修会が開催されることもあるため，幅広く教育の機会を得ることが必要である．現在では，多くの**認定資格**（p.11 ～ 17 参照）などを取得することが可能であり，個人のスキルアップだけではなく，検査の質の向上により臨床的な貢献が可能になる．また，患者に対しても，専門的資格を有することで検査の専門家としての安心感を与えることができる．

24 時間体制で検査を行う施設では，専門分野以外の検査を行うための教育や研修も行わなければならない．業務の見直しなどにより，手順に追加や変更があった場合にも，担当する臨床検査技師全員に周知することが必要である．

インシデントやアクシデントが発生した場合には，原因を追究し，知識や技術が不足していた場合には**再教育・再研修**を行う必要がある．また，長期休暇や産休・育休など業務から長期間離れていた場合には，必要に応じて再研修を行ってから業務を開始するとよい．

専門教育以外にも，医療機関では**医療にかかわる安全管理のための職員研修**として，医療安全に関する研修，院内感染対策に関する研修，医薬品使用に関する研修，医療機器安全使用に関する研修などを行っており，臨床検査技師も受講が必要である．そのほか，組織運営上のマネジメント研修，指導者研修，管理者研修などさまざまな教育や研修を受ける必要がある．

3）人事考課

人事考課は業務の態度や能力を評価・査定する制度であり，医療機関でも取り入れている施設は多い．1 年間の個人目標を立て，どの程度達成できたかを評価する目標管理や，基本評価（責任感，協調性，判断力，折衝力など）や情意（使命感，倫理観，セルフコントロールなど）などが評価の対象となる．目標管理は，組織が期待する達成度に対して，どの程度の難易度であるか，具体的に何が達成基準であるかを明確にしておくことで，目標達成に向けて活動し

表3-9　職場におけるパワーハラスメントの類型

	パワーハラスメントにあたる行為	類型
1	暴行，傷害	身体的な攻撃
2	脅迫，名誉毀損，侮辱，ひどい暴言	精神的な攻撃
3	隔離，仲間はずし，無視	人間関係からの切り離し
4	業務上明らかに不要なことや遂行不可能なことの強制，仕事の妨害	過大な要求
5	業務上の合理性なく，能力や経験とかけ離れた程度の低い仕事を命じることや仕事を与えないこと	過小な要求
6	私的なことに過度に立ち入ること	個の侵害

（厚生労働省：職場のいじめ・嫌がらせ問題に関する円卓会議ワーキング・グループ報告より作成）

やすくなる．

人事考課を行う際は，評価者の個人的な感情にとらわれずに客観的な評価をしなければならない．評価者研修などにより公平な評価を心がけ，適正な業務配置や改善につなげていかなければならない．評価結果は，医療機関によっては給与やボーナスに反映されることもある．

4）メンタルヘルスケア

職場において職員の健康を守ることは重要である．なかでもメンタルヘルスケアを行うことは重要であり，医療機関によっては**ストレスチェック制度**を活用し職場改善に取り組む施設もある．検査部（室）においては，時間外労働による業務の過多や，業務の偏りがないかを管理しなければならない．また，個別の仕事の悩みや家庭の悩み，体調の悩みなどさまざまな事項がメンタルヘルスに影響するため，個人の相談事にも対応できるよう，面接などにより話しやすい環境づくりを行うことが望まれる．

ストレスチェック制度

定期的にストレスの状況について検査を行い，自らのストレスの状況について気づきを促すとともに，集団的に分析し，職場環境の改善につなげ，労働者がメンタルヘルス不調になることを未然に防止することを目的とし，2015（平成27）年12月より施行された制度．

職場における人間関係はメンタルヘルスケアにおいては重要であり，**パワーハラスメント**対策としていわゆる「パワハラ防止法」（労働施策の総合的な推進並びに労働者の雇用の安定及び職業生活の充実等に関する法律）が，2020（令和2）年6月より施行されている（**表3-9**）．そのほか，**セクシュアルハラスメント**，**アカデミックハラスメント**などさまざまなハラスメントは人間関係における問題となることが多い．ハラスメントに関する講習受講などにより発生を防ぐと同時に，ハラスメントが発生した際にはすぐに対応できるよう，相談，報告できる体制にすることが必要である．

V　検査機器・物品管理

検査機器および検査物品は，検体検査および生理学的検査には必要不可欠であり，検査精度を担保するためには検査機器・物品管理は重要である．

1　試薬

検体検査は，生化学的な反応や抗原抗体反応のような生物学的な反応など，さまざまな検出原理を用いて測定する．そのためには測定試薬が必要であるが，自動分析装置が普及した現在では，試薬キットとして市販されているものを使用することが多くなった．検体検査で用いられる試薬は，**体外診断用医薬品**として承認が得られているものを使用し，その使用および取り扱い上の注意などの事項については，**添付文書**などへの記載が義務づけられている．したがって，試薬の保管や検査の実施においては，添付文書に従って取り扱う必要がある．検査精度に影響するような温度管理記録や試薬に付記されている使用期限，ロットナンバーなどは記録に残しておく必要がある．

体外診断用医薬品

検体検査試薬として，定義，範囲およびその取り扱い基準が明確にされており，承認を得られたもの．「専ら疾病の診断に使用されることが目的とされている医薬品のうち，人又は動物の身体に直接使用されることのないものをいう」とされている．

1）標準物質

同じ検査項目でも，医療機関によって測定試薬が異なり結果が乖離することがあると，患者は医療施設によって違った検査結果を得ることになる．そのため，共通の基準となる標準物質を用いて値付けすることにより，標準化を進めることが重要である．標準物質には，**一次標準物質**と，その値に基づき作製された**二次標準物質**とがある．検査結果は，最終的にこの標準物質にトレーサビリティが確保されていることが必要である．しかし，臨床検査のすべての項目において標準物質がないため，早急な標準化が求められている．

2）管理試料

管理試料は，検査部（室）で日常的に内部精度管理を行う際に，目的とする検査項目に対する値付けがある試料を用いる．検査開始前に管理試料を測定し，結果を用いて精度管理の許容誤差範囲内であるかを評価する．管理試料は市販されているものと自家調製して使用するものがある．近年では，自家調製試料では経時的な安定性を保証することがむずかしいなどの問題点があり，市販の管理試料を用いる施設が多くなった．市販管理試料には，凍結乾燥製品や液状製品などがあるため，使用する際には注意を要する．特に，溶解による誤差や温度管理不十分，溶解後の保存期間超過などにより結果がばらつく場合がある．また，ロットナンバーにより値が変わる場合もあるため，ロットナンバーが変更になる際は記録しておく．このように，管理試料の取り扱いは慎重に行い，担当者は一定の手順で行えるようにしておかなければならない．

2　検査器材

検体検査においては非常に多くの器材を使用する．試験管やチップ，チューブなどあらゆる器材を管理するため，膨大な在庫になりがちである．部署間で共通使用するなど，一元管理してロスのないようにすることが必要である．また，使用期限切れなどに注意し，定期的な棚卸しを行うなど，**適正在庫**を心がける．

近年では，**院内物流管理システム**（SPD）を導入し中央管理する医療機関も多く，検査器材もここに含まれることが多い．

SPD : supply processing and distribution

3　検査機器

1）機器の導入

検体検査における機器を導入する際は，一度に処理できる件数や，測定時間など，性能や処理能力，検査室規模に見合っているのかなどを考慮する．また，機器の操作性なども考慮し，検査室の効率性なども検討して導入する．**導入検討**の内容は記録として保存しておく．また，機器を更新する際は新旧機器のデータの違いなどを明確にし，必要に応じて臨床へ報告する．

生理検査機器は，検査目的に応じた性能のものを選択し，1日の患者数に見合った機器の台数を考慮することが必要である．

2）メンテナンス

機器を用いて検査をする場合には，その性能や精度を維持するためのメンテナンスは欠かせない作業である．臨床検査技師による日々の始業前点検やメンテナンスをはじめ，1カ月ごと，半年ごと，1年ごとなど定期的なメンテナンスが必要である．特に，大型の機器や精密な機器はメーカーとの保守契約によるメンテナンスを行うことで，検査の質的な維持が可能となる．また，生理検査機器においては患者に対して使用することを考慮し，取扱説明書に則った点検やメンテナンスを行うことが必要である．

Ⅵ 情報管理

1　個人情報保護

臨床検査技師は国家資格であり，守秘義務（臨床検査技師等に関する法律第19条）があり，業務上取り扱ったことについて知りえた秘密を他に漏らしてはならない．さらに2005（平成17）年4月1日より，「**個人情報**の保護に関する法律（個人情報保護法）」が施行されている．検査を実施する際は，常に個人情報を取り扱っていることを意識し，**情報漏洩**が発生しないようにしなければならない．特に，電子カルテや接続されている部門システムを利用している場合には，情報システムの取り扱いについても十分な知識が必要である．

検体検査を外部委託する場合は，委託先においても個人情報保護を遵守できるよう，委託契約の際に，条項として盛り込んだり別途覚書を締結したりしておかなければならない．また，委託先の施設における個人情報保護の方針や**プライバシーマーク**の取得の有無なども確認する必要がある．

通常の臨床検査ではなく，臨床研究で患者の個人情報を用いる際には，「人を対象とする生命科学・医学系研究に関する倫理指針」〔2021（令和3）年〕を遵守しなければならない．

プライバシーマーク制度

日本産業規格「JIS Q 15001個人情報保護マネジメントシステム－要求事項」に準拠した「プライバシーマークにおける個人情報保護マネジメントシステム構築・運用指針」に基づいて，事業者が個人情報の取り扱いを適切に行う体制などを整備していることを評価する制度．

1）患者呼び出しシステム

採血や生理学的検査においては，多くの患者が待っているなかから順番に呼び出す場合がある．患者名は個人情報であり，受付番号を用いて呼び出すなどの配慮が必要である．ただし，患者取り違えが発生しないよう，患者確認の方法を徹底しておかなければならない．

厚生労働省 個人情報保護委員会の「医療・介護関係事業者における個人情報の適切な取扱いのためのガイダンス」〔2017（平成29）年〕では，「受付での呼び出しや，病室における患者の名札の掲示などについては，患者の取り違え防止など業務を適切に実施する上で必要と考えられるが，医療におけるプライバシー保護の重要性に鑑み，患者の希望に応じて一定の配慮をすることが望ましい」とされている．

2）セキュリティ確保

情報漏洩を防止するために，さまざまなセキュリティが必要である．可動式機器（心電図や往診用超音波機器など）に患者IDと検査結果などが記憶されている場合や，付属のパソコンに検査結果が保存されている場合の盗難防止に努めなければならない．USBメモリは紛失しやすい，ウイルス感染しやすいなどの問題から，個人情報や患者情報の保存には利用しない．ノートパソコンは，安易に持ち出せないようにセキュリティワイヤーを使用することや，個人パソコンには患者情報を保存しないことなどの厳しいルールを作成し，遵守しなければならない．外部の人員が個人情報を取り扱う検査室へ立ち入る際は立ち入り記録を残し，保存することが望ましい．

3）不要書類の廃棄

患者情報が記載，記録されているすべてのものを廃棄する際は，厳重かつ確実に廃棄されなければならない．紙媒体はシュレッダーにより破砕し，メモ用紙などとして使用してはいけない．CDやUSBメモリなどの電子媒体は，物理的な破壊により**復元不可能**にしてから廃棄する．医療機器の廃棄の際には，記憶装置を取り出し，復元不可能にすることを忘れないようにする．

4）電子カルテ使用上の注意

医療情報の電子化や電子カルテの普及が進められている．その取り扱いに関しては，厚生労働省により「**医療情報システムの安全管理に関するガイドライン**第5.2版」〔2022（令和4）年3月〕が定められており，電子カルテおよび臨床検査室で使用される部門システムにおいても準拠した対応が求められる．電子カルテでは，情報システムにアクセスできる権限は業務範囲により制限されている．自分のパスワードは他人に安易に知られないよう管理しなければならない．また，他人のパスワードを用いて医療情報にアクセスすること（なりすまし）はしてはならない．自分のIDでログインし患者情報を閲覧・使用し

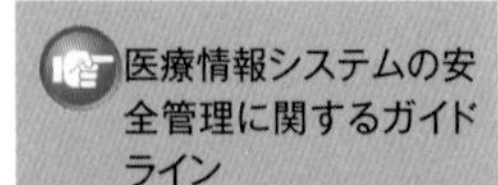

医療情報システムの安全管理に関するガイドライン

2005（平成17）年3月31日に公開され，個人情報保護に資する情報システムの運用管理，個人情報保護法への適切な対応等について示された．その後，情報セキュリティの観点から医療機関等が遵守すべき事項等の規定を設けるなど所要の改定が行われ，2022（令和4）年に第5.2版が策定された．

た後は画面を放置して離席しないようにし，他人が閲覧・使用できないよう必ずログアウトしておかなければならない．

5）個人情報保護のための研修・教育

個人情報を保護するためには，個人情報とは何か，情報漏洩にはどのようなものがあるか，個人情報保護のためにどのような配慮が必要なのか，禁止事項は何かなどを具体的に示し，理解することが必要である．医療機関や検査機関における個人情報の具体的な運用は，初期の教育として必ず行わなければならない．日常の業務のなかで意図しない情報漏洩や不注意による情報流出などが起こらないように，定期的に教育・研修を実施することが望ましい．

情報漏洩が発生した場合の手順や届け出などの対応方法についても，事前に教育しておくことが望まれる．万が一，情報漏洩が発覚した場合には，すみやかに管理者に申し出て適切な対処を行わなければならない．

6）学会の指針・見解

臨床検査として患者情報や患者検体を取り扱う際には，専門性の立場から学会が指針や見解を出している場合や，複数の学会が連名で出している場合もある．所属学会や関連学会の見解を理解しておくことが大切である．

臨床検査においては，検査が終了した場合に残余検体や検査情報（**表3-10**）を用いて精度管理に使用したり，研究や，臨床検査技師の教育などに用いたりする場合がある．これらは医学の発展に寄与する一方，患者の尊厳やプライバシーに配慮し情報保護を徹底しなければならない．

日本臨床検査医学会では，2002（平成14）年5月に「臨床検査を終了した検体の業務，教育，研究のための使用について－日本臨床検査医学会の見解－」を公表した．その後改訂や2018年の医療法改正を受け，遺伝子関連検査に関する記述や，衛生検査所における検査終了後の検体に関する情報管理，検体の扱いについても記載され，**「臨床検査を終了した既存試料（残余検体）の研究，**

表3-10　臨床検査分野における主な既存試料と既存情報

既存試料	既存情報
＜残余検体＞	＜診療録情報＞
血液	年齢，性別，既往歴，現病歴等
体腔液などの液体	血液検査・尿検査等の検査結果
尿	感染症（塗抹検査，培養検査等）検査結果
便	肺機能検査結果
髄液	心電図検査結果
その他の分泌物	エコー（心臓，腹部等）検査結果
試料より精製された核酸（DNA）	脳波検査結果
など	遺伝子関連検査結果
	など

（日本臨床検査医学会：臨床検査を終了した既存試料（残余検体）の研究，業務，教育のための使用について－日本臨床検査医学会の見解－ 2021年改訂より）

業務，教育のための使用について」として2021（令和3）年に改訂されている．

そのほかの学会から出されている指針やガイドラインには，以下のようなものがある．

① **日本病理学会**：「患者の病理検体（生検・細胞診・手術標本）の取扱い指針」〔2005（平成17）年〕，「症例報告における患者情報保護に関する指針」〔2001（平成13）年〕

② **日本衛生検査所協会**：「遺伝学的検査受託に関する倫理指針」〔2001（平成13）年〕

③ **日本医学会**：「医療における遺伝学的検査・診断に関するガイドライン」〔2011（平成23）年〕

Ⅶ 財務管理

1 医療経済

高齢化による国民医療費の高騰により，診療報酬点数は引き下げられる傾向にある．そのため医療機関の経営に大きく影響しており，検査部（室）においてもコスト意識はなくてはならないものになっている．臨床検査技師は検査に関する診療報酬についての知識をもつことが必要であり，検査を実施するためのコストへの意識と，削減努力が求められている．

2 収支バランス

臨床検査による収入を理解し，支出を知ることで，検査室の収支バランスを考えることが必要である．収入は臨床からの検査依頼により発生する．一方，検査のための試薬，器材，人件費などを消費しているため，収入に対する支出を考えなければならない．検査に関する無駄を排除し，効率的な運用を考えることで支出を抑えることができる．そのためには，管理者だけではなく，臨床検査技師各自がコスト意識をもつことが必要である．

3 収入

医療収入は，診療報酬に基づいて診療報酬明細（**レセプト**）が作成され，公的機関に請求されることにより得られる．臨床検査にかかわるものは検体検査料，生体検査料，検体採取料であり，検査項目ごとに実施料として点数が定められている．しかし，算定にはさまざまな基準があり，実施した検査すべてが診療報酬として収入となる，いわゆる“出来高払い方式”ではない．検体検査においては，検査項目数に応じた点数で包括される**まるめ**といわれる算定要件や，測定回数に制限が設けられている検査項目などがある．**DPC方式**の病院では，一部の検査以外の検体検査や生理学的検査はすべて包括評価として算定されるため，検査分の収入としての明確化はむずかしくなっている．

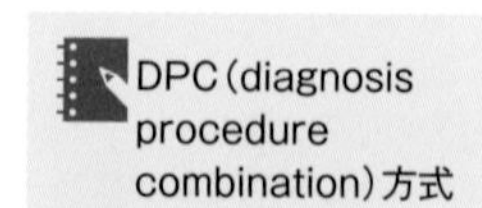
DPC（diagnosis procedure combination）方式

病名や診療内容に応じた1日あたりの定額医療費を基本に計算する包括払い方式．

検査に関する医療収入は，ほかに検体検査判断料や脳波検査判断料，神経・

筋検査判断料，外来迅速検体検査加算，検体検査管理加算（Ⅰ）～（Ⅳ）などが定められている．また，2016（平成28）年から，国際標準化機構が定めた臨床検査に関する国際規格に基づく認定（ISO 15189など）を受けている医療機関に対して，**国際標準検査管理加算**が新設された．

治療管理においては，腫瘍マーカー測定により算定できる悪性腫瘍特異物質治療管理料，薬物血中濃度測定により算定できる特定薬剤治療管理料，時間外に緊急検査を実施することにより算定できる時間外緊急院内検査加算などがある．

診療報酬は2年ごとに点数が改定されている．

4 支出

1）人件費

人件費は，いわゆる人員を雇用することにより発生する費用である．毎月の給与やボーナスに加え，社会保険料，退職金なども含まれており，支出に占める人件費の割合は大きい．また，時間外業務による残業代も人件費となるため，人員の効率化に努め，時間外業務をできるだけ少なくすることが望まれている．

2）試薬・器材などの材料費

検査試薬，器材，消耗品などは検査に不可欠であり物品数も多い．そのため，在庫数を適正に管理することが必要である．残数による発注数を決めておき，無駄な発注や発注漏れを防ぐように管理しなければならない．在庫を保管しておく倉庫，冷蔵庫は整理整頓し，ロットナンバーや使用期限がわかるようにしておくなど，期限切れのものが発生しないようにしなければならない．また，定期的に棚卸しを行い，試薬・消耗品の管理や見直しを行うことが必要である．

3）減価償却費

検査機器や施設備品などは耐用年数が決まっている．そのため，固定資産として購入してから，**耐用年数**（使用期間）にわたって費用が**減価償却費**として支出計上される．すなわち，固定資産の購入費用の全額をその年の費用とせず，耐用年数や使用期間に応じて，毎年一定額や一定の割合で費用に計上する．したがって，購入時には耐用年数も考慮しなければならない．買い替えの際には，使用した期間が耐用年数に至っているかを確認する必要がある．

4）修理費・メンテナンス費

検査機器は，保守契約を締結している場合は保守料金が発生し，その契約内で修理やメンテナンスが実施される．保守契約を行っていない場合には，修理のたびに費用が発生する．修理費用はメーカーにより請求されるが，交換備品，人件費，宿泊費など高額となる場合もある．日常的な臨床検査技師によるメンテナンスや，機器の正しい使い方の遵守により，修理頻度を抑えることが費用削減につながる.

5）水道・光熱費，レンタル料金

検査室で使用する機器は，多くの水道水や電気を必要とするものもある．検査室を稼働させるための水道・光熱費は，建物や施設の全体経費とされることが多いため，検査部（室）の利用料として計上されることは少ない．しかし，水道・光熱費も高額な経費となるため，検査部（室）においても節水，節電などの意識をもつことが必要である．医療機器やIT関連などは，レンタルする場合もありレンタル料が必要であるが，維持や管理にかかわる費用の削減が可能となる．

6）その他（患者サービス）

患者待合室では患者が快適に過ごせたり，検査に対する恐怖心をやわらげたりするような配慮が必要である．待ち時間に検査に対する理解を深めるようなポスターを掲示したり，雑誌や新聞などの設置や，TVやビデオを放映したりするなどの配慮も必要である．小児では，検査施行に影響を及ぼさない程度のビデオや玩具などが必要になる場合もある．

第4章　検査の受付と報告

I 検査の受付

検査室の日常検体検査業務は**図 4-1** に示すような流れで行われる．検体検査の場合は，医師による検査依頼，検体の採取と検査室への搬送，検査室での検体受付，測定機器や検査法に対応した検体の分類，血清分離などの検体の測定前処理，検査の実施，精度管理，検査結果のチェック，結果報告の順である．検査終了後は，検査値確認のための再検査や追加検査のために検体を一定期間保存する．1 日に数百検体を処理するような大規模検査施設においては，検体に貼り付けられたバーコードを認識する自動分注機器・検体搬送システムや分析機器，そして検査値を管理するコンピュータシステムの導入など，検査の依頼から報告までの自動化が進んでいる．従来の目視による検体確認作業が，バーコード読み取り装置などにより自動化されることで，業務の省力化に加えて検体の取り違いなどのリスクの低減が期待できる．このように“人間は過ちを犯す”ということを前提に，過ちが発生しないように工夫したシステムの構築が望まれている．自動受付機器や検査システムの導入には一定のコストがかかることから，診療所のような小規模施設では必ずしも導入されていない状況ではあるが，ここではこのようなシステム化された業務について示す．

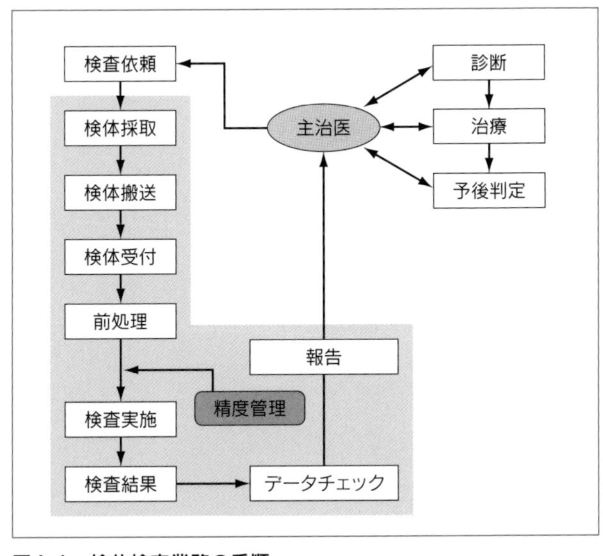

図4-1　検体検査業務の手順

1　検査依頼・予約

医師は，紙伝票または病院情報システムの検査依頼画面（オーダリングシステム）で検査を依頼する．検査入力画面は検査の種類別にまとめられており，一つの画面からほとんどの検体検査の依頼が入力できるように工夫されていることが多い．検査が依頼されると，外来診療においては患者は検体採取用の部屋（採血室や採尿室など）や生理検査室などに移動し検体を採取したり検査を受けたりする．入院患者ですぐに検査を実施する場合は，医師の検査依頼入力と同時に，必要なバーコードラベルや検査依頼伝票が出力される．その後スタッフ（看護師が担当する場合が多い）が緊急性の有無を判断しながら検体採取の準備や患者の検査室への案内などを行う．入院患者の採血や採尿は一般的に早朝空腹時に実施されるが，大規模施設では，検査室の採血管準備システムで検査依頼情報に基づきバーコードラベルを貼り付けた採血管を前日に準備して病棟に配布することも行われている（**図 4-2**）．

外来診療では，多くの医療機関において**診察前検査**を実施している．外来患者の診察後，医師は患者の次回来院予定日に検査を予約する．患者は診察予定時間より1時間程度早く来院して採血や採尿などを行う．検査室ではただちに検査を実施し，1時間後の診察時には当日の検査データが医師に報告され，これをもとに診察する方法である．診察前検査は臨床検査値という**根拠に基づいた診療**（evidence-based medicine；EBM）が行えることに加え，保険点数が加算（**外来迅速検体検査加算**）されるという利点もある．

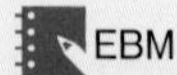
EBM

1991年に提唱された言葉で，臨床医の不確かな経験や直感に頼らず，科学的に実証された根拠（evidence）に基づいて診断し，最適な治療法を選択，実践するための方法とされる．臨床検査データは強い科学的根拠になりうる．日本臨床検査医学会において，EBMのなかで臨床検査の利用法・解釈にかかわる部分を対象とした，根拠に基づく臨床検査（evidence based laboratory medicine；EBLM）という概念も提唱されている．

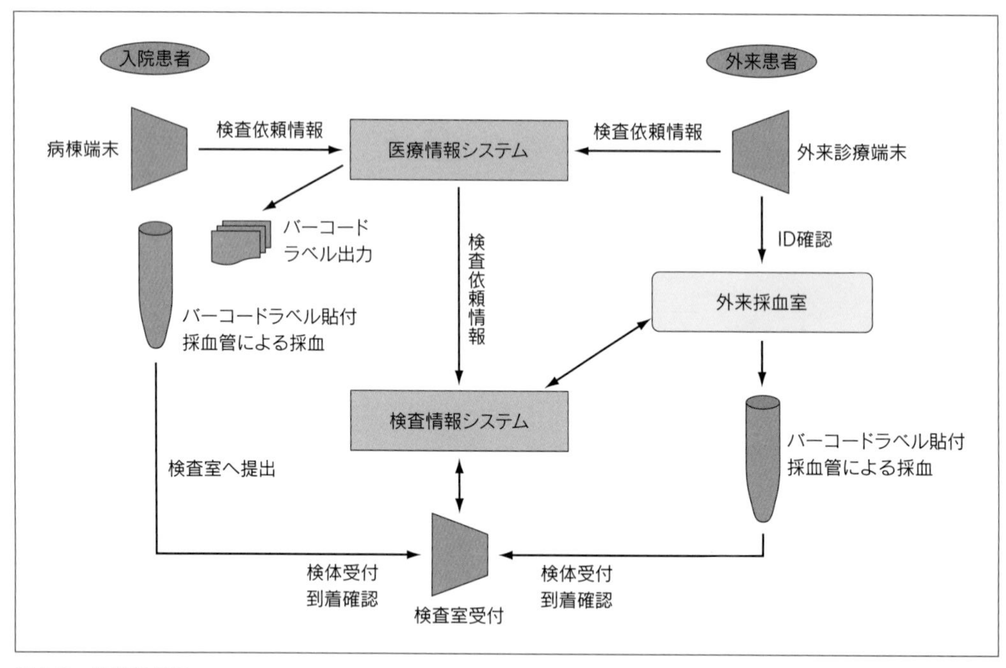

図4-2　検査の受付

2 検査受付

外来患者の検体採取では，患者が外来採血室の受付に到着した際に受付スタッフがIDカードなどを読み取って検査の依頼内容を確認する．患者が持参した検体があれば同時に受け付ける．患者自身が自動受付機に受診カードを読み込ませて受付し，採血順の番号札を出力する**自動検査受付装置**も開発されている．

入院患者の検体採取では，患者が歩いて移動可能な場合は，病棟の処置室のほか外来採血室などに移動して検体採取を行う．入院患者は，ほとんどの施設で患者名や患者番号を記したリストバンド（ネームバンド）を手首に巻く方式を採用しているので，検体採取時の患者照合に利用する．病棟のベッドサイドで患者が仰臥位のまま採血する場合もある．患者に意識がない場合もあるので，リストバンドによる患者照合は重要である．

生理学的検査の受付では，患者到着時に受付スタッフがIDカードなどを読み取って検査の依頼内容を確認する．検査の内容によっては詳細な依頼内容などを記載した書類を患者が持参する場合もある．一般的に心電図や呼吸機能検査などは当日検査に対応できるが，脳波や超音波検査などは検査に比較的時間がかかることから，緊急時を除き予約制を採用している施設が多い．入院患者の生理学的検査では，患者が歩いて移動可能な場合は外来患者と同様であるが，不可能な場合はポータブル検査機器をベッドサイドに移動して検査を行う場合もある．採血同様，リストバンドによる患者照合を確実に実施後に検査を開始する．

外来迅速検体検査加算

尿検査，血液学的検査，生化学的検査，免疫学的検査，微生物学的検査の一般的な検査項目（指定あり）において，外来受診当日中に，医師が結果を説明したうえで文書により情報を提供した場合に算定できる（1項目10点，1日に最大5項目まで算定可能）．

自動検査受付装置

患者が外来採血室などに到着した際，自分でIDカードを読み込ませることで，採血受付とともに採血順の番号札を出力する．バーコード付き尿コップが出力できる装置も開発されている．

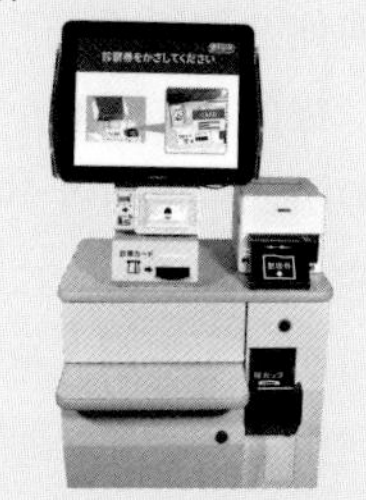

（株）テクノメディカ

3 採血管，尿コップなどの準備

採血管や尿コップなどを準備する際には，指定容器に間違わずに検査用バーコードを貼り付けることが必要である．わが国では多種類の検査が依頼される傾向にあり，複数の採血管の指定された位置に間違わずにバーコードラベルを貼り付けるのは相当な注意力と労力を要する．近年では，**自動採血管準備装置**や尿コップへのバーコード自動貼付装置の導入が進んでいる．近年の自動採血管準備装置では，最大8種類程度の採血管にバーコードを貼付して患者ごとの採血用トレイに排出できる．バーコード貼付採血管を患者単位で袋詰めするユニットの増設も可能である．病棟での採血や採尿は一般的に早朝空腹時に行われるが，医師に可能なかぎり検査前日に検査依頼してもらうことにより，前日夕方に検査室で採血管を準備して袋詰めにし，病棟単位で配布する方式も採用されている．

自動採血管準備装置

臨床医の検査依頼情報に基づき，患者IDや氏名などの基本情報とバーコードを採血管に自動貼付して供給する装置．患者ごとにプラスチックトレイにまとめて採血管を供給する．採血台にベルトコンベアーで搬送するシステムと連携することもできる．採血管トレイに患者の受付番号などのラベルの出力も可能で，採血台のバーコードリーダーに読ませることで受付番号を表示させ，患者を呼び出すこともできる．患者ごとに採血管を袋詰めするユニットもあり，病棟の早朝採血における採血管の前日配布などに利用できる．

4 患者の照合と検体採取

採血などの検体採取時は，患者と採取容器を間違えることなく照合することが重要である．患者の呼び出しは，個人情報保護の観点から氏名よりも受付番号（番号札）などで行うのが望ましい．採血実施時には患者に名乗ってもらうとともに，少なくとも1つ以上の他の情報（生年月日やリストバンドなど）を確認する．発語に問題のない患者では患者自身に名乗ってもらうことが重要である．聴力や判断力が低下している患者はめずらしくないため，「○○さんですね」などの念押し確認は患者誤認の原因になりうるため行ってはならない．

尿検査では，採尿室で患者が自分で採尿後に，検体提出用ドアを開けて尿コップを置く．検査スタッフは適宜尿コップを受け取り受付するが，尿コップが置かれたまま放置されないような工夫が必要である．排尿直後で尿が採取できないなどの訴えがあった場合の対処なども，検査室で取り決めておく必要がある．

検体が採取できたら，必要な採血管などにすべて採取できているかどうか確認する．検体ラベルに磁気情報を内蔵させ，専用の読み取り装置で非接触的に確認するRFID（radio frequency identification）システムは，検体の採取時の照合や到着確認時に有効であるが，対応ラベルが比較的高価なため，2023年の段階では広く普及しているとはいえない．

自動採血管準備装置

写真は6管種対応の卓上用小型装置．

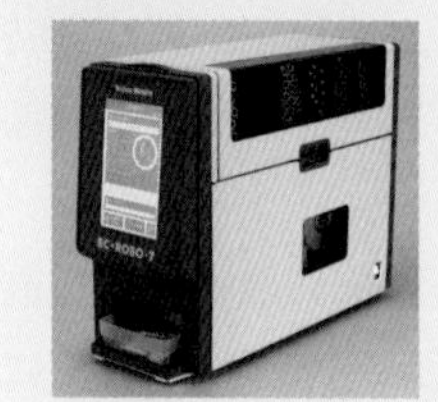

（株）テクノメディカ

5　検査室への検体搬送と検査室での検体受付

検体採取後の長時間放置や不適切な処理による検査過誤の発生の防止のため，検体はすみやかに検査室に搬送することが望ましい．早朝の入院患者の採血の際は，担当者が病室を回りながら採血することが多いが，この場合採血から検査室到着までに時間がかかりがちとなる．また，検査室の隣に採血室があるのが理想だが，そうでない場合は検体搬送システム（エアーシューターなどの自動搬送機や小型エレベータなど）や搬送スタッフ（臨床検査技師のほか，メッセンジャーとよばれる搬送専門の人材を雇用する場合もある）により搬送する．

検体採取後に検査値が変動しやすい検査項目がある．たとえば，血液ガス検査や血中アンモニア値は室温では短時間で検査値が変化するのですみやかに検査を実施するか，時間がかかる場合は氷冷して搬送する，血液生化学検査用の検体は，遠心分離前の全血の状態で冷蔵保存すると血球中に多く含まれる酵素やカリウムが血漿中に逸脱するので室温に置いたほうがよい，細菌学的検査では検体採取後の細菌の増殖をおさえるため冷蔵保存がよいが髄膜炎菌・淋菌を疑う試料では37℃に保存する，などがある．このような特に注意が必要な検査項目については一覧表にするなどしてわかりやすくまとめ，医師・看護師をはじめ採血や検体搬送を担当する職員に周知するとよい．特に，新規採用者が業務を開始する4，5月にトラブルが発生しやすいので，定期的な注意喚起が必要である．病棟や検査室の検体受付用の冷蔵庫に，注意喚起の掲示をするなどの工夫が有効な場合もある．

6　検査室での検体到着確認

検査室では，検体容器に貼られたバーコードの情報をバーコードリーダーで読み取ることにより，検査室に検体が到着したことを検査情報システムに送信

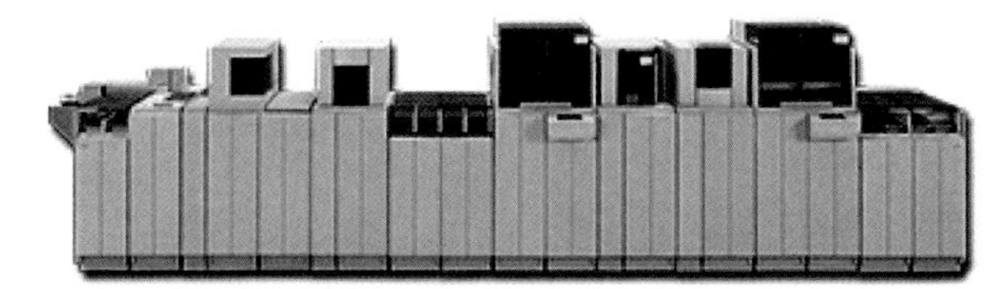

図4-3　近年の検体自動搬送装置

する．このとき，検査依頼内容と検体本数やその種類が一致しているかの確認が必要である．RFID システムを採用している施設では，非接触の状態で一度に複数検体（数十本同時）の到着確認ができるので便利である．また，検体が検査可能な状態であるかどうかの確認も必要である．たとえば，血液凝固検査用検体では採血量が十分か，抗凝固剤入り採血管では血液が凝固していないかなどを確認する．

大規模な検査室では，到着した検体を検体自動搬送装置に投入し，検体に巻かれたバーコードを読み取ることで到着確認・分析開始作業を同時に行うことも可能である．その後各検体は検査室のベルトコンベアーで搬送され，分析が開始される．検体投入時にバーコードが読めなかった場合や，患者情報や検査依頼情報が取得できなかった場合はエラーとなり検体がはじかれるので，状況を確認する．検体自動搬送装置を利用しない検査室では，検体を目視で検査室ごとに振り分け，それぞれの検査室のバーコードリーダーで読み取り到着確認を行う．バーコードを自動的に読み取る機能をもつ分析装置に検体を架設し，到着確認と分析開始を同時に行う方法も運用されている．ただし，通信障害などにより到着確認ができなかった場合は当該検体の分析は行われない．これに気づかずにいると，提出されたはずの検体の検査が行われていないなどの障害が発生する．

検体自動搬送装置

1985年に高知医科大学病院検査部で開発された検体検査のための自動搬送装置は，その後多くの検査室で利用されるようになり，検体検査の省力化とリスクマネジメントに貢献している．現在では大規模な検査室の血液検査や尿検査に導入されている．検体の振り分けや遠心分離などのすべてを自動化した装置のほか，検査室の用途に応じて必要な装置を組み合わせて用いる．大規模の搬送装置のほか，分析器同士を結ぶ小規模な搬送装置（生化学検査装置＋免疫学的検査装置，血糖分析装置＋HbA1c分析装置など）も開発され，多くの検査室で利用されている（**図4-3**）．

Ⅱ 検体の前処理

血液学的検査における末梢血液一般検査（いわゆる血算）や HbA1c，またシクロスポリンなどの免疫抑制薬の測定では血液（全血）のまま検査する．採血時に採血管の転倒混和が不十分な場合では，抗凝固剤が溶解せず血液が凝集している場合がある．この場合，正しい結果が得られないだけでなく，分析装置の検体採取プローブを詰まらせて機器トラブルに発展する場合もある．したがって，分析前に検体が凝固していないかどうかを確認するのは重要である．一方，生化学検査や血清学的検査では，遠心分離装置によって血球層（下層）と血清または血漿層（上層）に分離し，上層の血清（漿）を分析の材料とする．血清を試料とする場合は血液が完全に凝固してから遠心分離作業を行う．遠心操作の開始が早すぎると，上清部分が凝固して血清が回収できない，分析開始後の血清にフィブリンが析出する，などトラブルの要因となる．尿検体の分析の場合は採尿後の時間経過により自然冷却されて塩類の結晶が析出する場合が

免疫抑制薬の測定は全血を使用

免疫抑制薬は血球中に侵入するため，全血を用いて検査する．

ある．加温して塩類を溶解させるか，分析直前に攪拌して塩類が浮遊した状態で分析（分析試薬中との混合により溶解させる）することが必要で，塩類を遠心操作などで除くと検査項目によっては偽低値の原因となる．

検体をサンプルカップなどの他の容器に分注して測定する場合，分注時に**クロスコンタミネーション**（分注用ピペットによる次検体への持ち越し）が起きない方法を採用する．たとえば，ウイルス抗原・抗体価や腫瘍マーカーでは，陰性者や健常者に比して陽性者の濃度が極端に高い．このような検体では，たとえ1万分の1の持ち越しであっても次に測定する健常者の結果を偽陽性化する可能性がある．このような検査においては，検体を分注するピペットの先端は**ディスポーサブルチップ**（合成樹脂製の使い捨てチップ）を使用することが望ましい．また，検体を別の容器に移し替えるときは取り違えに注意する．検体の分注時には感染性ウイルスなどによる作業者への感染のおそれがあるので，手袋やマスクの着用で感染防止を図る．患者バーコードを認識する自動分注装置の導入により，検体の取り違えの低減や感染のリスクをおさえる効果が期待できる．検体量の目視確認も重要である．特に小児や新生児の試料は微量であることが多いため，十分な血液量がない場合は検査項目の優先順位などを担当医に問い合わせる．

1 検体の種別

検体検査には，生化学的検査，血液学的検査，免疫（血清）学的検査，微生物学的検査，病理学的検査，一般検査，遺伝子学的検査などがあり，用いられる検体の種類も多い．血液検査における採血管と目的について，**表4-1**にまとめた．生化学的検査と免疫学的検査は主に血清を用いるため，共通で利用することが多い．血清の検査では，採血後に血液が凝固してから遠心分離操作を行うが，近年のPET樹脂製の採血管では血液が完全に凝固するまで時間がかかるため，凝固を促進するシリカ微粒子やトロンビンなどの薬剤入り採血管がよく用いられる．採血後の保存安定性が低い検査項目については，EDTA

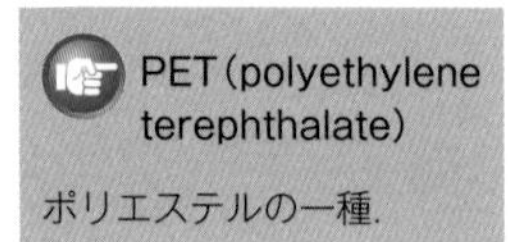

ポリエステルの一種．

表4-1 血液検査に用いられる採血管の例

採血管種別	内容物	キャップの色の例	用途	備考
血液	EDTA-2K	紫	血算	
	クエン酸溶液	黒	赤血球沈降速度	クエン酸：血液は1：3
血清	なし，または凝固促進剤	茶，黄色	生化学的検査，免疫学的検査	緊急検査では凝固促進剤
血漿	ヘパリンリチウム	緑	生化学的検査，アンモニア	緊急検査，アンモニア検査など
	フッ化ナトリウム	灰色	血糖用	採血後の血糖低下を阻止
	クエン酸溶液	黒	血液凝固能検査	クエン酸：血液は1：9
	EDTA-2Na	紫	不安定成分	プロテアーゼ阻害による不安定成分の安定化

(ethylenediaminetetraacetic acid) などにより2価イオンを取り除いた血液を用いる場合もある．検査の種類により抗凝固剤の種類が異なるため，目的の検査に対応した採血管を間違わずに選択することが重要である．採血管の種類を誤ったり採血量が守られていない場合は，誤差発生の原因となる．これらの採血管は種類別にゴムキャップやシールに異なった色が付けられており，容易に判別ができるように工夫されている．キャップの色は規定されていないが，EDTA塩（血算用：紫色），ヘパリン（緑色），血糖用フッ化ナトリウム（NaF）（灰色），凝固検査用クエン酸（黒色）などは各社とも比較的共通である．採血管メーカーによっては同じ管種でも複数の色を選択できる場合がある．市販の真空採血管は，検査目的に応じた量が採取できるよう内部の陰圧が調整されている．また，患者の感染を防ぐため，近年では滅菌済みの採血管が使用されている．

微生物学的検査では，滅菌された各種容器に入った検体が提出される．検体は血液や尿のほか，喀痰や便など種類が多い．病理学的検査における切除組織などは手術室から直接病理検査受付に提出されるほか，尿・喀痰・体腔液（穿刺液）などは細菌学的検査や一般検査と共用の場合もある．一般検査では尿検査・便検査のほか，穿刺液や結石分析など多種類の検体が提出される．

2 検体処理

正確な検査データを報告するうえからも，検査データに影響を与える可能性のある不良検体を分析開始前にピックアップする．必要に応じて検体の再提出の依頼を行うが，その際採血などの担当者に適宜注意を促す必要がある．

血清や血漿を試料とする場合は，遠心分離により上清を分取する．血清を試料とする場合は，血液が凝固するまで待ってから遠心する．遠心時間や回転数は検査項目によって異なり，これを守らないと，十分な量の上清が得られない，血小板や白血球などが浮遊して検査に悪影響を与える，などの原因となる．回転数は必要な加速度（**相対遠心加速度**）が得られるよう回転半径から計算して求める．一般に血清を分取する場合は1,500 G付近で遠心することが多く，回転半径が150 mmの場合，約3,000 rpmとなる．一方，尿検査における尿沈渣を得る場合は500 Gで遠心して有形成分を沈めて回収するが，同様に1,700 rpmの回転数となる．遠心装置により回転半径が異なるので，中心か

相対遠心加速度

検体を遠心分離する際，必要な加速度を重力加速度（G：9.8m/s^2）の倍数で示す．必要な相対遠心加速度を得るために，どのくらいの回転数（1分間の回転数：rpm）が必要であるか計算する必要がある．回転の中心から採血管の底までの距離R（mm）を回転数N（rpm）とすると，相対遠心加速度＝$1.118 \times R \times N^2 \times 10^{-6}$で計算される．

表4-2 遠心条件の例

分取目的	必要な重力加速度の例	必要な回転数（半径15cmの場合）	遠心時間の例
血清	1,500G	3,000 rpm	7～10分
血漿	1,500G	3,000 rpm	10分
血漿（凝固検査用）	1,500G	3,000 rpm	15分
尿（尿沈渣検査用）	500G	1,700 rpm	5分

ら採血管の下端までの距離を測定して必要な回転数を計算する．用途と必要な回転数の例を**表 4-2** に示す．血漿中の蛋白濃度が病的に極端に高い場合は，遠心分離による血清がうまく得られない場合がある．また，血小板数が極端に多い場合は，血液凝固の過程で生じる血小板の破壊が検査に有意な影響を与える場合がある．このような症例では，ヘパリン血漿での検査も考慮する．

測定後の検体はすべて医療廃棄物の対象となるため，バイオハザードマークが表示された専用容器に検体を入れ，廃棄する．また，細菌検査の培地などは高圧蒸気滅菌処理後に廃棄する．

3　検体処理における注意点

1）採血管種の誤りや抗凝固剤の混入

表 4-1 に示すように，検査の目的に合わせて採血管を選択する．血算用の採血管には，抗凝固剤として EDTA-2K がよく用いられるが，本薬剤は血中の2価イオンをキレート結合して吸収する．したがって，誤って生化学的検査に使用した場合，2価イオン（カルシウム，マグネシウム，鉄など）や2価イオンが活性測定に必須なアルカリホスファターゼ（ALP）などが異常低値となる．

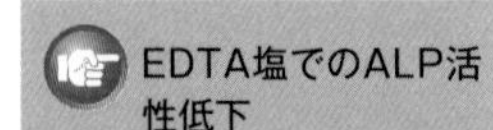

ALPはその活性中心に Zn^{2+}，Mg^{2+} が存在するため，これらがEDTA塩により除去されると活性が極端に低下する．

2）抗凝固剤

血球数の検査，血液凝固能の検査，そして採取後の安定性が低い一部の検査項目などでは，採血後に血液が固まらないように抗凝固剤入りの採血管に採取する．採血後ただちに数回以上転倒混和することで血液の凝固を阻止できるが，混合まで時間が経過したり，混合不足により薬剤が完全に溶解しない場合は，採血管内で血液が凝固し正しい検査値が得られなくなる．したがって，分析前に血液が凝固していないことを確認する必要がある．

3）溶血・乳び試料の注意

採血時や採血後に赤血球が破損（溶血）した場合は，血球中に多く存在する成分（酵素成分やカリウムなど）が血漿中に溶出して偽高値となる．また，食後の採血では中性脂肪（カイロミクロン）の影響で血清が白濁（乳び）することがある．溶血や乳びの発生や度合いは臨床化学検査用の自動分析装置でも検出可能であるが，測定前の目視による確認も重要である．

4）検体量

小児（特に新生児）の場合は，採取できる検体量が少ない．このような場合は，検査の優先順位を確認したり，検体を希釈して増量してから測定する必要がある．

5）感染性検体（ウイルス感染）の取り扱い

患者の検体中には感染性のある微生物が含まれている可能性がある．すべての検体に感染性があるものとして，担当者が感染しないように取り扱うことが重要である．

6）検体採取後の状況の確認

採取後の検体を未処理のまま長時間放置すると，血漿中への血球成分の流出や血球の変形が起こる可能性がある．特に，血中アンモニア濃度や血液ガス検査では短時間で測定値が変化するので，すみやかに測定を開始するか，不可能な場合は検体を氷冷する必要がある．

7）保存剤の誤使用

蓄尿の検査では，検査目的に合わせた安定化剤の添加が必要な場合がある．正しい種類・分量が入っていない場合は検査値の誤差につながる．

Ⅲ 検査結果の報告

1 報告の種類と方法

検査結果の報告方法の種類を**表 4-3** にまとめた．緊急性のない検査では，報告まで一般的に当日中から 1 週間程度が許容される．病院内の日常検査のほか，外注（外部の衛生検査所に依頼する）検査，遺伝子検査など比較的特殊な検査が相当する．病理学的検査では，報告まで数週を要する場合もある．緊急検査は救急外来での検査などが相当し，可能なかぎり早く報告する．検査室での検査のほか，POCT（point of care testing）とよばれる小型検査機器でベッドサイドで迅速に検査する場合もある．診察前検査は，外来患者の診察時に当日の検査データが必要な場合，採血後短時間（60 分程度）で報告し，医師がその検査結果を確認しながら診察する方法である．外来迅速検体検査加算として保険点数が認められており，多くの病院で実施されている．パニック値（critical value）は，ただちに処置をしないと命にかかわるような検査値をいい，医師に直接報告する必要がある．仮報告は，検体や分析装置の異常などに

表4-3 検査結果の報告方法

検査の目的	報告までの時間	備 考
日常検査 （ルーチン検査）	当日中～ 1 週間	通常の検査のほか，特殊検査や外注検査など
緊急検査	可能なかぎり早く	救急外来患者の検査など
診察前検査	60 分程度	外来患者で診察時に検査データが必要な場合
パニック値報告	結果出力時	ただちに処置が必要な異常値で，結果確認後，即座に医師に連絡する
仮報告	結果確認後から正式報告までの間	検体の異常などにより結果に誤差が含まれる可能性が高い場合，確認検査が完了するまで正式な報告を保留する場合に行う

より結果に一定以上の誤差が含まれる可能性が高い場合，その後の確認検査が完了するまで正式な報告を保留するときに行うことがある．

検体検査では，臨床検査システムを介して医療情報システムに転送された結果を医師が診療用コンピュータ端末で直接確認できるカルテのペーパーレス化（電子カルテ化）が進む方向にある．近年では，生理学的検査の心電図や脳波の波形，そして超音波の画像や病理検査なども電子カルテに画像データとして取り込み確認できるシステムも構築され，広く利用されている．

2 検査成績への付加価値・コメント

臨床検査の専門化や高度化，そして検査項目の多様化などにより，多くのデータが報告されることから，臨床医が異常値に気づかない，検査結果を診断に有効に生かせない，などの情報管理の限界をこえる危険性が存在する．検査業務のサービスの一環として，臨床検査の専門家である臨床検査医や臨床検査技師により，コメントを付記するなどの臨床支援が求められている．たとえば，検査データの異常値についての異常マークを付加する，電気泳動パターンなどの画像情報を観察して診断補助のためのコメントを付記する，異常な検査結果に対し新たな検査項目追加を提言する，などが実施されている．細胞診検査，超音波検査，微生物検査などの検査では，どのような付加情報を提供するかについて，臨床検査医や病理医と適宜協議して決定することも必要である．一方，不必要な情報について時間をかけてコメントを付記することは避ける必要がある．

1）パニック値報告

あらかじめ，どのような検査値が得られた際にパニック値として取り扱うのかを，医師側と協議して取り決めておく必要がある．パニック値の例を**表 4-4**に示す．パニック値に該当する結果が得られた場合は，状況にかかわらず医師に即時に連絡する．パニック値の報告後は，報告内容と報告時間を記録する．

2）異常データの報告

臨床検査は医師からの指示にしたがって実施するが，検査結果によっては正確な診断に迅速につなげるために追加検査を提言すべき場合がある．たとえば，細菌検査における MRSA や結核菌の検出，末梢血液像からの白血病細胞の検出，蛋白電気泳動検査からの M 蛋白様パターンの検出，尿沈渣からの腫瘍細胞の検出などである．また，検体中に存在する妨害物質や患者独特の遺伝子異常などにより正確な検査結果が報告できない場合は，異なるメーカーの試薬での測定や代替の検査項目を提言できるとよい．前者では異好抗体（HAMA など）の存在により免疫学的検査への反応の妨害があった場合，後者では異常ヘモグロビン症例において糖代謝マーカーを HbA1c（偽低値）からグリコアルブミン検査に変更することが推奨される場合，などがある．

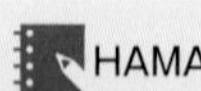

HAMA
human anti mouse antibodiesの略で，マウスの免疫グロブリンに対する抗体の存在を指す．

表4-4　パニック値の例

検査分野	検査項目	単位	基準範囲	パニック値	
				下限値	上限値
末梢血液一般検査・凝固能検査	ヘモグロビン	g / dL	M　13.7 ~ 16.8 F　11.6 ~ 14.8	5	20
	白血球	$\times 10^3$ 個 / μL	3.3 ~ 8.6	1,500	20,000 または芽球の出現
	血小板	$\times 10^3$ 個 / μL	158 ~ 348	30,000	100 万
	PT-INR		0.9 ~ 1.1		2.0（ワルファリン治療時は 4.0）
血液生化学検査（血清または血漿）	クレアチニン	mg/dL	M　0.65 ~ 1.07 F　0.46 ~ 0.79		3（急性）, 8（慢性）
	ナトリウム	mmol/L	138 ~ 145	115	165
	カリウム	mmol/L	3.6 ~ 4.8	1.5	7.0
	カルシウム	mg/dL	8.8 ~ 10.1	6.0	12.0
	AST	U/L	13 ~ 30		300
	ALT	U/L	M　10 ~ 42 F　7 ~ 23		300
	LD	U/L	124 ~ 222		1,000
	グルコース	mg/dL	73 ~ 109	50	350（外来）, 500（入院）
血液ガス検査	pH		7.35 ~ 7.45	7.2	7.6
	PCO_2	Torr	35 ~ 45	20	70
	PaO_2	Torr	75 ~	40	
	HCO_3^-	mmol/L	23 ~ 28	14	40

日本臨床検査医学会：臨床検査のガイドライン JSLM2021 より，基準範囲は日本臨床検査標準協議会，2019 より作成）

3　検査結果の評価

検査結果の評価は，臨床医などによる病院内での検査室の評価と，検査データの品質管理に基づく技術的な評価に大別できる．評価は，臨床医の検査依頼から検体の採取，搬送，検査，報告までの全過程を総合的に評価することが求められている．また，検査業務を行うために利用される検査情報システムの評価や財務管理についても考慮する．

1）検査室の評価

検査室は中央診療施設であり，すべての診療科や病棟などが業務の対象となる．検査室の運営にあたっては，医師，看護師などの医療スタッフや事務系スタッフで構成する検査室運営会議などを定期的に開催し，検査室が適正に運営されているかどうかの評価を受けることが必要である．また，他部門に対してアンケート調査を行うことで，検査室に対する客観的な評価や要求を把握することができる．これらの評価をもとに新たな目標を設置し，検査項目の新規採用や中止，検査室の人員配置のバランス，機器や試薬の選択などを決定する．また，患者にアンケート調査を行うことで，接遇を含めた検査室の客観的な評価が可能となる．これらのアンケート調査も定期的に開催することが望ましい．

2）検査の技術的評価

検査室では正確な検査結果を報告できているかを常に管理する．これは，検査室内業務の評価にとどまらず，医師の検査依頼から検体採取，検体の搬送，検査結果の報告，検体の保存などすべての検査工程について確認する必要がある．

検査室内の評価では，毎日の精度管理評価に加え，臨床検査技師が検査を遂行する能力が維持できているかについて技師同士で定期的に確認する．特に形態学的検査では，検査結果の個人差を生じさせないために，同一の標本を担当者全員が確認するいわゆる目合わせを定期的に実施する．検査の最新情報の把握や，検査室内での情報共有のための勉強会または会議を定期的に開催する．

また，実施している検査項目すべてについて，少なくとも年1回以上，外部精度管理調査を行う．外部精度管理調査は，国内では日本臨床衛生検査技師会や日本医師会など，国際的にはCAP（College of American Pathologists：米国病理医協会）が大規模評価を実施している．液状検体の測定のほか，形態学的検査や生理学的検査では画像を使用したフォトサーベイも行われている．これらで実施されていない検査項目については，試薬供給業者などが実施しているいわゆるメーカーサーベイに参加する．このような技術的な評価から，検査業務の問題点を見つけ出し，是正することで，正確な検査データを継続して提供することが可能となる．

4　検査成績の保存

病院などにおけるカルテは診療完了後5年間の保存義務がある．検査結果は紙ベースのカルテや病院の電子カルテに保存されるほか，検査室の情報システムに保存される．検査室でデータを保存することで，医療データベースのバックアップとしての役割のほかに，集積された検査データを用いた検査データのチェックや長期間の精度管理，医学的資料としての活用ができる．

検査結果は，電子化された検査データのほか，報告用紙による形式がある．画像データを含めすべての検査データが電子化された場合はCDやDVDなどの記憶媒体に保存することもできる．数カ月から1年単位の検査データを検査情報システムのハードディスクなどに保存し，検査結果の前回値チェックなどのリアルタイムな検査データ管理に用いるが，年単位以上ではデータ量が膨大になるため，別の記憶媒体に保存することも行われている．また，各検査室ではそれぞれの分析機器に検査データを記憶させ，検査情報システムのバックアップ機能をもたせると同時に，検査室ごとの特色に合わせた精度管理の実施に活用する．

5 検査結果の問い合わせ

検査室への問い合わせは，検査報告の遅延時の確認や報告データへの疑問などほかに，基準範囲，検査法の原理や分類，再検査や追加検査の依頼，検体の保存や回収などさまざまである．よくある問い合わせ内容についてはマニュアルを作成して対応を統一する．基本的にすべての問い合わせについて記録を残し，検査部内会議などで情報を共有して検査室の業務改善に役立てる．また必要に応じ，検査室情報として，臨床医に返却・周知することも必要である．

第5章 検査の精度保証（精度管理）

I 概略

臨床検査データは，診断，治療，予防を行う医療の現場で必要不可欠なものとなり，臨床検査データなしでは医療を行うことが困難な状況にある．医療の根幹をなす臨床検査データを報告するためには，日々の**精度管理**（quality control）と是正・改善および検査データの標準化がなされなければならない．2017年に，医療法等の一部を改正する法律（平成29年法律第57号）によって，医療機関が自ら実施する検体検査について，品質・精度管理に係る基準を定めるための根拠規定が創設された（医療法の改正）．そのなかでは，精度保証に係る責任者の配置，精度保証に係る標準作業手順書および作業日誌または台帳の作成，検体の精度確保のために努めるべき事項が示された．

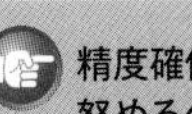

精度確保のための努めるべき事項とは

内部精度管理の実施と外部精度管理調査の受検，適切な研修の実施である．

測定値の施設間差を調査する精度管理調査（外部精度評価）は，1947年にアメリカのペンシルベニア州の臨床検査室59カ所を対象に，検査室間精度管理調査（外部精度評価）が7項目の化学検査について実施された．平均値の±10%以内に入った検査室は40%にすぎず，著しい施設間差があることが示された．この施設間差を是正するために，施設間の互換性確保のための精度管理の概念と手法が開発された．そして，外部精度評価は国際・国内・地域などさまざまな規模で多くの組織や団体により継続的に実施されるようになった．わが国では，1962（昭和37）年に雑誌『臨床検査』の編集委員会の企画で，全国141施設を対象に施設間精度管理調査がはじめて実施された．

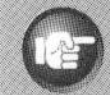

外部精度評価

外部精度評価には，国際的な規模で実施されているCollege of American Pathologists（CAP）のサーベイがあり，国内での全国調査としては，日本医師会の精度管理調査，日本臨床衛生検査技師会の精度管理調査がある．その他，各都道府県の臨床検査技師会や試薬メーカーが主催する精度管理調査がある．

臨床検査における内部精度管理法として広く用いられている$\bar{x}-R$管理図法は，工業生産の品質管理において先行して行われていたものである．統計的工程管理を目的にシューハート（Shewhart）管理図として開発され，日本産業規格（JIS）にも規定されている．現在行われている品質管理法は統計的手法を駆使したもので，**統計的品質管理**（statistical quality control）ともいわれる．わが国では，1960年代から臨床化学検査を中心に内部精度管理法として$\bar{x}-R$管理図が使用されている．今日では，各種の精度管理手法が自動分析装置や臨床検査情報システムに組み込まれており，自動で計算処理ができるようになっている．また，患者個別のデータ管理も進んできている．さらに，国際的に臨床検査の標準化も進み，基準測定操作法が設定され，標準物質が次々と開発され設定されることで，臨床検査データの信頼性は著しく向上している．

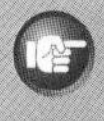

総合的品質管理（total quality control ;TQC）

内部精度管理や外部精度評価ばかりではなく，分析前過程としての検体採取，検体搬送，分析後の検査結果報告の精度保証を含む．

内部精度管理と外部精度管理調査は，狭義の精度管理である．今日では，検

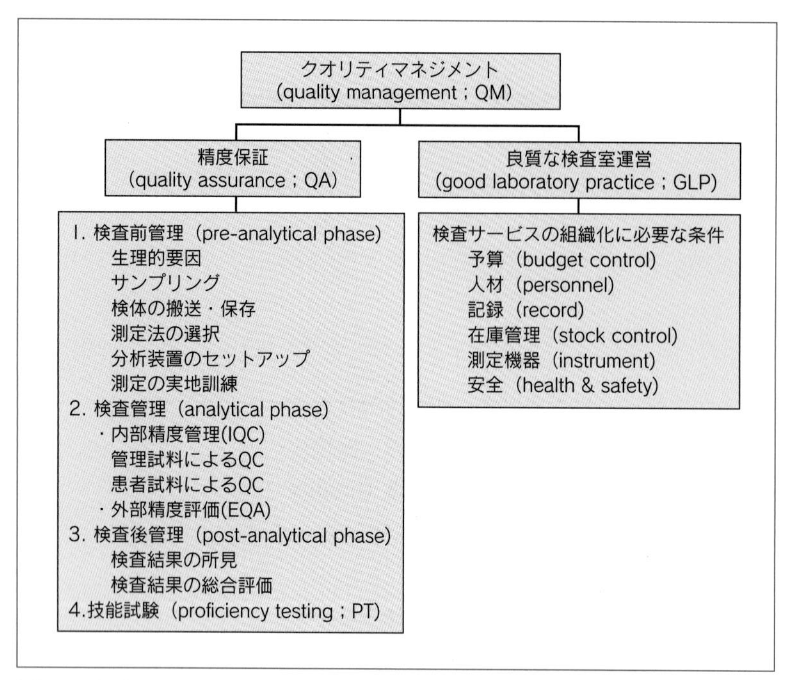

図5-1　クオリティマネジメント体系の構成要素

査成績の総合的な信頼性を保ち，向上するための体系全体である精度保証，さらにクオリティマネジメントまで拡大している．

1　クオリティマネジメント

1）クオリティマネジメント体系の分類

臨床検査におけるクオリティマネジメントは，臨床検査の有用性，信頼性確保に欠かせないものであり，**図 5-1** のようにまとめられる．狭義の検査室内分析法の管理を**内部精度管理**（internal quality control ; IQC），検査室間差の調査・管理を**外部精度評価**（external quality assessment ; EQA）とし，分析前後の過程や標準化，さらに病理，細胞診，分子病理学的検査などの技能試験（proficiency testing ; PT）を含めた総合的な概念を**精度保証**（quality assurance ; QA）としている．また，検査室運営にかかわる実際上の要因の良質な検査管理業務（good laboratory practice ; GLP）を含めて**クオリティマネジメント**（quality management）として全体体系が組まれている．

2）臨床検査に関する国際標準化

臨床検査室におけるクオリティマネジメントに関しては，1995 年に国際標準化機構（ISO）の「臨床検査及び体外診断検査システム専門委員会（ISO/TC 212)」が発足し，国際標準化が進められている．その概念や具体的事項が体系的に整備され，6つのワーキンググループがあり，各種国際規格が審議され発行されている．WG 1 ：臨床検査室における品質と能力（Quality and

精度保証

日常の精度管理では，内部精度管理と外部精度評価を精度管理（QC）として実行するが，さらにその前後の工程である，検査前管理（検体採取，検体搬送，保存など）から検査後管理（検査結果の所見，総合評価）および検査項目の選択や基準範囲の設定などの検査値の解釈に至るまでの工程のすべてを保証することが求められているのが精度保証（QA）である．

クオリティマネジメントシステム

QMS（quality management system）では，QA に加え，良質な検査室運営（GLP）が含まれる．GLP では，検査サービスの組織化の要件となる予算，人材，記録，在庫，機器，安全などの条件を満たす，広範かつ総合的な臨床検査の品質を管理し，保証するものも併せ持ったもので構成される．

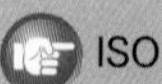 **ISO**

ISO は，国際標準化機構（International Organization for Standardization）の略称で，国際規格を立案・制定している機関である．

表5-1 ISO 15189のマネジメントシステムに関する要求事項

8.1 一般要求事項
8.2 マネジメントシステムの文書化
8.3 マネジメントシステム文書の管理
8.4 記録の管理
8.5 リスク及び改善の機会への取組み
8.6 改善
8.7 不適合及び是正処置
8.8 評価
8.9 マネジメントレビュー

（河合 忠，他：臨床検査室のためのISO 15189：2007―解説とその適用指針．丸善，2007.）

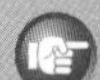
文書の扱い

マネジメントシステム文書は，品質マニュアルに含めることができるが，必須ではない．

competence in the medical laboratory)，WG2：基準システム（Reference systems)，WG3：体外診断用製品（In vitro diagnostic products)，WG4：微生物検査と分子診断（Microbiology and molecular diagnostics)，WG5：臨床検査室のバイオリスクマネジメント（Laboratory biorisk management)，WG6：SARS-CoV-2検出のための品質管理（Quality practice for detection of SARS-CoV-2）がある．これらの国際規格に基づき，世界各国の臨床検査室へのクオリティシステムの導入や，臨床検査室の認定（accreditation）が進められている．

3）ISO 15189：臨床検査室－品質と能力に関する特定要求事項

国際規格「ISO 15189：**臨床検査室－品質と能力に関する特定要求事項**」は，臨床検査室を運営するための国際規格であり，品質管理に関する国際規格「ISO 9001：品質マネジメントシステム－要求事項」と，試験所の認定に関する国際規格「ISO 17025：試験所及び校正機関－品質と能力に関する一般要求事項」の２つから構成されている．

ISO 15189は，臨床検査室の運用に関係する要因を網羅する総括的な品質の管理を目的としており，臨床検査に関する質の継続的な改善を進める規格である．そのなかの品質マニュアルは，組織のクオリティマネジメントシステムを規定する文書で，この規格への適合に関する権限をもつ品質管理者や技術管理者の職務責任などを記載している（**表5-1**）．検査室は，この規格の要求事項の一貫した達成を支援し，実証するためのマネジメントシステムを確立し，文書化し，実施し，維持しなければならない．また，文書は定期的に見直され，評価し，必要に応じて更新する．ISO 15189を基準とした臨床検査室の認定制度が導入されている．

ISOによる国際規格の審議手順

規格審議は，次のように進められる．①新作業項目(NP)の提案，②作業原案（WD）の作成，③委員会原案（CD）の回付，④国際規格原案（DIS）の検討および承認，⑤最終国際規格原案（FDIS）の承認を経て，国際規格（IS）が発行される．

Ⅱ 精度管理に必要な統計学

1 統計量

統計処理を行う場合，分布の形状に依存する統計量として，平均値や標準偏差などのパラメータがある．これらを用いる方法をパラメトリック法とよぶ．一方，分布の形状に依存しない統計量として，順位，中央値，パーセンタイルなどがあり，これらを用いる統計手法をノンパラメトリック法とよぶ．精度管理では，基本的な分布形状として正規分布（normal distribution）を仮定しており，パラメトリック法によるデータ処理が行われる．

正規分布とは，**図 5-2** のような釣り鐘型をした分布で，特に平均値が 0，分散が 1 のものを標準正規分布という．**図 5-3a** は，健康診断におけるアルブミン値のヒストグラムで，正規分布に近似した分布を示している．なお，多くの臨床検査データは，アルブミンのような正規分布型を示さず，**図 5-3b** の尿酸値のような分布であることが多い．

正規分布

正規分布は，ガウス分布，誤差分布ともいわれる．平均μ，分散σ^2の 2 つの統計量によって分布が一意に決定される．中心をμとする左右対称な図 5-2 のような釣り鐘型を示す分布である．
特に標準正規分布は，
$\mu = 0$，$\sigma^2 = 1$の分布で，
$\mu \pm 1\sigma$内で 68.3%，
$\mu \pm 2\sigma$内で 95.4%，
$\mu \pm 3\sigma$内で 99.7% を占める．

パラメトリック法

平均値を使った統計量は基本的に，測定値が互いに独立に正規分布にしたがう場合に本来の適切な指標となる．

1）基本統計量

基本統計量には，中心に関する統計量とばらつきに関する統計量がある．中心に関する統計量には，中央値，最頻値，平均値があり，ばらつきに関する統

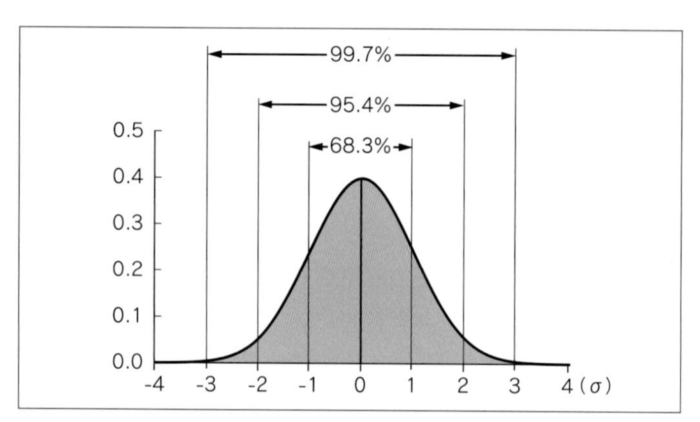

図5-2 標準正規分布

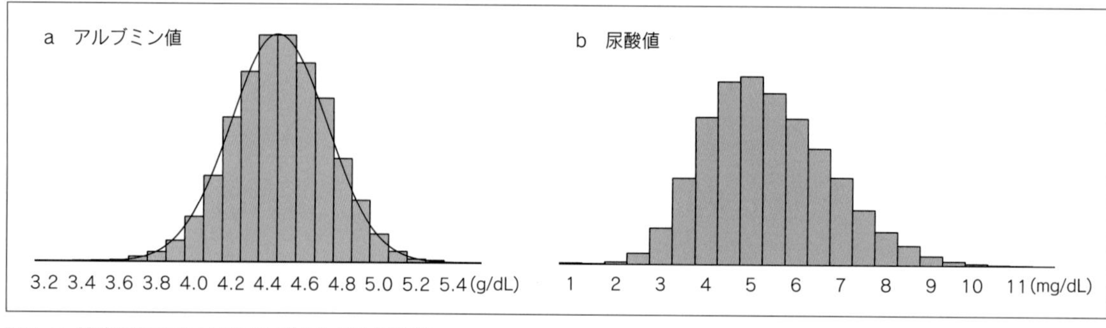

図5-3 健康診断におけるアルブミン値と尿酸値

計量としては，平方和，分散，標準偏差，標準誤差，変動係数がある．

(1) 中央値 (median)

測定値を値の小さいまたは大きい順に並べたときの，ちょうど中央に位置する値を中央値とよぶ．測定値の数が奇数の場合は相当する値が存在するが，偶数の場合は中央値を挟む２つの値の算術平均を中央値とする．

(2) 最頻値 (mode)

データが多数ある場合，繰り返し何度も出てくるデータが存在する．ヒストグラムを作成した場合は，ある範囲に多数のデータが集まるが，そのときにもっとも多くの値が存在する階級を最頻値という．

(3) 算術平均 (mean value)

測定値すべてを加算して測定個数で割ったものをいい，以下の式で表せる．

$$\bar{x} = \frac{x_1 + x_2 + \cdots + x_n}{n} = \frac{1}{n}\sum_{i=1}^{n} x_i$$

(4) 平方和 (sum of squares)

個々の測定値と平均値との差を２乗して合計したもので，以下の式で表せる．

$$S = (x_1 - \bar{x})^2 + (x_2 - \bar{x})^2 + \cdots + (x_n - \bar{x})^2 = \sum_{i=1}^{n} (x_i - \bar{x})^2$$

(5) 分散 (variance)

平方和 S を自由度（$n-1$）で割ったものである．

$$s^2 = \frac{1}{(n-1)}\sum_{i=1}^{n} (x_i - \bar{x})^2$$

(6) 標準偏差 (standard deviation)

分散の平方根を標準偏差という．平方和が大文字の S で表すのに対して，小文字の s または SD で表す．また，標準偏差には測定物質の単位をつける．

$$SD = \sqrt{\frac{1}{(n-1)}\sum_{i=1}^{n} (x_i - \bar{x})^2}$$

(7) 変動係数 (coefficient of variation；*CV* (%))

標準偏差 SD を平均値で割ったもので，通常単位は % で表す．

$$CV\ (\%) = \frac{SD}{\bar{x}} \times 100$$

(8) 範囲 (range)

測定値のなかの最大値と最小値の差のことをいう．

真の値が既知（μ_0）ならば，かたより（系統誤差）b の推定値は，
$b = \bar{x} - \mu_0$ で与えられる．

また，標準偏差 SD は，測定単位によって影響を受けるため，単位のない無名数である**変動係数**（CV）で測定値の散らばりの程度を示す場合がある．

標準偏差 SD が個々の測定値のばらつきを示す統計量であるのに対し，**標準誤差**（standard error of mean；SE）は平均値の信頼性を表す指標で，一般

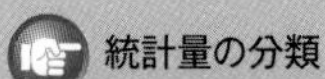

統計量の分類

1. 中心を示す統計量
   中央値
   最頻値
   平均値（$\bar{x}$）など
2. ばらつきを示す統計量
   範囲（R）
   移動範囲（Rs）
   分散（V）
   標準偏差（SD）
   変動係数（CV）など

基本的に測定変量 x が，母数 μ と σ の正規分布 N（μ, σ^2）にしたがうと仮定できる場合に使用できる統計量である．

標準誤差

広義の標準誤差は，母集団の母数を統計学的に推定したときの推定誤差を指し，母数の区間推定に用いられる．標準誤差は抽出する標本サイズの平方根に反比例するため，たとえば誤差を小さくする目的で標本サイズを４倍にすると，標準誤差が半分になる．

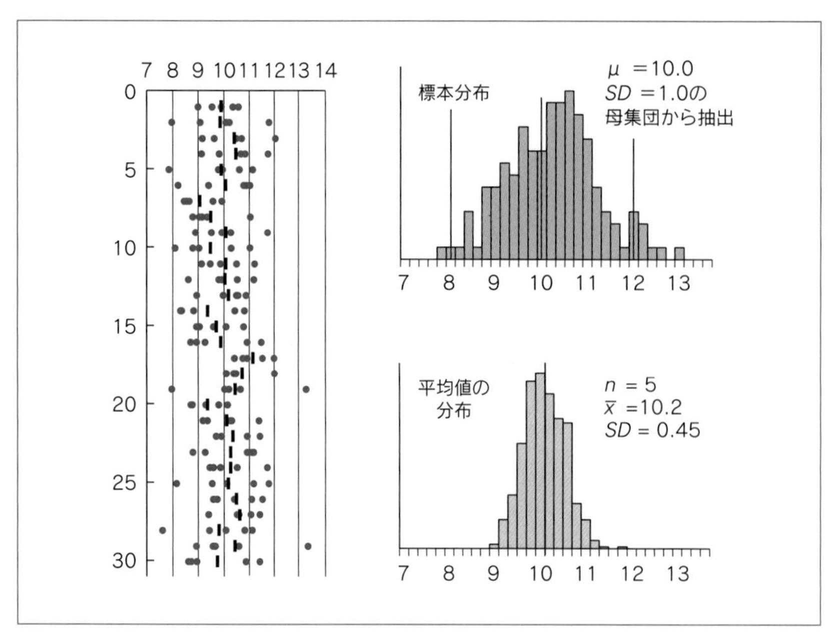

図5-4　標本のばらつきと平均値のばらつき（*SE*）の関係

に標本平均 $\bar{x}$ のばらつきを示す統計量として示される．*SD* を $\sqrt{n}$ で割ることで *SE* となる．平均値の区間推定を論ずる際には mean ± *SE* と表現することもある．

図 5-4 左の分布図は，標本分布と *SE* の関係をみたもので，母平均 μ が 10.0，母標準偏差が 1.0 の母集団から標本として $n = 5$ ずつ 30 回データを抽出したものである．5 個の標本の平均を黒で表示している．ヒストグラムで確認すると標本の分布に比較し，平均値の分布は狭く $1/\sqrt{n}$ 倍になっていることがわかる．

$$SE = \frac{SD}{\sqrt{n}}$$

2）信頼区間

信頼区間（confidence interval；*CI*）とは，母集団の真の値が含まれる，確信できる数値範囲のことである．平均値と標準誤差を基に計算される．一般に 95% *CI* が使われるが，これは 20 回中 1 回は真値が含まれないことがあることを示している．

母平均 μ で母分散 σ^2 の正規母集団 N（μ，σ^2）からの n 個の無作為抽出標本を x_i ($i = 1, 2, \cdots, n$) とするとき，母平均 μ の 100（$1 - \alpha$）% *CI* は，標本平均を $\bar{x}$，標本標準偏差を *SD*，また自由度 $n - 1$ の t 分布の両側確率 α パーセント点を $t_{(\alpha)}$ とすると，次のようになる．

$$\bar{x} - t_{(\alpha)} \cdot \frac{SD}{\sqrt{n}} \leqq \mu \leqq \bar{x} + t_{(\alpha)} \cdot \frac{SD}{\sqrt{n}}$$

たとえば，**図 5-4** の場合は次のようになる．

$$10.2 - 2.78 \cdot \frac{1.0}{\sqrt{5}} \leqq \mu \leqq 10.2 + 2.78 \cdot \frac{1.0}{\sqrt{5}}$$

$$9.0 \leqq \mu \leqq 11.4$$

2 測定の不確かさ

従来,測定値の信頼性は,**真度**(trueness)または**正確さ**や**精密さ**(precision)で表現してきた.これら概念の前提として**真の値**(true value)を想定しているが,真の値は無限回の測定によってしか得られず,実際に求めることはできない.そこで,測定の不確かさを用いた表現法が導入され,測定結果に不確かさを併記して値の信頼性を示す表記法が示された.これは,ISOなどが中心となって編集した国際文書「計測の不確かさ表現に関するガイド(Guide to the expression of Uncertainty in Measurement;GUM, 1993)」にまとめられた.測定の不確かさ(uncertainty of measurement)とは,測定の結果に付随した,合理的に測定量に結びつけられうる値のばらつきを特徴づけるパラメータと定義され,通常,ばらつきの大きさを標準偏差やその相対値で表す.

不確かさによる表現は,真の値を前提とせず測定された結果そのものを用い,目的とする測定量の値が存在する範囲を確率として求めるものである.一方,測定における基準値が定義されている場合には,その基準値を真の値とみなして,正確さや精密さの計算手法を利用できる.

不確かさの解析や見積もりは,GUMの内容にしたがい以下の手順で実施する.

①測定の原理,測定の方法,測定装置・機器,測定・校正手順などを簡潔に記述する.

②測定・校正方式の理論式や実験式を構築し,式のかたちで表す.数式のかたちで表現できない場合は,不確かさの要因を列挙し,要因別の不確かさを見積もり,加算するかたちで合成する.

③不確かさの推定は補正後のデータ(測定量の最良推定値である測定値:y)に対して行う.

④不確かさの成分ごとの大きさを標準偏差(SD)で表した**標準不確かさ**を推定する.

⑤成分ごとの標準不確かさを二乗和し平方根を求め,**合成標準不確かさ**を推定する.

⑥合成標準不確かさに包含係数(一般的には$k = 2$)を乗じ,**拡張不確かさ**(U)を求める.

⑦不確かさの表現は$y \pm U$,ただし,**包含係数**は$k = 2$である,とする.

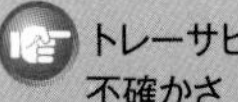
トレーサビリティと不確かさ

測定の不確かさは,測定対象に関する信頼性を定量的に表現するトレーサビリティ連鎖のなかで,標準物質は十分に確定された値を保存し伝達する.それより上位のすべての校正物質と測定操作法から受け継いだ不確かさを伴うトレーサビリティ連鎖が満足な状態にあるとき,校正段階を構成する測定法間の互換性は確保されており,基準測定操作法と標準物質を用い適正に校正し値付けを行った際に生ずるばらつきを不確かさで表す.
(トレーサビリティの項参照)

GUM

GUMは,「測定不確かさの表現」に関する手引きである.GUMに基づく不確かさの評価が測定の信頼を評価する方法として,国際的なルールとなっている.

1) 誤差の分類

以下の内容に関しては,従来の考え方により基準値を真の値とみなして説明する.

真の値が既知の試料を評価対象測定法で測定したとき，測定値と真の値との差を**誤差**（error）といい，誤差が小さいほどその測定法は望ましい状態にあると考えられる．誤差には大きく分けて２つあり，①不適切な標準物質や試薬の使用，妨害物質の影響，分析機器の不備などによって起こる真の値からの一定のかたよりを表す**系統誤差**（systematic error），②原因がつきとめられない，あるいは器具の汚染や測定環境の微妙な変化など，可能性を予測することはできても実際には取り除くことができない原因によって起こる測定値のばらつきを表す**偶然誤差**（random error）がある．その他に，③検体取り違いや操作ミスなど予期できない検査過誤によって起こる間違い（過失誤差）を誤差に含めることがある．

系統誤差はさらに，かたよりの程度が測定量の値に比例し増減する**比例系統誤差**（proportional systematic error：相乗誤差ともいう）と，かたよりの程度が値に依存せず一定の大きさで生じる**一定系統誤差**（constant systematic error：相加誤差またはゲタバキ誤差ともいう）に区別し，誤差の原因推定の参考とする．

2）真度と精密さ

図 5-5 は，測定値の真度，誤差，偏差の関係を表したものである．**真度**は，真の値からのかたよりの程度を表すもので，値が既知の標準物質を繰り返し測定したときの平均値から認証値を引いて推定され，**正確さ**ともよばれる．誤差は真の値と測定値とのかたよりの程度を表し，偏差は平均値と測定値とのかたよりの程度を表している．

測定値の誤差は，真度と精密さに分けて評価する．測定値のばらつきの程度を**精密さ**といい，同一試料の繰り返し測定値から**標準偏差**（*SD*）や**変動係数**（*CV* %）で表したものを**精密度**という．また，真度と精密さを総合的に合わせたものを**精確さ**（accuracy）という．したがって，誤差の小さい測定法は，精確

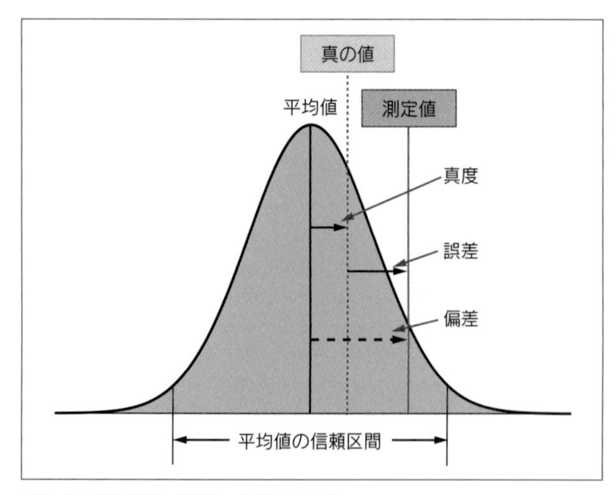

図5-5　測定値と誤差・偏差の関係

表5-2　日本産業規格「JIS Z 8101-2:2015統計—用語及び記号—第2部」および「Z 8103：2019 計測用語」（抜粋，一部改変）による用語の定義

用語	意味	対応英語（参考）
測定結果	規定された測定方法の実施によって得られる特性の値	test result
測定値	測定によって求めた値	measured value
測定量	測定の対象となる量	measurand
真の値	ある与えられた特定の量の定義と合致する値（備考：これは理想化された完全な測定によってのみ得られる）	true value
誤差	測定値から真の値を引いた値	error
系統誤差	反復測定において，一定のままであるか，又は予測可能な変化をする測定誤差の成分	systematic error
偶然誤差	反復測定において，予測が不可能な変化をする測定誤差の成分	random error
かたより	測定値の母平均から真の値を引いた値	bias
真度・正確さ	無限回の反復測定によって得られる測定値の平均と参照値との一致の度合い	trueness
ばらつき	測定値がそろっていないこと．また，ふぞろいの程度	dispersion
精度・精密さ	指定された条件の下で，同じ又は類似の対象について，反復測定によって得られる指示値又は測定値の間の一致の度合い	precision
併行精度	繰り返し精度	repeatability
総合誤差	種々の要因によって生じる誤差のすべてを含めた総合的な誤差	overall error
精確さ	測定値と測定対象量の真の値との一致の度合い	accuracy
誤差限界	推定した総合誤差の限界の値	limit of error
まちがい	測定者が気づかずにおかした誤りまたはその結果求められた測定値	mistake
不確かさ	測定値に付随する，合理的に測定対象量に結び付けられ得る値の広がりを特徴づけるパラメータ	uncertainty
トレーサビリティ	個々の校正が不確かさに寄与する，切れ目なく連鎖した，文書化された校正を通して，測定結果を参照基準に関係付けることができる測定結果の性質	traceability

さが満足な状態にある場合をいう．計測や品質管理に関する用語について，日本産業規格（JIS）による規定がある（**表 5-2**）．

3）精密さの評価

測定法の精密さの評価は，検査室，装置，測定法，分析者，日時，試料濃度などを因子とする実験計画法に基づき，値が一定した試料の反復測定値を用いて評価する．これらは，検査室，日時，装置などの条件を一定にし，短時間に測定を繰り返した場合の**併行精度**（repeatability），同一検査室で上記条件の一部が異なる**室内中間精度**（within-laboratory precision），異なる検査室間における**室間再現精度**（reproducibility）などに分けられる．通常，併行精度の変動は最小値を示し，室間再現精度の変動は最大値を示す．このうち，臨床検査で日常的に実施するものは，**日内精(密)度**（within-day imprecision）と**日間精(密)度**（between-day imprecision）である．

実験計画法

実験計画法は，適切な解析結果を得るために，効率のよい実験方法を設計することをいう．そして，得られた実験データを適切に分析する統計学的手法である．開発したフィッシャーは，3 原則として①反復（同一条件のもと実験を反復する），②無作為化（実験の順序，日時などの処理を無作為に割り付ける），③局所化（実験全体を複数のブロックに分割してバックグランドをそろえる）を唱えている．

(1) 併行精度

併行精度（従来の同時再現性）は，値の安定した試料を用い，同一検査室で日時，装置，分析者などの測定条件を一定にし，短時間に繰り返し測定したときに得られる測定値のばらつきであり，誤差要因が最も少ない測定状態における精密さである．n 回の繰り返し測定値を，x_1, x_2, …, x_n とすると，併行精

表5-3　一元配置実験データ

要因の各水準（測定日）	水準内の繰り返し（日内測定値）				和	平均
	1	2	…	n		
A_1	x_{11}	x_{12}	…	x_{1n}	T_1	$\bar{x}_1$
A_2	x_{21}	x_{22}	…	x_{2n}	T_2	$\bar{x}_2$
⋮	⋮	⋮	⋮	⋮	⋮	⋮
A_k	x_{k1}	x_{k2}	…	x_{kn}	T_k	$\bar{x}_k$
平均					T	$\bar{\bar{x}}$

表5-4　一元配置実験データの分散分析表

変動要因	平方和	自由度	分散（平均平方）	分散比
群間変動（日間変動）	S_A	$df_A=k-1$	$s_A^2 = S_A / df_A$	$F = \frac{s_A^2}{s_E^2}$
群内変動（日内変動）	S_E	$df_E=N-k$	$s_E^2 = S_E / df_E$	
総変動	S_T	$N-1$		

度はそれら測定値の標準偏差（SD）や変動係数（CV %）で表される．

(2) 分散分析

総変動に対して群間変動に差があるかどうかを検定する手法が**一元配置分散分析法**である．臨床検査のなかでは，日内・日間の変動を検定するために使用する．分散分析（analysis of variance）は ANOVA と略記することがある．

一元配置分散分析は，**表 5-3** のように，因子（日内・日間変動の場合は日間変動）について k 個の水準（測定日）があり，水準内の繰り返し数 n 個からなる $k \times n$ 個のデータを用い，因子（日間変動）が総変動に影響を与えているかどうかを推定するものである．

表 5-4 は，一元配置実験データを分散分析表にまとめたものである．ここで，日内変動に対し有意な日間変動があるかどうかは，分散比 $F = s_A^2 / s_E^2$ を自由度 $df_A = k - 1$，$df_E = N - k$ の F 分布の有意水準 α（たとえば $\alpha = 0.05$）と比較し検定する．$F \leqq F_\alpha$ のとき，要因 A の各水準間に差があるとはいえない(判定保留)，$F > F_\alpha$ のとき，要因 A の各水準間に有意差ありと判定する．

$$群間変動 \quad S_A = \sum_{i=1}^{n} (\bar{x}_i - \bar{\bar{x}})^2 \qquad df_A = k - 1$$

$$群内変動 \quad S_E = \sum_{i=1}^{k} \sum_{j=1}^{n_i} (x_{ij} - \bar{x}_i)^2 \qquad df_E = N - k$$

$$総変動 \quad S_T = \sum_{i=1}^{k} \sum_{j=1}^{n} (x_{ij} - \bar{\bar{x}})^2$$

(3) 分散分析の適用事例（日間精密度・日内精密度と室内精密度）

日間・日内精密度は，値の一定した試料を用い，毎日一定した数の繰り返し測定を反復し，それら測定値から精密度を推定する．日常の精度管理と同様に，管理試料を毎日 n 本 k 日間，患者検体と同様に測定し，測定値を**表 5-5** のよ

分散分析

分散分析は，複数の群について群ごとのデータのばらつきをもとに，F 分布を用いて検定を行う方法である．分散分析を行うにあたっては，はじめに仮説として帰無仮説 H_0「各群の母平均は等しい」，対立仮説 H_1「各群の母平均は異なる」を設定する．続いて，**表 5-4** のような分散分析表を作成して，F 統計量を求める．最後に，有意確率を求め判定する．なお，有意確率は，F 分布が自由度によって変化する分布のため，自由度 df_A と df_E から有意確率を求める．

精度管理物質による精密度と患者検体の違い

精度管理物質が適正に測定されていても患者検体の測定値の正確さ（精確さ）を完全に保証しているわけではない．管理物質による管理では，採血状況や検体の処理，患者個別の病態や投与されている薬物などの影響などは反映されないためである．

表5-5　管理物質のALT活性(U/L) の1日2回，20日間の測定値

測定日	1 回目	2 回目	平均値	偏差平方	$n \times (\bar{x}-\bar{\bar{x}})^2$
1	91	90	90.5	0.50	0.405
2	89	89	89.0	0.00	2.205
3	92	91	91.5	0.50	4.205
4	89	88	88.5	0.50	4.805
5	89	90	89.5	0.50	0.605
6	91	90	90.5	0.50	0.405
7	91	89	90.0	2.00	0.005
8	90	89	89.5	0.50	0.605
9	91	92	91.5	0.50	4.205
10	90	89	89.5	0.50	0.605
11	92	90	91.0	2.00	1.805
12	90	90	90.0	0.00	0.005
13	89	88	88.5	0.50	4.805
14	90	91	90.5	0.50	0.405
15	91	90	90.5	0.50	0.405
16	89	89	89.0	0.00	2.205
17	90	89	89.5	0.50	0.605
18	91	90	90.5	0.50	0.405
19	91	90	90.5	0.50	0.405
20	90	92	91.0	2.00	1.805
データ数（k）	20			群内変動	群間変動
合計	3602		合計	13.00	30.90
総平均（$\bar{\bar{x}}$）	90.05		分散	0.65	1.63
総変数（S_T）	43.9		精密度	0.81	0.70

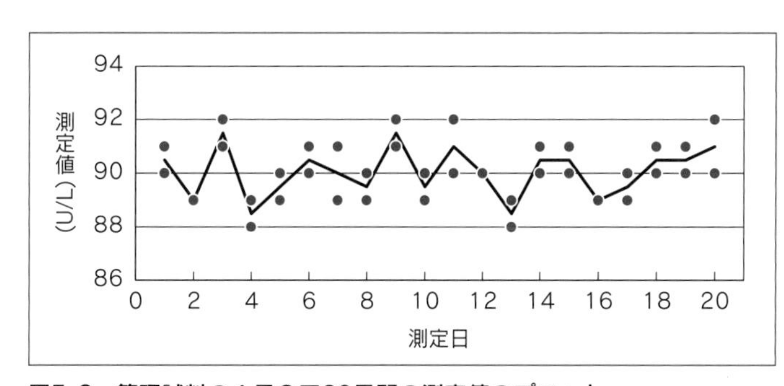

図5-6　管理試料の１日２回20日間の測定値のプロット

うにまとめる．測定値のプロット図を**図 5-6** のように作成して，極端値，トレンド現象やシフト現象，大きな変動がないことを確認する（精度管理頁を参照）．一元配置分散分析法を作成(**表 5-6**)し，分散比と F 境界値(有意水準 0.05:

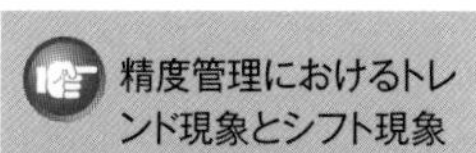

精度管理におけるトレンド現象とシフト現象

トレンド現象は，**図 5-6** のような平均値移動線において連続して次第に上昇または下降する点が５～６点以上出た場合をいう．また，シフト現象は，平均値が急激に片側に偏在した点が６～７点以上出た場合をいう．トレンド現象やシフト現象は，プロセスの安定性を監視するのに役立つ．

表5-6　一元配置実験データの分散分析表と精密度

変動要因	平方和	自由度	分散	分散比	F 境界値	精密度 (SD)	変動係数 (%)
群間変動（日間変動）	30.9	19	1.63	2.50	2.14	0.70	0.78
群内変動（日内変動）	13.0	20	0.65			0.81	0.90
総変動（室内精密度）	43.9	39				1.07	1.18

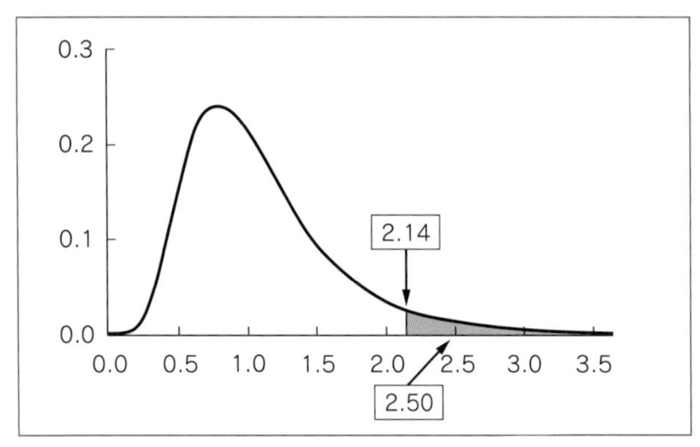

図5-7　自由度（19, 20）のF分布

自由度 19,20）と比較する．

表 5-6 の場合，分散分析の結果は $F = 2.50 > F_{\alpha\ (0.05)} = 2.14$ となり，F 値は F 分布の上側 5 パーセント点より大きいことから，日内変動に対し有意な日間変動が認められたと判定する（**図 5-7**）．日内変動と日間変動に有意差が認められた場合は，日内精密度と日間精密度から求めた室内精密度 1.07 U/L を測定法の精密度にする．また，変動係数は $CV = 1.18$（%）とする．なお，有意な日間変動を認めないときは，全測定値を一括して得られる単純な SD をその測定法の精密度とする．

分散分析表より，日間精密度，日内精密度，精密度 SD_A, SD_E, SD_S と変動係数 CV_A, CV_E, CV_S は以下の式を使って算出する．

日間精密度：$SD_A = \sqrt{\dfrac{S_A{}^2 - S_E{}^2}{n}} = 0.70$　　$CV_A = \dfrac{100 \times SD_A}{総平均} = 0.78$（%）

日内精密度：$SD_E = \sqrt{S_E{}^2} = 0.81$　　$CV_E = \dfrac{100 \times SD_E}{総平均} = 0.90$（%）

日間変動が有意の場合

室内精密度：$SD_S = \sqrt{SD_A^2 + SD_E^2} = 1.07$　　$CV_S = \dfrac{100 \times SD_S}{総平均} = 1.18$（%）

日間変動に有意な差が認められなかったとき

室内精密度：$SD_S = \sqrt{\dfrac{S_T}{N\text{–}1}}$

室内精密度が後述の管理限界外のときは，精度管理の問題を追求する．また，日内精密度と日間精密度を対比して，測定法の精密度が大きい方について密度に対する対策を考える必要性がある．また，臨床検査で用いられる測定法は，測定濃度が異なると誤差の大きさも変化することが多いことから，複数の濃度（低・中・高濃度の3種類程度）に対して精密度を求めておく．

4）真度の評価

真度を測るためには，目的成分が純物質として得られ，反応原理が目的成分に特異的で，かつ試料中の共存物質の影響を受けず，標準試料と検体間で目的成分に関する反応性が同一であるなどの条件が満たされている必要がある．しかし，測定する検体にはさまざまな夾雑成分が含まれており，測定値に影響を与えることもある．臨床検査では，トレーサビリティが確保された上位の基準測定操作法と互換性のある測定法を用い，上位標準から正しく値が伝達された検量用標準物質を用い，適正に校正を実施することで影響を最小限にしている．

測定法の真度の評価方法では，標準物質の測定，直線性試験，添加回収試験，特異性，妨害（干渉）物質の影響試験，基準となる測定法との比較試験など，多くの特性を検討する．

(1) 標準物質の測定

標準物質は，測定法の校正や評価に広く利用されその値を伝達する．認証標準物質を用いて測定法の真度を評価するには，まず患者試料と反応性が一致することを確認する．続いて，評価対象の測定法で認証標準物質が1濃度の場合は10回，3濃度以上の場合は5～10回繰り返し測定し，平均値の95％信頼区間を求める．得られた信頼区間のなかに認証値が含まれれば，その濃度における真度は満足されていると判断する．また，値の異なる3水準以上の標準物質が得られる場合は，認証値と測定値の関係を示す**線形関係式**を求め，比例系統誤差，一定系統誤差と直線性のそれぞれを評価する．ただし，測定値には日内もしくは日間変動がある可能性があるため，繰り返し測定は日時を変えて実施することが望ましい．

(2) ブランク

測定対象以外の要因による影響を補正するために，ブランク（盲検）の測定を行う．吸光度を測るとき，検体そのものに吸収がある場合と試薬に吸収がある場合には，吸収の影響を取り除くためブランク測定を行う．ブランクは，試薬ブランクと検体ブランクに大別される．試薬ブランクは検量線を作成する際に0点を決めるうえで必要であり，検体ブランクは検体測定の際に0点を決めるために必要である．

(3) 測定範囲の評価

①直線性

直線性は，定量分析法における測定範囲全域の正確さを保証するための重要な特性である．直線性を評価するためには，既知の高濃度の検体を生理食塩水

標準物質と製造業者製品校正物質

標準物質は，分析を行う際に用いる基準物質のことである．認証標準物質の多くは製造業者標準測定法の校正物質で，製造業者製品校正物質は，キャリブレータや検量用標準物質ともいわれる．検量用標準物質は製造業者が保証する特定の測定システムでの使用に限定されていることが多いため，真度を評価するための使用に際しては注意が必要である．

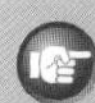
精密度·真度が確保されることの意味

施設内の不確かさが室内精密度を満足すれば，その施設で個人の経時的追跡が可能なことを保証し，施設間の不確かさが真度の基準を満足すれば，施設間で基準範囲を共有できることを意味する．

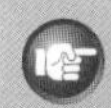
直線性の評価における分散分析

直線性は従来，高濃度試料の希釈系列の測定値に対し視覚的に直線性の上限を判断していたが，統計学的処理法として分散分析で行う方法に変更になった．直線モデルに基づいて，測定範囲全域での目的成分の値とその測定値との比例的な一定性を検証する．分散分析では，純誤差変動に対する回帰からのズレの変動である残差分散を F 検定で評価する．これによって，直線モデルの当てはまりのよさを判断する．

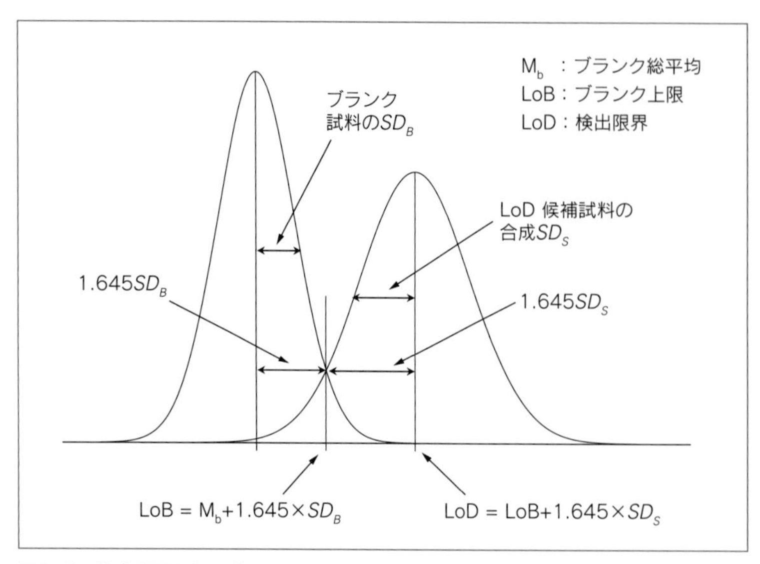

図5-8　検出限界（LoD）の設定法

などで段階的に希釈した試料を複数回測定し，分散分析で直線の精度を判定する．生理食塩水による希釈で試料のマトリックス効果により測定値に影響するような場合や，希釈によって活性阻害を受ける酵素などでは，高値検体と低値検体を段階的に混合し作製した試料を用いて評価する．また，1 つの試料では固有のマトリックス効果や干渉物質などの影響を確認できないため，複数の試料を用いることが推奨される．

直線性試験では，地帯現象（高濃度域側で非直線的な頭打ち現象）を示すことがある．これは，試薬中の基質不足や検体中の抗原過剰などによって反応が進まなくなるために起こる現象であり，直線性の上限といえる．検体測定においては，直線範囲の上限をこえた検体は希釈測定などの対応を行う．

 **地帯現象**

免疫学的測定で，検体中の測定抗原あるいは抗体が過剰となることで抗原抗体反応が抑制され，測定値が低値となる現象．

②検出限界

測定対象の最小量を検出できる能力（detectability）で表される．検出限界（limit of detection；LoD）は，ブランク試料と定量下限に近い低値試料の繰り返し測定値の分布をもとに，高い信頼度でブランク試料と区別しうる低値試料の値を，統計的な根拠をもって定める．**図 5-8** は検出限界の設定方法を示したもので，片側５％点（$z_{(0.05)} = 1.645$）をブランク試料側と検出限界側で合わせて検出限界データ分布の平均を検出限界として設定した例である．

③定量限界

測定範囲の下限は，定量限界（limit of quantitation；LoQ）から得られる．定量限界付近の複数の検体を多重測定し，続いて散布図を作成する．横軸に各試料の平均値を，縦軸にその *CV* 値をとり，測定した *CV* 値をプロットし，その回帰曲線と精密度が 10% 以下となる濃度の交点を LoQ とする（**図 5-9**）．なお，日間変動を考慮して複数日に分けて計測する．日常検査において，定量限界以下の測定値は，通常「〜以下」と報告する．

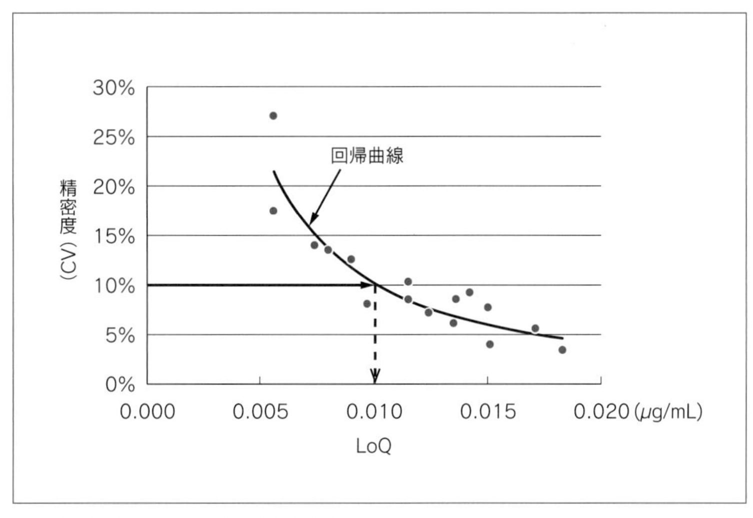

図5-9　定量限界（LoQ）の設定法

(4) 添加回収試験

添加回収試験（recovery test）は，検体に目的成分の純品を一定量加え，添加した量が正確に定量されることを確認する試験方法である．試料として新鮮なヒト血清またはプール血清を用意し，目的成分無添加の対照血清と数段階に添加した添加血清の測定値から理論値との差を評価する．なお，マトリックス効果を考慮して，添加容量はもとの血清量の 1/10 以下であることが望ましい．希釈に際しては，希釈操作の誤差を最小限にするため，ホールピペットなどを用い，誤差を 1％以内とする．回収率は次式で得られ，一般に ± 5% 以内を目安とする．

$$回収率 = \frac{添加血清の測定値 - 対照血清の測定値}{添加濃度（理論値）} \times 100\ (\%)$$

例として，血清グルコース測定法の添加回収試験に関する試料作製例を**表 5-7** に示す．回収率は 98.7 ～ 99.0％で，良好な結果を示している．

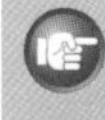
添加回収試験の試験回数

検量線の最大値をこえない 3 濃度以上の試料を準備する．試験回数は各濃度について 3 回以上の独立した分析を実施することが望ましい．また，回収率は一般に ± 5% 以内を目安にしている．

(5) 妨害（干渉）物質の影響試験

試料中に存在して，測定値に影響を及ぼす目的成分以外の物質を妨害物質または干渉物質という．妨害物質の影響試験は，添加回収試験とほぼ同様に行うが，添加する物質として，遊離ビリルビン（ビリルビンF），抱合型ビリルビン（ビリルビンC），溶血ヘモグロビン，乳び，アスコルビン酸などの薬剤がある．この試験で系統的なかたよりが認められた場合は，影響の状態を確認し対策を講じる．複合多成分系の試料を扱う臨床検査の領域では，妨害物質の影響試験が不可欠であり，試薬製造業者では必須の項目である．

影響試験の例として，クレアチニン試薬におけるアスコルビン酸の影響について**表 5-8**，**図 5-10** に示す．また，妨害物質の影響試験は以下の手順で実施する．

①ベース血清：妨害物質を含有しないプール血清を用意する．

表5-7a　添加回収試験における試料作製の例

	対照血清（μL）	添加血清（μL）		
		低度	中等度	高度
血清	900	900	900	900
注射用蒸留水，純水	100	−	−	−
500 mg/dL グルコース標準液	−	100		
1,000 mg/dL グルコース標準液	−	−	100	−
3,000 mg/dL グルコース標準液	−	−	−	100
添加濃度（mg/dL）	0	50	100	300

表5-7b　添加回収試験結果の例

添加濃度（mg/dL）	0	50	100	300
1 回目	81	130	180	378
2 回目	80	129	178	376
3 回目	79	129	179	375
平均	80.0	129.3	179.0	376.3
標準偏差	1.0	0.6	1.0	1.5
回収率（%）	−	98.7	99.0	98.8

表5-8　干渉物質の影響試験法における測定試料の作製例

サンプル No.	1	2	3	4	5	6
混合比	0/5	1/5	2/5	3/5	4/5	5/5
ベース血清	5	4	3	2	1	0
ベース血清中の アスコルビン酸 500mg/dL	0	1	2	3	4	5
アスコルビン酸 最終濃度（mg/dL）	0	10	20	30	40	50
測定値	1.11	1.07	1.06	1.05	1.03	1.02
	1.09	1.08	1.07	1.04	1.04	1.03
	1.10	1.06	1.05	1.04	1.03	1.01
変化率（%）	0.0	-2.7	-3.6	-5.2	-6.1	-7.3

②混合液：混合比 0/5 から 5/5 までの 6 段階の混合液を作製する．

③被検試料：混合液：ベース血清を 1：9 の容量比で作製したものを被検試料とする．

④測定：試料の濃縮や変質がないように注意して，3 重測定する．

⑤結果の集計：変化率は次式を用いて算出し，作図を行う．

$$\text{変化率（\%）} = \frac{\text{測定試料の測定値} - \text{原液試料の測定値}}{\text{原液試料の測定値}} \times 100$$

⑥結果の解釈：変化率 5%を目安にして，生理的変動や臨床的重要性などを

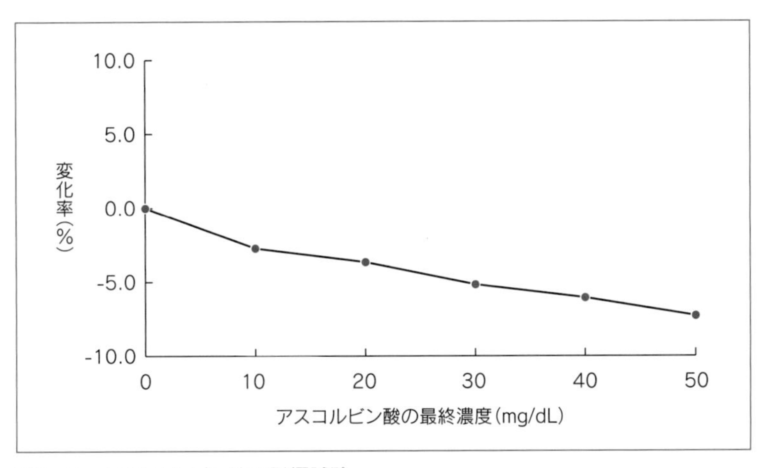

図5-10　アスコルビン酸の影響試験

もとに判定を行う．

(6) 特異性

特異性とは，共存が予想される不純物，分解物，配合成分などの存在下で，分析対象物を正確に測定できる能力のことである．試験方法は，妨害物質の影響試験と同様で，試料中の測定対象以外の物質による非特異反応によるかたよりによって評価する．たとえば，グルコース測定には，還元法，縮合法，酵素法，電極法など複数の方法があるが，還元法は，非糖性還元物質（アスコルビン酸，尿酸など）の干渉を受けるのに対して，ヘキソキナーゼやグルコースオキシダーゼを用いる酵素法はグルコースに対する特異性が高い．また，免疫化学反応では，共通抗原などが非特異反応の原因となるため注意を要する．

5）相関係数と回帰

(1) 相関係数

2つの変量の直線関係の関連性の強さを表す統計量として**相関係数**がある．変量 x, y の**偏差積和**（共変動）と x, y の**偏差平方和**（変動）で標準化した値が相関係数 r である．相関係数 r は，以下の式で計算され，－1.0 から 1.0 の間の値となる．なお，相関係数には単位はない．

$$r = \frac{x,y\text{ の共変動}}{\sqrt{x\text{ の変動} \times y\text{ の変動}}} = \frac{S_{xy}}{\sqrt{S_{xx} \times S_{yy}}} = \frac{\sum_{i=1}^{n}(x_i - \overline{x})(y_i - \overline{y})}{\sqrt{\sum_{i=1}^{n}(x_i - \overline{x})^2 \times \sum_{i=1}^{n}(y_i - \overline{y})^2}}$$

$$S_{xy} = \sum_{i=1}^{n}(x_i - \overline{x})(y_i - \overline{y})$$

$$S_{xx} = \sum_{i=1}^{n}(x_i - \overline{x})^2$$

$$S_{yy} = \sum_{i=1}^{n}(y_i - \overline{y})^2$$

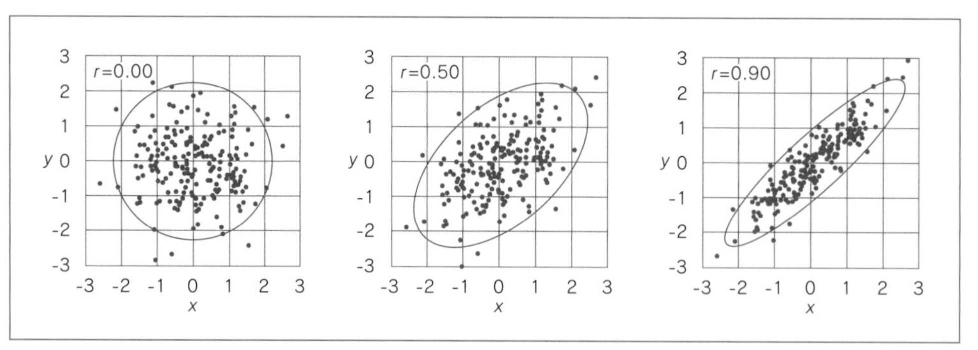

図5-11　相関係数の違いによる散布図の違い（楕円は95%等確率楕円を示す）

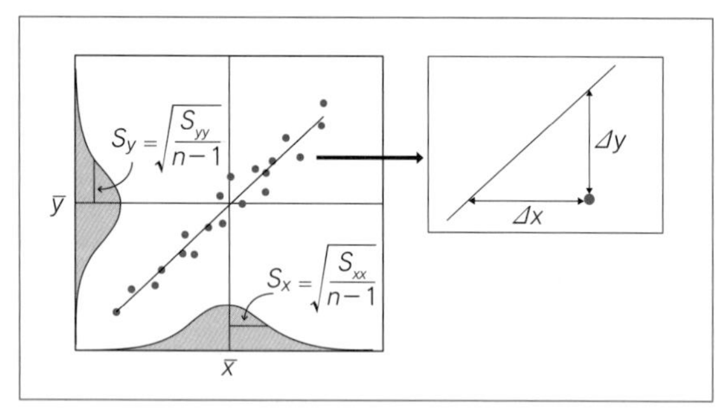

図5-12　直線回帰式とΔyの関係

図5-11は，xとyからなる2変量正規乱数(母相関係数 = 0.00, 0.50, 0.90)を$n = 200$発生させて作成した相関図である．相関係数rが1.0に近づくにしたがって，95%等確率楕円が細長くなっていることが確認できる．

(2) 直線回帰式

2つの変量x, yの関係を表す直線を**直線回帰式**として次式で表すことができる．ここで，aは切片，bは傾きを示す．

$$y = a + bx$$

直線回帰式は，**図5-12**の各点と回帰式の残差Δyが最小になるように計算されるもので，最小二乗法とよばれる手法によって計算される．また，回帰直線の周りの平均的なばらつきの大きさを残差標準偏差（回帰直線の周りの標準偏差）s_{yx}という．

$$b = \frac{S_{xy}}{S_{xx}} = \frac{\sum_{i=1}^{n}(x_i - \overline{x})(y_i - \overline{y})}{\sum_{i=1}^{n}(x_i - \overline{x})^2}$$

$$a = \overline{y} - b\overline{x}$$

$$s_{y/x} = \sqrt{(S_{yy} - S^2_{xy} / S_{xx}) / (n-2)}$$

(3) 線形関係式

xからyを予測する場合には，x軸側の変数には誤差がないことを前提に，

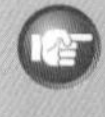
直線回帰式の前提と測定法の系統誤差との関係

一般的な直線回帰モデルにおいて，変量xに誤差はない（無視できるほど小さい）と仮定している．この前提のもと，3種類以上の濃度水準の標準物質を用いた測定法の系統誤差の評価において，直線回帰式の回帰係数は，一定系統誤差aおよび比例系統誤差bを示す．

直線回帰式の適合性

回帰を示す場合には，かならず散布図を示す．また，直線回帰式の標本データに対する適合性は，残差プロット図で評価できる．プロットした点が直線回帰式の周りにランダムに分布し，xに依存せずほぼ一定であることを確認する．

y 軸側の誤差のみを最小にする直線回帰式を使って，傾き b と切片 a を求める．しかし，x と y の両変量に誤差があるような方法間比較の場合には，適切な解が得られない．方法間比較は，両変量の誤差を考慮した線形関係式を使用する．線形関係式の求め方にはさまざまな方法があるが，臨床検査で使われる方法として，パラメトリック法の **Deming 回帰式**，**標準主軸回帰式**，ノンパラメトリック法の **Passing-Bablok 回帰式**がある．

Deming 回帰式は，2つの計測値の内因性誤差の相対的な大きさを考慮して，誤差分散比 λ を以下の式から求め，傾き b を算出するものである．

$$\lambda = \frac{(y\text{ の測定誤差の精密度})^2}{(x\text{ の測定誤差の精密度})^2}$$

$$b = \frac{S_{yy} - \lambda S_{xx} + \sqrt{\{(S_{yy} - \lambda S_{xx})^2 + 4\lambda S_{xy}^2\}}}{2S_{xy}}$$

標準主軸回帰式は幾何平均回帰式ともいわれ，2成分距離の積 Δx_i，Δy_i の累和値が最小となるように回帰式を求める方法で，等確率楕円の長軸に一致する．傾き b の算出は以下の式で行う．

$$b = \sqrt{\frac{S_{yy}}{S_{xx}}}$$

Passing-Bablok 回帰式は，n 個の（x, y）のペアに対し，全2点について2点間を結ぶ直線の傾きの中央値を傾き b にするノンパラメトリック法を用いた方法である．$b = 1$ を想定した回帰式であるため，同一点は除くなどの細かい計算ルールがある．非正規分布の測定値や，極端値がある場合に影響を受けにくいという特徴を有するが，データ数が 30 以下では計算精度が悪い．

(4) 適用事例：基準となる測定法との比較試験

校正処理など，比較対照法の測定誤差が無視できる場合には，直線回帰式を用いるが，方法間による比較試験の場合には，Deming 回帰，標準主軸回帰，Passing-Bablok 回帰のいずれかを用いる．

多数（50 件以上）の患者検体を，基準となる測定法（比較対照法：x）と評価対象測定法（被検法：y）の両者で測定し，それら測定値の比較から被検法の真度を評価する．用いる試料は新鮮な患者検体や管理試料であり，濃度は測定範囲全域（または評価対象濃度範囲）をカバーしていることが望ましい．また，かたよりがないように試料を集めるとともに，日間変動を考慮して測定を数日に分けて実施する．

ここで，比較対照法の真度が既知であることが大切であり，真度が不明確な測定法との比較では本来のかたよりに関する情報は得られない．基準法としては，実用基準法や，かたよりはあってもその値がわかっている測定法を用いる．ただし，施設内で従来法と新法を比較する場合などは，従来法が基準法となる．

測定値は，相関図（散布図）による視覚による関係性の確認と回帰式で解析する．相関図は，横軸に比較対照法の値（x），縦軸に被検法の値（y）をとって作成し（**図 5-13**），観察ポイントとしては，①直線関係状態，②直線関係

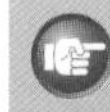

試料の選択と測定上の注意

管理血清を試料として用いるときは，添加した酵素が動物由来の場合や安定化剤の影響により，患者検体と反応性が異なる挙動を示すことがある．試薬の組成，反応原理，特異性などを事前に確認しておく．また，試料の測定は，日間変動を考慮して，数日に分けて実施することが望ましい．

直線回帰式の適合性

直線回帰式の標本データに対する適合性は，残差プロット図で評価できる．プロットした点が直線回帰式の周りにランダムに分布し，極端値がないことなどを確認する．

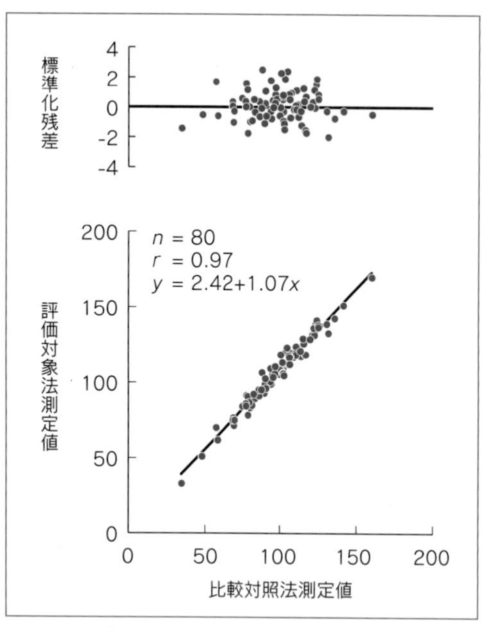

図5-13　比較対照法との方法間比較

が認められれば比例系統誤差と一定系統誤差の程度とその原因，③飛び離れたデータが認められた場合はその原因などを追求する．

3　誤差の許容限界

あらゆる測定値の誤差をなくすことは不可能である．そこで，臨床検査を行ううえで許容できる誤差の限界値を**許容限界**として定めようとする考え方がある．

最初に論じたのはTonks（1963年）で，施設間精度調査結果を評価するため，基準範囲（旧来の正常範囲または正常値）の1/4の幅を許容できる誤差の限界とし，その最大値を10%とした．

$$\text{Tonks の許容限界 (\%)} = \frac{1}{4} \times \frac{\text{正常値の上限} - \text{正常値の下限}}{\text{正常値の中央値}} \times 100\ (\%)$$

その後も許容限界に関する多くの報告があるが，考え方は3つに大別できる．

①**臨床的な有用性**に基づき医学的意思決定濃度における限界を経験的に設定する方法で，疾患別あるいは専門家の意見をまとめたものである．1968年のBarnettの報告がある．専門家の立場によって意思決定濃度が異なるという問題がある．

②**現在の技術水準**（state-of-the-art）に基づいて決める方法である．イギリス圏内の精度管理調査データから，上位10%の優れた施設の変動を誤差の目標としたCresswell（1975年）の報告などがある．外部精度評価プログラムでは，同一測定法群（peer group）の測定値に対し，平均値±2倍の標準偏差（*SD*）を限界値として評価する場合が多い．また，アメリカ（1988年）で

表5-9　臨床化学検査項目の許容誤差限界（*CV*%）

成分	施設間差（%）Tonks	医学的有用性 Barnett	技術水準（%）Cresswell	技能試験（%）CDC/HCFA	生理的変動幅（%）		
					北村	Cotlove	細萱
アルブミン	4.8	7.1（3.5 g/dL）	2.9	5.0		3.6	1.8
ビリルビン	5.0	20.0（1.0 mg/dL）	10.0	10.0			9.4
		7.5（20.0 mg/dL）					
カルシウム	1.9	2.3（11.0 mg/dL）	1.7	5.0	1.7	1.6	1.4
クロール	1.1	2.2（90 mEq/L）	1.1	2.5	0.9	0.9	0.6
	0.9	1.8（250 mEq/L）		2.5			
コレステロール	5.0	8.0（250 mg/dL）	2.4	5.0	2.5	8.3	3.4
クレアチニン	2.5		4.0	7.5			4.9
グルコース		10.0（50 mg/dL）		6.0			
	5.0	5.0（100 mg/dL）	3.0	5.0		4.8	3.0
		4.2（120 mg/dL）					
無機リン	5.0	5.6（4.5 mg/dL）	2.7		5.2	6.6	5.5
カリウム	5.0	8.3（3.0 mEq/L）	1.7	8.3	2.5	3.4	2.8
		4.2（6.0 mEq/L）		4.2			
ナトリウム	0.9	1.5（130 mEq/L）	0.8	1.5	0.8	0.4	0.5
	0.8	1.3（150 mEq/L）		1.3			
総蛋白	2.9	4.3（7.0 g/dL）	1.5	5.0	1.8	3.2	1.7
尿素窒素	5.0	7.4（2.7 mg/dL）	4.5	4.5	5.8	1.1	6.7
尿酸	5.0	8.3（6.0 mg/dL）	2.4	8.5	3.4	12.3	4.1

は検査室認定のために，CDC（Centers for Disease Control and Prevention）とHCFA（Health Care Financing Administration）により**技能試験**（PT）のための限界値を定めている．

国際規格「ISO Guide 33：認証標準物質の使い方」では，総合的な不確かさのチェックは，真度の評価法で示した方法で行うとしている．

③**生理的変動幅**と比較して評価する考え方であり，健康診断や疾患スクリーニングに利用する際の測定法の技術水準の目標となる．Tonksの許容限界もここに含まれる．この方法は，現在も広く用いられており，北村ら（1966年）は，健常者の生理的変動を調べることによって，個体内変動が集団の変動幅に比べ著しく狭い成分のあることに着目し，次のような許容誤差を提唱した．

$$\text{許容誤差限界}\ (CV) = \frac{1}{2} \times \frac{\text{個体内生理的変動の標準偏差}}{\text{健常人の平均値}} \times 100\ (\%)$$

表5-9に，各方法によって求めた限界値の比較を示したが，すべての濃度に適用できるわけではなく，基準値付近の濃度域での基準であることに注意が必要である．

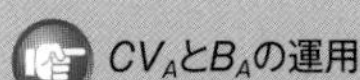
CV_AとB_Aの運用

CV_Aは，併行精度，日内変動，日間変動，室内精密度の変動係数を評価する値である．一方B_Aは，標準物質（真度管理物質）の精確さ，外部精度管理の調査の評価として利用される．CV_A，B_Aともに5%をこえる項目に関しては5%を上限とする．なお，NaとClについてのB_Aは2 mmol/Lが上限である．

低濃度（低活性）域の試料の評価に関しては，5%を上限とするのではなく，示されているCV_AやB_Aの2倍を許容誤差とすることもある．

表5-10　日本臨床衛生検査技師会と日本臨床化学会クオリティマネジメント専門委員会による施設間許容誤差限界と既報告の施設間・施設内許容誤差限界（%）

	日本臨床衛生検査技師会		日本臨床化学会	
	基準域施設間	高値域施設間	施設間 B_A	施設内 CV_A
Glu	3.2	2.9	2.3	2.9
Na	1.4	1.4	0.3	0.4
K	2.3	1.9	1.9	2.6
Cl	2.4	2.1	0.5	0.7
T-Bil	5.1	4.0	12.1	11.7
D-Bil	8.5	5.8	13.1	14.8
Ca	2.5	2.5	1.0	1.3
IP	5.1	4.9	3.5	4.6
Fe	3.9	3.7	11.3	16.9
TP	3.5	3.9	1.2	1.5
Alb	5.9	5.6	1.3	1.6
UA	2.9	2.9	6.5	4.4
UN	3.5	4.0	6.0	7.1
CRE	7.3	3.2	4.8	2.7
T-Cho	3.1	3.1	4.5	3.4
TG	5.0	4.9	15.4	14.8
HDL-C	5.0	3.8	6.0	4.2
LDL-C	4.5	4.1	6.9	4.6
AST	3.6	3.4	7.1	7.6
ALT	4.9	3.5	12.4	11.1
ALP	5.5	5.2	6.5	3.9
LD	3.1	3.0	4.4	3.4
AMY	4.4	4.5	6.8	4.2
CK	4.7	4.7	11.3	11.1
γ GT	3.5	3.8	12.8	8.2
CHE	6.3	7.1	4.7	2.6
HbA1c	3.7	2.8		
CRP	11.1	6.4	27.7	28.6
IgG	5.4	4.5	4.2	2.3
IgA	5.2	5.7	9.9	2.0
IgM	7.2	6.4	11.1	2.8
Hb	3.2	2.7	2.3	1.8
RBC			2.0	1.7
WBC	3.6	3.7	5.9	7.7
Plt			5.2	4.6
Ht			2.1	1.7

CV_A：精密さの限界値（CV%），B_A：かたより（真度）の限界値（± %）．

また，Cotlove ら（1971 年）や細萱ら（1996 年）は，測定の誤差成分を個体内変動と個体間変動に分け，健常者における生理的変動の誤差を求めた．そして，Fraser ら（1992 年）は，個体内生理的変動と個体間生理的変動の両方を用いて次式のように評価することを提唱した．測定値の誤差を精密さとかたよりに分け，それぞれの目標となる限界値を次式のように提唱した．

精密さ ＜ $\frac{1}{2}$ × 個体内生理的変動（CV_{I}）

かたより ＜ $\frac{1}{4}$ ×（個体内＋個体間）生理的変動

実際は，以下の式によって変動係数（CV%）として表し，日常検査に用いられる測定法の精密さ（CV_A）とかたより（真度：B_A）の許容誤差限界の指標として用いている．

精密さ：$CV_A < \frac{1}{2} \times$ 個体内変動（CV_{I}）

かたより：$B_A < \frac{1}{4} \times \sqrt{\text{個体内変動}(CV_{\mathrm{I}}^2) + \text{個体間変動}(CV_{\mathrm{G}}^2)}$（%）

日常検査で高頻度に測定される成分について，個体内・個体間生理的変動のデータベースがつくられており，日本臨床化学会クオリティマネジメント専門委員会では，日本人の生理的変動に基づき，精密さとかたよりの許容誤差限界を**表 5-10** のように提示している．

Ⅲ 単位

各成分の量は，数値と比較の基準となる単位の積で表され，慣用単位やSI単位が単位として用いられる．

1 SI単位

1960年に国際度量衡総会（CGPM）により，国際的に採用できる実用的な単位としてSI（国際単位系：Système international d'unités）が定められた．2018年には7つの定義定数の数値が定められたことで，従来用いられていた基本単位と組立単位は，定義定数から直接構築できるようになった．

基本単位である時間（秒，s），長さ（メートル，m），質量（キログラム，kg），電流（アンペア，A），熱力学温度（ケルビン，K），物質量（モル，mol），光度（カンデラ，cd）と，これらを組み合わせた一貫性のある組立単位がある．SIの一貫性のある組立単位のなかには，固有の名称を与えられたものもある．固有の名称と記号をもつSI単位と組立単位の例を**表 5-11** に示す．

さらに，10^{30} から 10^{-30} までの十進の倍量および分量単位をSI接頭語といい，単位の記述を簡易化している．SI接頭語を**表 5-12** に示す．

わが国では，慣用単位とSI単位が混在して使用されており，日本臨床化学会では，単位の標準化に向けてSI単位換算表を掲載している．主な検査項目の慣用単位とSI単位への換算の例を**表 5-13** に示す．

 **7つの定義定数**

国際単位系（SI）の7つの定義定数とそれらによって定められる7つの単位を次に示す．
時間（s）：セシウムの超微細遷移周波数（Hz）
長さ（m）：真空中の光の速さ（m s^{-1}）
質量（kg）：プランク定数（J s）
電流（A）：電気素量（C）
物質量（mol）：ボルツマン定数（J K^{-1}）
熱力学温度（K）：アボガドロ数（mol^{-1}）
光度（cd）：視感効果度（lm W^{-1}）

溶質と溶媒

溶液中の主要な液体成分を溶媒といい，その他の成分（気体，液体，固体）を溶質という．

2 化学分析の単位

濃度はいかなる混合物にも適用できるが，一般的には溶液（溶質＋溶媒）中

表5-11　SI組立単位の例

組立量	単位の名称	単位の記号
面積	平方メートル	m^2
体積	立方メートル	m^3
波数	毎メートル	m^{-1}
密度	キログラム毎立方メートル	$kg\ m^{-3}$
モル濃度	モル毎立方メートル	$mol\ m^{-3}$
周波数	ヘルツ	$Hz = s^{-1}$
力	ニュートン	$N = kg\ m\ s^{-2}$
圧力	パスカル	$Pa = kg\ m^{-1}\ s^{-2}$
エネルギー（熱量）	ジュール	$J = kg\ m^2\ s^{-2}$
電気量（電荷）	クーロン	$C = A\ s$
電圧（電位差）	ボルト	$V = kg\ m^2\ s^{-3}\ A^{-1}$
電気抵抗	オーム	$\Omega = kg\ m^2\ s^{-3}\ A^{-2}$
コンダクタンス	ジーメンス	$S = kg^{-1}\ m^{-2}\ s^3\ A^2$
放射線核種の放射能	ベクレル	$Bq = s^{-1}$
吸収線量	グレイ	$Gy = m^2\ s^{-2}$
線量当量	シーベルト	$Sv = m^2\ s^{-2}$
酸素活性	カタール	$katal = mol\ s^{-1}$

表5-12　SI接頭語

乗数	名称	記号	乗数	名称	記号
10^1	デカ	da	10^{-1}	デシ	d
10^2	ヘクト	h	10^{-2}	センチ	c
10^3	キロ	k	10^{-3}	ミリ	m
10^6	メガ	M	10^{-6}	マイクロ	μ
10^9	ギガ	G	10^{-9}	ナノ	n
10^{12}	テラ	T	10^{-12}	ピコ	p
10^{15}	ペタ	P	10^{-15}	フェムト	f
10^{18}	エクサ	E	10^{-18}	アト	a
10^{21}	ゼタ	Z	10^{-21}	ゼプト	z
10^{24}	ヨタ	Y	10^{-24}	ヨクト	y
10^{27}	ロナ	R	10^{-27}	ロント	r
10^{30}	クエタ	Q	10^{-30}	クエント	q

に含まれる溶質の割合（溶質 / 溶液）として表される．溶液，溶質，溶媒を計量する際の単位は目的に応じて異なり，さまざまな表し方がある．

1）質量濃度（重量濃度）

質量濃度は，溶液中に含まれる溶質の質量を溶液の体積で除した値で表す．一般的に体液中の成分は重量を用いることが多く，成分濃度は mg/dL，g/dL で表される．

表5-13　主な検査項目の慣用単位とSI単位への換算

項目名	慣用単位	換算係数	SI 単位
総蛋白	g/dL	10	g/L
アルブミン	g/dL	10	g/L
総ビリルビン	mg/dL	17.10	μmol/L
尿素窒素	mg/dL	0.3570	mmol/L
クレアチニン	mg/dL	88.40	μmol/L
尿酸	mg/dL	59.48	μmol/L
Na，K，Cl	mEq/L	1	mmol/L
カルシウム	mg/dL	0.2495	mmol/L
リン	mg/dL	0.3229	mmol/L
マグネシウム	mg/dL	0.4114	mmol/L
亜鉛	μg/dL	0.1530	μmol/L
鉄	μg/dL	0.1791	μmol/L
総鉄結合能	μg/dL	0.1791	μmol/L
血糖	mg/dL	0.05551	mmol/L
コレステロール	mg/dL	0.02586	mmol/L
中性脂肪	mg/dL	0.01129	mmol/L
AST，ALT，LD，CK，ALP，γ-GT，AMY	U/L	1	U/L

2）質量パーセント濃度（質量分率）

パーセント濃度は，溶液の量を 100 としたときに溶質が含まれる程度を表す．それぞれの計量方法である質量（weight）と体積（volume）の頭文字を使用して，w/w%（wt%）や w/v% と表記する．

水溶液では質量パーセント濃度（wt%）が一般的に多く用いられるが，体液中の成分は微量なものが多いため，質量濃度がより一般的に用いられる．質量パーセント濃度は次の式から導くことができる．

$$\text{質量パーセント濃度（wt\%）} = \frac{\text{溶質の質量（g）}}{\text{溶質の質量（g）} + \text{溶媒の質量（g）}} \times 100$$

3）モル濃度

モル濃度は溶液 1 L 中に含まれる溶質の物質量を表したもので，mol/L または M と表記する．質量パーセント濃度からモル濃度へ変換する場合は，密度を用いて溶液の質量を体積に変換したのち，物質量を求める必要がある．

例として，分子量 58.5 の NaCl 5.85g を水に溶解して 500 mL としたときのモル濃度は，（5.85/58.5）÷0.500 = 0.200（mol/L）となる．

4）当量濃度（規定度）

当量濃度は，溶液 1 L 中に含まれる溶質の当量数（グラム当量）を表したもので，Eq/L または N と表記する．グラム当量は，原子価 1 mol と結合する原子の質量であり，分子量または式量を価数で除した値が 1 グラム当量となる．

例として，2 価の酸である硫酸の 1 グラム当量は 49 g であり，98 g の硫酸を水に溶かして 1 L としたときの当量濃度は，2 Eq/L または 2 N となる．

体液中の電解質は濃度が低いため，SI 接頭語を用いてミリグラム当量（mEq/L）で表す．2 価の陽イオンである原子量 40 の Ca 10mg/dL は当量濃度で表すと 5.0 mEq/L，モル濃度で表すと 2.5 mmol/L となる．

5）浸透圧重量モル濃度

細胞内外の水分移動には，血清（血漿）あるいは尿の浸透圧が関与している．血漿中の浸透圧は，溶媒 1 kg に含まれる電解質や糖質，アミノ酸のような溶質などの粒子数の総 mol 数で表される．血漿浸透圧は，ナトリウム，グルコース，尿素窒素の濃度から次の計算により求めることができる．

血漿浸透圧（mOsm/kg・H_2O）＝ 1.86×Na^+（mmol/L）＋グルコース（mg/dL）/18 ＋尿素窒素（mg/dL）/2.8

> **浸透圧重量モル濃度**
> 国際純正・応用化学連合（IUPAC）では，質量濃度，量濃度，体積濃度，数濃度の 4 つの量にグループ分けされるため，質量モル濃度は正確にいえば濃度の定義には当てはまらない．

3　酵素活性の単位

1）国際単位

酵素は化学反応を促進するために必要な蛋白質であり，各酵素によって分子量や反応速度も異なるため，質量濃度やモル濃度で表すことに意味がない．

国際生化学連合（現 国際生化学・分子生物学連合：IUBMB）における国際単位の定義は，「至適条件下（測定温度 30℃でもっとも化学反応が進む pH）で 1 分間に 1 μmol の基質を変化させることができる酵素量を 1 U とする」としている．日常検査では 37℃で測定されることが多く，37℃における試料 1 L 中の活性値を U/L と表記する．

2）酵素活性SI単位

SI 単位を用いた酵素活性は，「1 秒間に 1 mol の基質を変化させる酵素量を 1 kat」としており，測定手法では，指示反応を明示しなければならない．

国際臨床化学連合（IFCC）は SI 単位である kat を推奨しており，国際単位 1 U/L は 16.667 nkat/L（1 U/L = 1×10^{-6}/60 mol/L）に変換できる．

> **指示反応**
> 酵素分析法における最終的な定量段階で検出される物質の測定で使用される反応のことである．
> 例として，ALT 活性測定に用いる LD は，脱水素酵素系を指示反応として利用しており，ALT により生成したピルビン酸を乳酸に転換し，NADH の減少量を 340 nm の吸光度変化量として検出している．

Ⅳ 精度管理法

1　精度管理の概要

臨床検査分野における精度管理の方法には，**内部精度管理**（internal quality control；IQC）と**外部精度評価**（external quality assessment;EQA）がある．

外部精度評価と**外部精度管理**（external quality management；EQM）は区別する必要があり，外部精度管理は，外部精度評価および他の品質管理手段を包括する概念である．

内部精度管理は，検査室が実施する品質管理手段の一つであり，臨床検査の正確性，信頼性，一貫性を確保するために実施される．内部精度管理は，検査室が自己評価を行い，内部の品質管理を改善するために使用される．また，外部精度評価は，検査室が実施する臨床検査の品質を外部から評価する手段であり，検査室が正確かつ信頼性の高い検査結果を提供することを保証する目的で実施される．さらに，外部精度評価の一つの手段として，**技能試験**（proficiency testing；PT）が実施される．

2 精度管理法の分類

精度管理は，値が一定した同一試料の管理試料を用いる方法と，患者の検体や測定データを利用した方法に分類される．

内部精度管理の代表的な精度管理法には，$\bar{x}$-R 管理図法がある．工業生産部門で一般的に使われていた方法が，1950 年に Levey および Jennings によって臨床検査に導入された．工業生産部門では同一の部品の品質を管理するのに対して，臨床検査部門では同一の管理試料を定期的に測定することで管理する．一方，患者データを用いたさまざまな精度管理方法も考案されている．たとえば，個人単位の前回値や項目間相関を利用した方法などを加えた管理が行われている．これらは，主に検体の取り違えなどの，検査前に発生する過誤の検出に利用されている．

誤差の要因には，検査の測定法や機器の違い，手技の違い，検体の取り扱い法の違い，検体の種類の違い，溶血などの共存物質の有無などのさまざまな要因がある．これらの問題を効率よく検出するため，さまざまな解析方法が考案されている．それぞれの解析方法を**表 5-14** に示す．

その他，自動分析装置から出力される反応曲線（タイムコース）や，電極法

表5-14　内部精度管理と外部精度評価の解析方法

	管理試料を用いる方法	患者データを用いる方法
内部精度管理	$\bar{x}$-R 管理図法 x-Rs 管理図法 $\bar{x}$-Rs-R 管理図法 累積和管理図法 Westgard のマルチルール管理図法 双値法	反復測定法 測定値の範囲チェック法 レシオチェック法 デルタチェック法 長期的精度の可視化 ・健常者平均法 ・潜在基準値平均法
外部精度評価	双値法	クロスチェック法 施設間差の可視化 ・健常者平均法 ・潜在基準値平均法

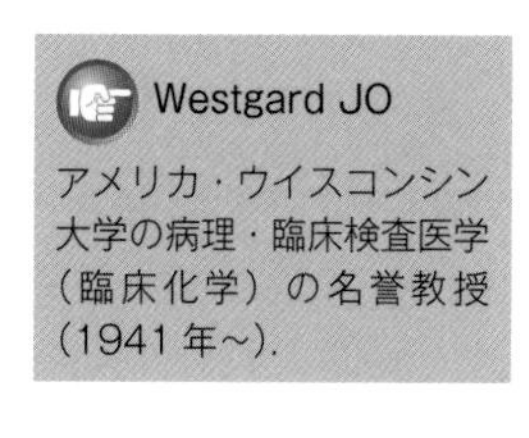
Westgard JO
アメリカ・ウイスコンシン大学の病理・臨床検査医学（臨床化学）の名誉教授（1941 年～）．

を用いた測定装置では，電圧の変化曲線を細かく解析して精度管理に用いる場合がある．

3　内部精度管理

1）$\bar{x}$-R管理図法

$\bar{x}$-R 管理図法は，1920 年代初頭に Shewhart WA によって**シューハート管理図法**として考案され，製造業の品質管理を目的として導入された．この管理法は，統計学を用い，**管理限界**の概念を導入したもので，現在では，日本産業規格（JIS）にも採用され一般的に利用されている．この方法が臨床検査に導入され，一定濃度に管理された管理試料を定期的に分析することで精度を管理することができる．

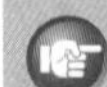 Shewhart WA
アメリカの物理学者，統計学者（1891～1967 年）．

臨床検査分野では，**$\bar{x}$ 管理図**で長期的な変動などの系統誤差，**R 管理図**で日内変動などの偶然誤差を検知する方法が一般的に実施されている．系統誤差は，検査装置のキャリブレーション不良，測定試薬の劣化などによって引き起こされる場合があり，偶然誤差は測定値のばらつきが原因となる分注機器の異常や室温の変動などを検知できる．

プール血清などの管理試料を定期的に測定し，測定値の算術平均と範囲を用いて管理を行う．管理限界の設定を行った後，設定された管理範囲内を許容限界として日々の精度の監視を実施する．

(1)　管理限界の設定

試薬，機器，測定条件を一部でも変更した場合には，変更後，患者検体の測定の合間に，ランダムに管理試料を一定の本数挿入し測定を続け，データを取得する．取得期間は 16 日から 20 日以上，1 日に測定する管理試料は 2 本以上の条件で予備データを取得すべきである．

この予備データを用いて，**管理限界線**を計算する．具体的な計算事例を**表 5-15** に示す．この事例では，平均列で 1 日分の測定値の平均 $\bar{x}$ を計算し，範囲列では 1 日の最大値−最小値を求め，これを R 管理図の許容範囲の計算に利用する．最後に，日ごとに計算された $\bar{x}$ の総平均 $\bar{\bar{x}}$ と標準偏差，範囲 R の総平均 $\bar{R}$ を計算する．**表 5-16** に示す管理限界の計算に用いる係数表を用いて，1 日に測定するサンプル数に応じて管理幅を決定する．

表 5-15 に示す測定日 1 日目の事例では，測定値 1 と測定値 2 の平均は（101+98）/2=99.5，範囲 R 列は 101−98=3 と計算できる．

これを測定日ごとに繰り返し，平均 $\bar{x}$ と範囲 R を計算する．次に，平均 $\bar{x}$ 列と範囲 R 列の平均と平均 $\bar{x}$ の標準偏差を求め，その答えを総平均 $\bar{\bar{x}}$ と標準偏差，範囲 R の総平均 $\bar{R}$ とする．

(2)　日々の管理

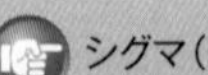 シグマ（sigma）
Σ：数列などの総和（summation），σ：統計学では標準偏差を表し，σ^2 は分散を表す．

管理限界に標準偏差を用いた設定法は，予備データから求めた $\bar{x}$ の総平均 $\bar{\bar{x}}$ の 2 倍の標準偏差幅で管理する 2 シグマ法と，3 倍の標準偏差幅で管理する 3 シグマ法があり，一般的に 3 シグマ法が用いられる．2 シグマ法では総平均

表5-15 $\bar{x}$-R管理図の予備データの事例

測定日	測定値1	測定値2	平均 $\bar{x}$	範囲 R
1	101	98	99.5	3
2	98	98	98	0
3	102	98	100	4
4	98	98	98	0
5	100	99	99.5	1
6	98	98	98	0
7	98	100	99	2
8	102	101	101.5	1
9	102	101	101.5	1
10	99	98	98.5	1
11	99	98	98.5	1
12	98	102	100	4
13	101	99	100	2
14	98	102	100	4
15	101	98	99.5	3
16	102	98	100	4
17	102	102	102	0
18	98	100	99	2
19	102	98	100	4
20	100	101	100.5	1
総平均			$\bar{\bar{x}}$=99.65	$\bar{R}$=1.9
許容限界			上限103.2 下限96.1	上限6.2

表5-16 管理限界計算に用いる係数表

n	A_2	B_3	D_3	D_4	d_2	d_3
2	1.88	2.659	−	3.27	1.128	0.853
3	1.023	1.954	−	2.57	1.693	0.888
4	0.729	1.628	−	2.28	2.059	0.880
5	0.577	1.427	−	2.11	2.326	0.864
6	0.483	1.287	−	2.00	2.534	0.848
7	0.419	1.182	0.08	1.92	2.704	0.833
8	0.373	1.099	0.14	1.86	2.847	0.820
9	0.337	1.032	0.18	1.82	2.970	0.808
10	0.308	0.975	0.22	1.78	3.078	0.797

nが5以下の場合，R管理図の下方管理限界は使用しない．
D_3の欄の−は，下方管理限界を考えないことを示す．

±2SDで95.4%となり，3シグマ法では総平均±3SDで，99.7%が管理内になる頻度で検出される．すなわち，3シグマ法では，トラブルなく測定されている場合でも，1,000回のうち3回は範囲外と検出されるパターンとなる．ただし，標本の大きさによって調整する必要があり，実際には下記の計算式と**表5-16**に示す係数表の変数を使用して管理限界を求める．

μ：理論的期待値，$\bar{\bar{x}}$：実測の総平均，$\bar{R}$：Rの平均，σ：標準偏差，n：1日の測定回数，d_2，d_3，A_2，D_3，D_4は**表5-16**の係数表から算出した場合，

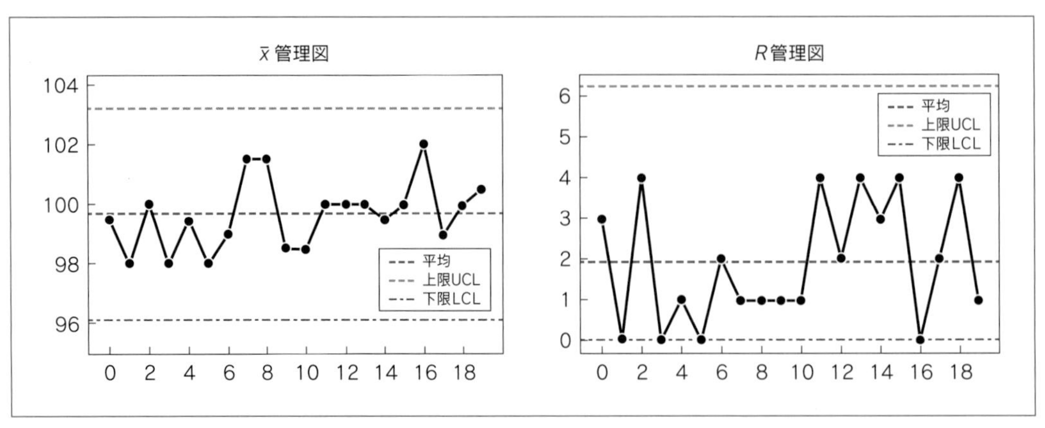

図5-14　$\bar{x}$-R管理図の例（表5-15の事例をチャートに描画）

$$\bar{x}\text{ 管理図の上方管理限界（UCL）} = \mu + 3\frac{\sigma}{\sqrt{n}} = \bar{\bar{x}} + 3\frac{\bar{R}}{(\sqrt{n})d_2} = \bar{\bar{x}} + A_2\bar{R}$$

$$\bar{x}\text{ 管理図の下方管理限界（LCL）} = \mu - 3\frac{\sigma}{\sqrt{n}} = \bar{\bar{x}} - 3\frac{\bar{R}}{(\sqrt{n})d_2} = \bar{\bar{x}} - A_2\bar{R}$$

一方，R 管理図では，日内誤差の変動を監視するが，標本の大きさ，すなわち 1 日に測定する回数によって分布型が異なるため，管理限界の値も異なる．このため，予備データで実施した測定回数と実際に日々管理するときの測定回数は同じ条件で管理する必要がある．

$$R\text{ 管理図の上方管理限界} = \mathrm{d_2}\sigma + 3\mathrm{d_3}\sigma = \left(1 + 3\frac{d_3}{d_2}\right)\bar{R} = \mathrm{D_4}\bar{R}$$

$$R\text{ 管理図の下方管理限界} = \mathrm{d_2}\sigma - 3\mathrm{d_3}\sigma = \left(1 - 3\frac{d_3}{d_2}\right)\bar{R} = \mathrm{D_3}\bar{R}$$

(3) トラブル発生時の管理図パターン

トラブル発生時のパターンには，管理図の傾きが一定方向にシフトする場合や管理限界値を連続してこえるトレンド状態の場合，そして，測定のバラツキが大きくなる,変動が発生するパターンがある．**図 5-14** は**表 5-15** の予備データの事例を管理図に描いたもので，$\bar{x}$ 管理図と R 管理図とも，管理限界内に収まっている．

①シフト現象の事例

図 5-15 に，シフト現象が発生した事例を示す．シフト現象とは，連続した 5 ～ 6 点がまとまって高値あるいは低値にずれている現象である．$\bar{x}$ 管理図の 10 日目から突然上昇し，11 日以降はシフトした状態になっているが，R 管理図は変化なく異常は見当たらない．シフト現象が検出された場合は，管理試料，キャリブレータ，試薬などのロット変更などを疑う．

②トレンド現象の事例

図 5-16 に，トレンド現象が発生した事例を示す．トレンド現象とは，連続した 5 ～ 6 点の測定値が時間とともに徐々に増加，あるいは低下に向かって

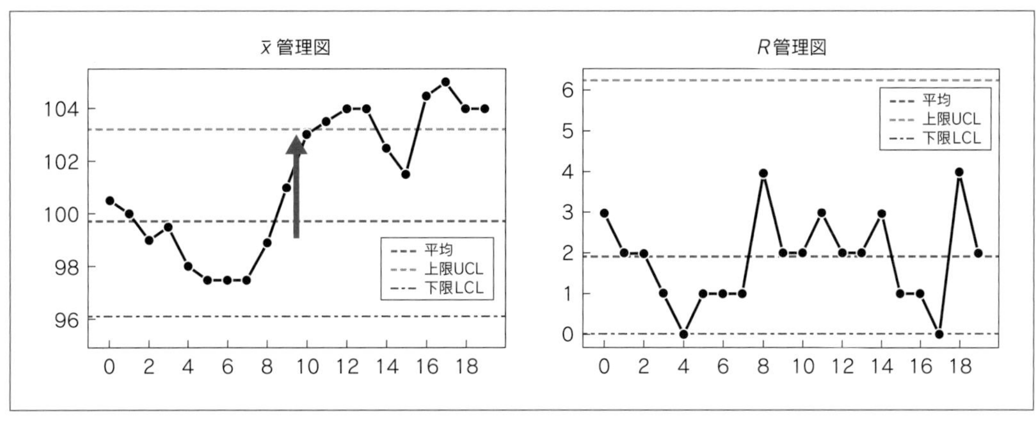

図5-15　$\bar{x}$-R管理図でシフト現象をとらえた例

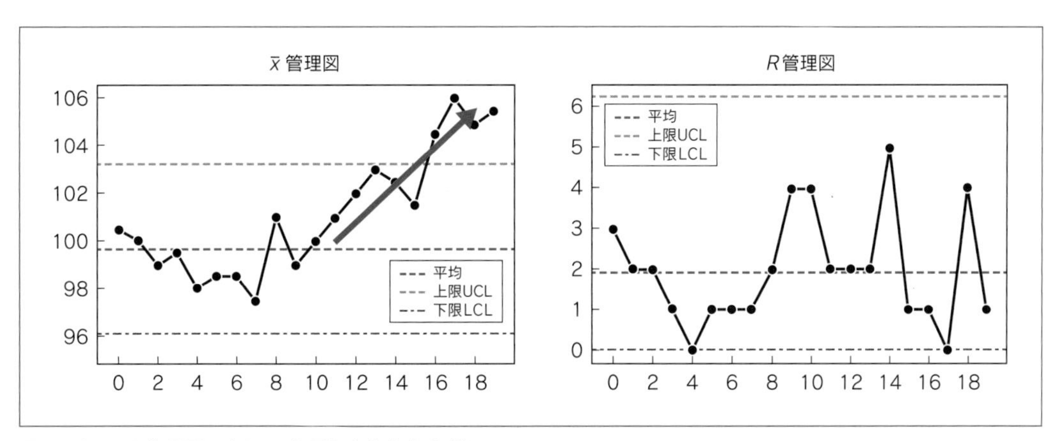

図5-16　$\bar{x}$-R管理図でトレンド現象をとらえた例

いく現象である．$\bar{x}$ 管理図では，連続した増加あるいは低下が確認されるが，R 管理図では測定値のバラツキを認めない．トレンド現象の定義として，連続した5～6点の測定値の変化があったときとされるが，実際にシミュレーション実験を行った場合，連続して5回以上増加する事例はまれであり，このルールを追加した場合，検出できない問題がある（**図5-17**）．

管理試料，キャリブレータ，試薬などの緩やかな劣化や，室温の緩やかな変化などの環境の変化などが考えられる．

③精密度低下の事例

図5-18 に精密度低下の事例を示す．$\bar{x}$ 管理図では，値が上下しているものの許容限界内であるが，R 管理図では，許容限界をこえる現象が観察される．反応セルやピペットの汚染，サンプリング機器の不良，分析技術の未熟さなどの要因が考えられる．

2）Westgardのマルチルール管理図法

1981年にJames Westgardらが提唱した方法で，$\bar{x}$ 管理図法を簡便に解釈するために，複数の判断基準を組み合わせて管理する方法である．その後，改

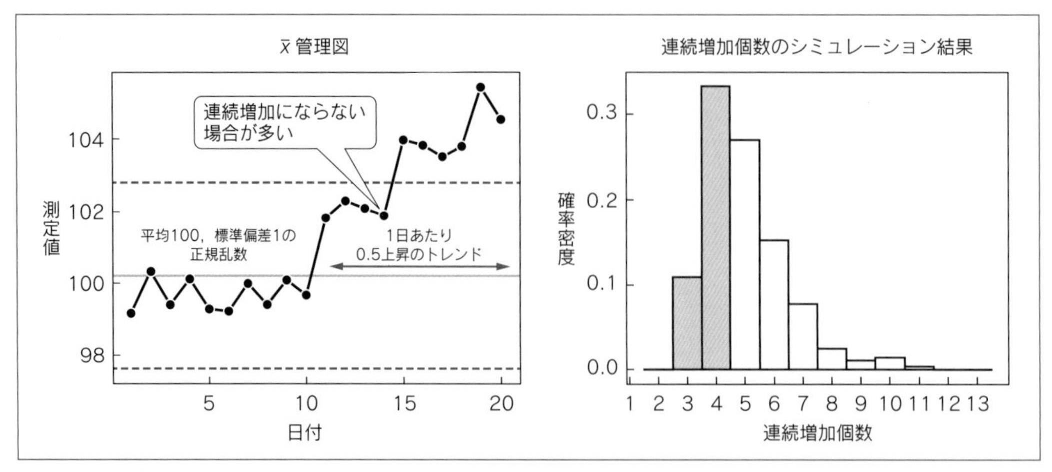

図5-17　精密度低下の例

平均 100，標準偏差 1 の正規乱数で，日間変動の誤差を作成し，11 日以降は，1 日当たり 0.5 の上昇傾向を示すトレンドを加えたシミュレーション実験の結果，トレンド幅が標準偏差の半分の場合では，連続して 5 回以上増加する回数は半数程度しかない結果となる．

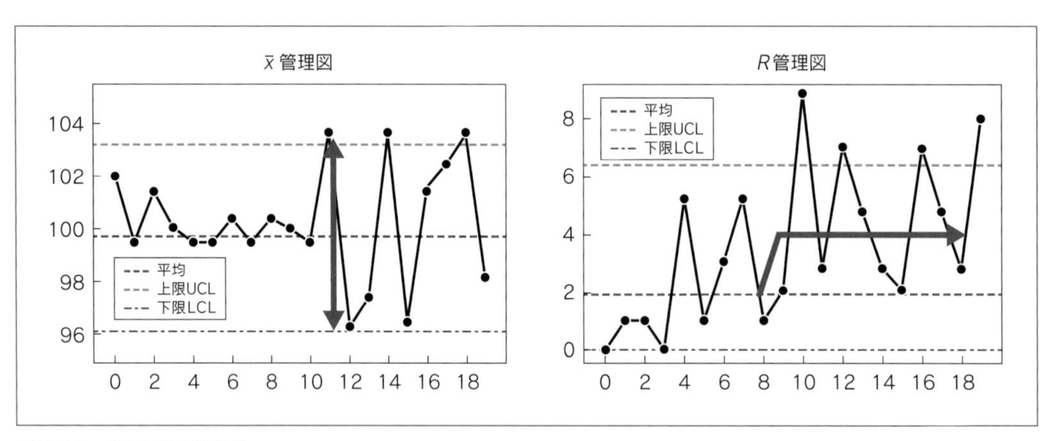

図5-18　精密度低下の例

良が重ねられ，2001 年には管理血清を用いたリアルタイムチェック法のルールが提唱されている（**表 5-17**）．さらに，2014 年には，マルチルール管理図法とは別に，患者検体を用いた多変量解析によるチェック法が新たに追加されたが，Westgard のマルチルール管理図法とは異なる概念であるため区別する必要がある．

Westgard のマルチルール管理図法は，測定値が一定した管理試料を毎日 1 回ずつ測定し，最低 20 日間の測定値から得られた平均値 $\bar{x}$ と標準偏差 σ を計算する．管理試料は 2 種類以上用いる方法が一般的である．この予備データから得られた，$\bar{x}$ と $\bar{x}\pm1\sigma$，$\bar{x}\pm2\sigma$，$\bar{x}\pm3\sigma$ の管理限界線を引き，**マルチルール管理図**（**図 5-19**）を作成する．さらに，以下に示す複数のルールによって解釈を行う．

Westgard のマルチルール管理図法（2001 年の改良版）は，以下のルール

表5-17　Westgardのマルチルール管理図法における改良の変遷

著者	年	改良点の概要
Westgard J.O. et al.	1977	基本的な規則の提唱（1 つのコントロール値が基準値の範囲外にある場合，複数の連続したコントロール値が基準値の同じ側にある場合などの基準）
	1981	1 つのコントロール値が 3 つの SD 範囲にある場合，4 つの SD 範囲にある場合など，より厳格なルールが追加された
	1986	3 つの連続したコントロール値が基準値の 1 つの側にある場合，2 つの連続したコントロール値が基準値の異なる側にある場合など，新しい規則が追加された
	2001	原因の特定に役立つ新しい規則が追加（R_{4S} ルールと 4_{1S} ルールが追加された）
	2014	Westgard のマルチルールに代わる手法として，多変量統計解析を使用したマルチルールを提唱．患者検体を用いて，共分散構造分析，主成分分析，重回帰分析を組み合わせて検出する．Westgard のマルチルール管理法とは異なる概念

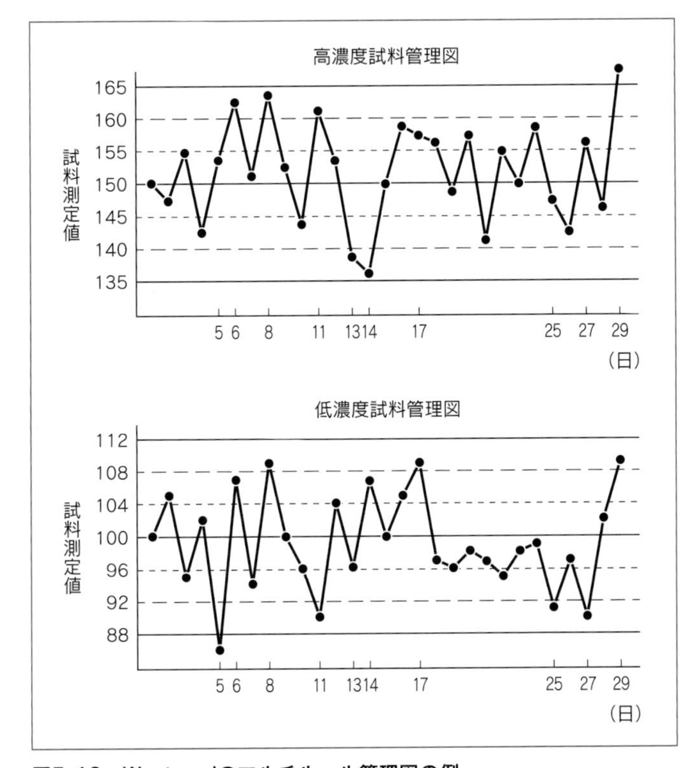

図5-19　Westgardのマルチルール管理図の例
(Clin.Chem.,27:497,1981 より)

で構成されている（**図 5-20**）．

1_{2s}：管理試料の 1 個のデータが 2σ管理限界をこえる結果を異常とする．

1_{3s}：管理試料の 1 個のデータが 3σ管理限界をこえる結果を異常とする．

2_{2s}：管理試料の 2 個の連続したデータが 2σ管理限界をこえるか，あるいは

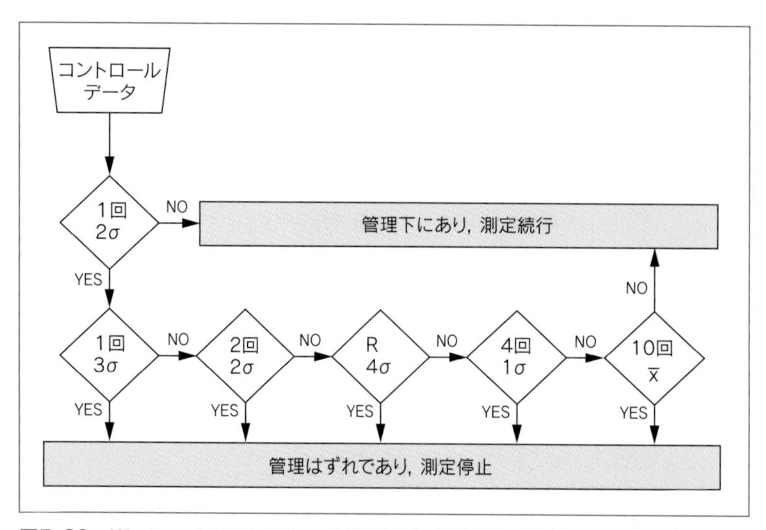

図5-20　Westgardのマルチルール管理図法（2001）の検出アルゴリズム
（Westgard J.O., et al : *Clin Chem.*, 2001 より）

2種類の管理試料の両方のデータが同時に2σ管理限界をこえる結果を異常とする．

R_{4s}：管理試料の2個の連続したデータの差が4σをこえるか，あるいは2種類の管理試料のデータの差が4σをこえる結果を異常とする．

4_{1s}：管理試料の4個のデータが連続して1σ管理限界をこえるか，あるいは2種類の管理試料のデータが同時に2回連続して1σ管理限界をこえる結果を異常とする．

$10_{\bar{x}}$：管理試料の10個のデータが$\bar{x}$の＋側，または－側に連続して片寄るか，あるいは2種類の管理試料5個が連続して$\bar{x}$の＋側，または－側に片寄る結果を異常とする．

3）*x-Rs*管理図法

$\bar{x}$-*R* 管理図法は，測定結果に異常が発生していないことを指定された回数の測定の後に管理できる方法であるのに対し，*x-Rs* 管理図法は，比較的リアルタイムに判定できる方法である．主に自動分析装置による分析過程を管理する方法として利用されている．

$\bar{x}$-*R* 管理図法の $\bar{x}$ は，1日の平均を作図するのに対して，*x-Rs* 管理図法では，測定値の全点を作図する．このため，*R* の計算に1日間のグループ化ができないため，相対的な過去の測定値との差分を評価する方法で管理する．すなわち，*Rs* の計算には，1つ前の管理検体の測定値のデータとの差分 *Rs*（移動範囲）を用いて評価する．差分 *Rs* は，*i* 番目の差分 Rs_i は，$Rs_i = | X_{i-1} - X_i |$，すなわち，1個前の測定値 X_{i-1} と今回の測定値 X_i の差分の絶対値として取り扱う．次に，測定値の平均 $\bar{x}$ と差分 Rs_i の平均値 $\overline{Rs}$ を求め，管理図を作成する．*x* 管理図の管理限界は，上限 $UCL = \bar{x} + 2.66\overline{Rs}$，下限 $LCL = \bar{x} - 2.66\overline{Rs}$ とする．

また，Rs 管理図の管理限界は，上限 UCL = $3.27\overline{Rs}$ となる．

ここで用いられた係数は，統計的な理論に基づいて導かれた係数で，サンプル数が 30 をこえると，無限大のサンプル数の係数を用いる．したがって，x 管理図の管理限界の係数は 2.66 となり，Rs 管理図の管理限界の係数は 3.27 となる．

4）$\bar{x}$-*Rs*-*R* 管理図法

$\bar{x}$-Rs-R 管理図法は，$\bar{x}$ 管理図と Rs 管理図，そして，R 管理図の 3 種類の図を用いて管理する，x-Rs 管理図法の改良版である．$\bar{x}$ 管理図により日間の平均の偏り，Rs 管理図により日間のばらつき，R 管理図により日内のばらつきを検出することができる．$\bar{x}$ 管理図の管理限界は，上限 UCL = $\bar{\bar{x}} + 2.66\overline{Rs}$，下限 LCL = $\bar{\bar{x}} - 2.66\overline{Rs}$ とする．Rs 管理図の管理限界は，上限 UCL = $3.27\overline{Rs}$ となる．

また，$\bar{x}$-Rs-R 管理図から，日間と日内の精度を推定できる．すなわち，総平均 $\bar{\bar{x}}$，移動平均の平均値 $\overline{Rs}$，範囲の平均値 $\overline{R}$ を用い，日間変動の標準偏差 SD_A と変動係数 CV_A および日内変動の SD_E と CV_E が次のように得られる．

$$\text{日内変動：} SD_E = \frac{\overline{R}}{d_2}$$

$$CV_E = 100 \times \frac{SD_E}{\bar{\bar{x}}}$$

$$\text{日間変動：} SD_A = \sqrt{\left(\frac{\overline{Rs}}{1.128}\right)^2 - \frac{\left(\frac{\overline{R}}{d_2}\right)^2}{n}}$$

$$CV_A = 100 \times \frac{SD_A}{\bar{\bar{x}}}$$

5）累積和管理図法

$\bar{x}$-R 管理図を用いてトレンド現象をとらえるには，一方向で複数の連続した変化が重ならないと発見できない問題があり，トレンド現象を早期にみつけることが難しい．累積和管理図法の利点は，平均が少しずつ同じ方向に変化する現象を早期に検知することである．別名，CUSUM 管理図（cumulative sum control chart）ともよばれ，参照値からの差を累積していく計算法が採用されている．

C_i：累積和，μ_0：参照値（目標値）（$\bar{x}$ 管理図における総平均 $\bar{\bar{x}}$ に相当する），$\bar{x}_j$：1 日内の平均値

$$C_i = \sum_{j=1}^{i} (\bar{x}_j - \mu_0)$$

4　外部精度評価

外部精度評価は，第三者の外部精度管理実施機関による評価を目的として，医療機関の検査室や検査センターなどの検査室で定期的に実施される調査である．これを受けることで，自施設の分析精度や測定技術の評価を行うことができる．**外部精度評価**は，**外部精度管理調査**，**コントロールサーベイ**などともよばれ，第三者機関としては，国際的にはCAP（College of American Pathologists）や，日本では日本医師会や日本臨床衛生検査技師会が主催する臨床検査精度管理調査などがある．また，都道府県臨床検査技師会などが実施する小規模な外部精度評価では，管理試料に加え，患者検体をプールした試料を互いに測定し評価する**クロスチェック**がある．クロスチェックは，2つ以上の異なる方法や装置を用いて同じ検体を検査することを意味する．

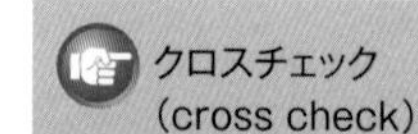

確認や検証の精度や信頼性を高めるために，2つ以上の異なる方法や観点によりチェックを行うこと．「ダブルチェック」は「人を変えて（別の（立場の）ヒトがチェックする」方法．

これらの外部精度評価は，ISO 15189において必須とされる要件の一つとしても位置付けられている．

1）外部精度評価の流れ

外部精度評価は，以下の流れで実施される．

①第三者機関から参加施設に試料を送付
②各施設で測定
③データ記入あるいはWeb経由でデータ入力
④第三者機関で参加施設との比較
⑤結果の送付
⑥比較結果から自施設の是正措置実施

2）結果の評価

(1) 双値法

双値法（ツインプロット，Youdenプロット）は，異なる2濃度あるいは3濃度の試料を用いて，それぞれの異なる濃度を縦軸と横軸に散布図としてプロットする方法である．この方法で比較を行うことで，系統誤差と偶然誤差(ランダム誤差）の影響を可視化することができる．系統誤差は一定の方向にずれてしまう誤差であり，相関関係が高い結果が得られる．一方，偶然誤差は測定値のばらつきがランダムに起こる誤差であり，散布図の集団幅が大きく観察される．**図5-21**にツインプロット図の例を示す．2濃度の±2SD以内に円形に分布（Aの領域）していれば，系統誤差も偶発誤差もない良好な管理状態であることを示す．一方，Bの領域で対角線上に分布した場合は，比例系統誤差がある．さらに，Cの領域にずれたグループがあれば，系統誤差と偶然誤差の両者の要因が考えられる．一方，ツインプロットは内部精度管理でも利用されており，2濃度の同一の試料を測定しプロットすることで管理する．

(2) 標準偏差指数（standard deviation index；SDI）

標準偏差指数は，外部精度管理において使用される試料の測定値のばらつき

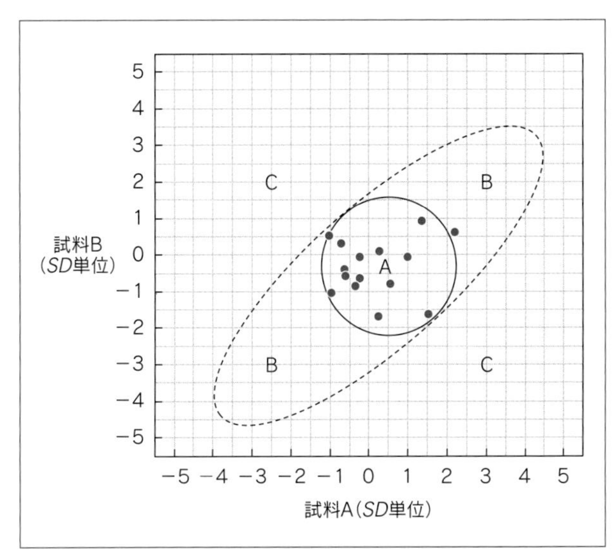

図5-21　ツインプロット図（Youdenプロット図）

を表す指標の一つである．参加施設の測定法あるいは測定装置別にグループ化（ピア・グループという）し，そのグループ内の平均値との差を標準偏差で除した値がSDIである．グループ化の意図は，大規模な外部精度管理を行う際には，膨大な量の管理試料を準備する必要があり，人工的な管理物質を試料に添加して作製する場合がある．このため，測定項目や測定法によっては反応性が異なり，真の検査結果を出せないマトリックス効果が生じる可能性がある．このような管理試料に起因する問題を排除するために，グループ化したSDIで評価される．

SDIの算出法は，極端値±3SD以外の値を除外した後のデータに対して，以下の式で計算される．

SDI＝(検査室の測定値－同一測定法群の平均値)÷同一測定法群の標準偏差

SDIの値が2以上の場合，参加施設の測定値が大きく外れている可能性があり，測定方法の再検討が必要であることを示唆する．

3）クロスチェックによる評価

管理試料の作製時に，動物の試料や成分調整のために添加された物質により，他の成分が分析結果に影響を与える可能性がある．このような影響をおよぼす反応を**マトリックス効果**（matrix effect）とよぶ．この現象を避けるため，実際の患者検体のみを使用して調査する方法がクロスチェックである．患者検体を使用するため，大規模な精度管理調査では試料の収集が困難であり，小規模で地域的な精度管理調査として実施される．

4）技能試験（proficiency testing；PT）

臨床検査の精度管理において，外部精度評価のなかに技能試験がある．技能試験は，外部機関が検査室の技術的な能力を検査の精度をもとに評価する試験である．技能試験は，ISO 15189やISO/IEC 17043，ISO 13528の要件にしたがって実施され，検査の精度を確保するために重要な役割を果たしている．技能試験は，検査方法の改善や見直しの必要性や，検査に携わる医療従事者の技術的能力や適切な操作手順を確認し評価することを目的とする．これにより，検査の精度を確保し，医療機関の信頼性を高めることができる．

技能試験の実施方法や評価基準は，ISO 15189やISO/IEC 17043，ISO 13528に基づいて定められている．具体的には，検査の方法や試薬，検査結果の解釈方法，評価基準などが明確に定められていて，正確かつ信頼性の高い検査を行うために必要な基準が整備されている．

(1) ISO 15189

ISO 15189は，医療機関の臨床検査の品質管理システムの要件を定めた国際規格である．検査方法の正確さと信頼性を維持するために，医療従事者が定期的に技能試験を受けることを求めている．また，外部精度評価の運営方法や，検査結果の解釈，報告方法についても規定している．

(2) ISO/IEC 17043

ISO/IEC 17043は，外部精度評価を運営するための一般的な要件を定めた国際規格である．外部精度評価の信頼性や精度を確保するために，技能試験提供者の運営主体が必要な技術的能力や運営手順を備えていることを求めている．

(3) ISO 13528

ISO 13528は，外部精度評価の評価方法を定めた国際規格である．外部精度評価の運営主体が提供する検体の精度評価方法や，医療従事者が提出した検査結果の解釈方法について定めている．ISO 13528には，技能試験提供者の運営主体が医療従事者に対して適切なフィードバックを提供し，検査の質を向上させることを求めている．

5 患者検体を用いた管理

$\bar{x}$-R管理図法に代表される内部精度管理法は，管理検体を1日に数回測定するだけで全体の精度を保証する方法であるが，患者検体においては，それぞれの検体は個体が異なるうえに，再検を行わないかぎり1回のみの測定で報告される．このため，個別に測定されるデータの精度を保証することが困難な問題があった．そこで考え出された方法が，患者検体を用いた管理法である．この管理法は，検体の取り違えや，検体のサンプリングなどで発生する突発的な過誤による過失誤差をチェックする方法である．個別データの管理法を以下に解説する．これらの管理法は，患者自身の病態による変化をとらえる目的ではなく，あくまでも精度管理上の異常を検出することを目的としているため，区別が必要である．

表5-18　極端値チェック法の限界値の設定例

項目	単位	測定下限	測定上限
Na	m Eq/L	80	180
K	m Eq/L	1.5	10.0
Cl	m Eq/L	60	120
TP	g/dL	3.0	9.0
Alb	g/dL	0.3	6.0
BUN	mg/dL	2	120
Cre	mg/dL	0.1	25.0
Ca	mg/dL	5.0	15.0
Glu	mg/dL	10	1000
T-Bil	mg/dL	0.1	30.0
AMY	U/L	10	2400
AST	U/L	2	2000
ALT	U/L	2	2500
LD	U/L	20	3500
CK	U/L	5	3000

（細萱ら，2001）

1）極端値チェック

極端値チェックは，検査結果の極端な外れ値を検出する目的で，検査値の上限あるいは下限の検出リミット値を用いて検出を行う．精度管理を行う目的でこの方法を使用する場合は，主に測定法の**直接測定範囲**（ダイナミックレンジ）をこえた場合に，検体の希釈を実施するチェック方法として用いる（**表5-18**）．一方，この極端値を患者の病態の変化による異常値として用いる場合には**パニック値**とよばれる．患者が臨床的に重篤な状態に達していると判断される検出限界値を設定して，分析上の異常がないことを確認したうえで診療科に連絡するなどの迅速な対応が求められる．極端値チェックとパニック値チェックは，検出の限界値も異なるため区別しなければならない．

2）項目間チェック（レシオチェック）

患者データの相関性を利用したチェック法である．たとえば，Na と Cl，AST と ALT，クレアチニンと BUN のように正の相関がある組み合わせでチェックする場合と，TG と HDL-C のように負の相関を示し，拮抗する動きをする項目の組み合わせを用いる場合がある．主要なスクリーニング検査における2項目間の相関係数をネットワーク図として表現したものを**図5-22**に示す．

項目間チェックは，同一検体で2項目の組み合わせの検査項目に対し，比や差を計算し，その結果の範囲を管理限界として評価する．

3）前回値チェック（デルタチェック）

前回値チェックとは，同一患者に対して前回と今回の検査値を比較する方法であり，デルタチェックまたは差分チェックともよばれることがある．**検体の取り違え**の検出を目的としており，単項目でチェックを行うデルタチェック

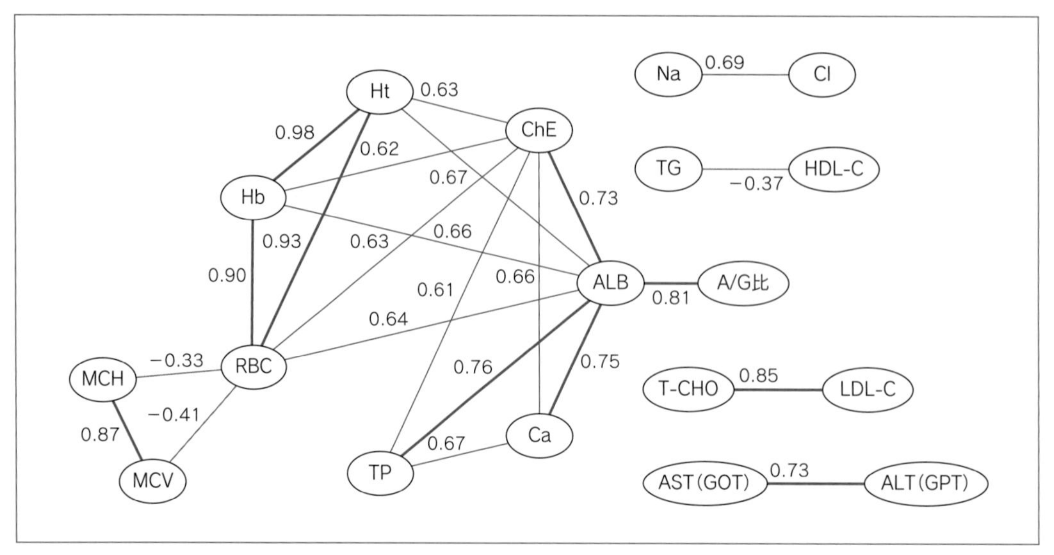

図5-22　主要検査項目の相関係数

CBCと生化学スクリーニング検査領域における，スピアマンの順位相関係数について rs ≦−0.3 または，rs ≧ 0.6 の範囲の相関係数をネットワーク図として表現した．負の相関を示す項目は，スクリーニング項目での組み合わせでは−0.3 程度と弱い相関項目しかない．

(delta check；DC) 法と複数の検査項目を利用した多変量デルタチェック (multivariate delta check；MVDC) 法に分けられる．また，MVDC法のアルゴリズムを簡便化した方法が累積デルタチェック (cumulative delta check；CDC) 法である．

(1) DC法

DC法は，単項目における前回の検査値と今回の検査値の差分または割合を計算して，異常の有無をチェックする．単純で計算が容易であるため，臨床現場においてもよく用いられる方法である．

(2) CDC法

多数の項目にわたる検査結果に対しては，項目間の相関関係は無視して，個体内変動の標準偏差を用いて標準化した値をもとに，ユークリッド距離を用いて多項目の偏差を計算する．

具体的には，p 個の項目中の i 番目項目の前回値を x_{i1}，今回値を x_{i2} としたときの差 d_i は (1) 式で表される．

$$d_i = x_{i1} - x_{i2} \quad \cdots\cdots (1)$$

i 項目における個体内の差の標準偏差を σ_i，累積デルタチェックの計算値を Dc とすると，(2) 式で表される．

$$Dc^2 = \sum \left(\frac{d_i^2}{\sigma_i^2} \right) \quad \cdots\cdots (2)$$

σ_i は，**表5-19** で示す係数 C と，基準範囲幅との積で計算する．なお，個

表5-19 累積デルタチェックに用いる検査項目と個体内標準偏差を求める係数

選択順位	項目	*C*
1	ZTT	0.15
2	ChE	0.11
3	TC	0.17
4	PF% − γ-GT	0.17
5	PF%− Alb	0.20
6	UA	0.17
7	Cre	0.35
8	LAP	0.37
9	γ-GT	0.40
10	ALP	0.25

PF%：ピークフロー率　　（北村ら ,1985）

体内標準偏差は，対象となる患者層によって異なるため，導入に際しては，利用する施設のデータを用いて個体内標準偏差を求めて適用すべきである．また，利用する検査項目セットは，可能なかぎり同時選択される項目で，依頼数が多く個体間での差があり，かつ個体内変動が比較的少ない項目を選ぶことで，検体取り違えの検出率を高めることができる．

$$\sigma_i = \text{基準範囲幅} \times C \quad \cdots\cdots (3)$$

管理限界値 K の設定法は，使用する項目数を p，$K = 2p + 5$ とする．誤陽性率が多い場合は，$K = 4p + 3$ を用いて調整する．すなわち，検体別に計算された $Dc^2 > K$ の条件範囲を異常と判断する．

(3) MVDC法

MVDC 法は，項目間の相関関係を考慮した方法として，マハラノビスの汎距離を用いた方法である．マハラノビスの汎距離は，通常の距離の計算に相関関係を付与して調整した距離で評価することであり，CDC 法と比較して検体取り違えの発見精度は比較的高くなる．

計算方法は，CDC 法の（1）式で前回値と今回値の差 d_i を求め，$i=j$ のとき d_i の分散を S_{ii} とし，$i \neq j$ のとき共分散を S_{ij}，k を患者データ，n を患者データ数とすると，分散共分散行列は（4）式で定義される．

$$S_{ij} = \frac{1}{n-1} \sum_{k=1}^{n} (d_{ik} - \bar{d}_i)\ (d_{jk} - \bar{d}_j) \quad \cdots\cdots (4)$$

d_i は，前回値と今回値の差分であることから，平均は 0 を中心とした分布となるため，（5）式で表すことができる．

$$S_{ij} = \frac{1}{n-1} \sum_{k=1}^{n} d_{ik}\, d_{jk} \quad \cdots\cdots (5)$$

マハラノビス (Mahalanobis PC)
インドの数理統計学者（1893〜1972 年）．

Σを共分散行列，Σ^{-1}を，共分散行列の逆行列，d'をdの転置ベクトルとして定義すると，マハラノビスの汎距離の2乗Dm^2は，(6) 式で表すことができる．

$$Dm^2 = d' \Sigma^{-1} d \quad \cdots\cdots (6)$$

4）出現実績ゾーン法

施設によって患者層が異なるため，項目間チェック法やデルタチェック法のように一般的な管理限界値を採用しても，最適なチェックができない課題があった．出現実績ゾーン法では，極端値チェックに相当する**単項目管理法**，項目間チェックに相当する**項目間相関管理法**，そして，レシオチェックに相当する**前回値管理法**について，1次元あるいは2次元のヒストグラムを作成する．続いて，そのヒストグラムの分画ごとに出現頻度を求め，出現頻度の低いエリアを管理対象とする．出現頻度の低い領域をゾーン化することでチェックを行う方法である．さらに，依頼科や入院外来区分，前回値管理法の場合では前回値からの日数により，ゾーンを切り替えることで，さらに異常の検出精度を高める工夫が行われている．

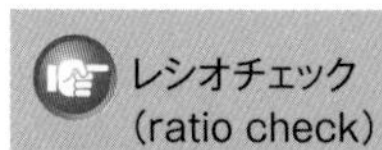

項目間で相関性のある検査項目について，項目間の比や差をチェックする方法．

出現実績ゾーン法を採用することで，無駄な再検査を劇的に減少させることができる．

5）健常者平均法，潜在基準値平均法

健常者平均法は，正常者平均法（average normal method）ともよばれ，長期的精度の監視に用いられる．毎日測定される患者検体のなかから健常者の集団の平均値を毎日，あるいは1カ月単位で算出し，プロットする．健常者の集団の平均値は，ほぼ一定の値を示すことを利用した管理方法である．

一方，潜在基準値平均法は，患者検体のなかから，潜在的に存在する準健康人を複数検査項目の基準から選び出し，その集団の平均値を求めて管理する方法である．ただし，検査項目によっては正規分布を示さない項目があるため，分布型をbox-cox変換して正規分布に変換した後に平均値を計算する工夫が行われている．

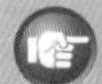

box-cox変換

データの分布を正規分布に近づけるための変換で，正の値をとる変数に対してべき乗を行うことで計算できる．下記の式で計算できる．

$$x^{(\lambda)} = \begin{cases} \dfrac{x^{\lambda}-1}{\lambda} & \lambda \neq 0 \\ \log x & \lambda \neq 0 \end{cases}$$

これらの方法を利用する場合は，性差や年齢差などによってばらつきがあるため集団の選択を厳密に行う必要があり，また，ASTやALPなどの季節内変動がある検査項目では，集団における年単位での長期的精度を可視化する必要がある．

長期間蓄積された臨床検査データの2次利用を行う場合の長期的精度の確認や，施設間の正確さの違いを補正する方法として利用されている．

6　精度管理試料

精度管理試料は，精度管理を実施するうえで必要不可欠である．精度管理試料には，検査の終了した患者の残余検体を集めて作製するプール血清を用いる

場合と，市販の管理血清を用いる場合がある．近年では，市販の管理血清を主に使用する場合が多くなっているが，濃度が均一で，安定した検査結果が得られ，マトリックスの影響が少ない管理試料を大量に準備する必要がある．プール血清を利用して作製した場合は，ヒト由来の管理血清を作製できる利点がある．

1）プール血清の作り方

プール血清は，患者の残余検体を利用するため，倫理委員会の承認（場合によっては患者の同意）を得た後に実施する．具体的な作製手順を以下に示す．

①HBs 抗原，HCV 抗体，TP 抗体すべて陰性，溶血，乳び，黄疸のない血清を選択
②採取後，可能なかぎりすみやかに凍結冷暗所保存（−80 〜−20℃）
③ある程度検体数が集まったら，融解後 1 つにまとめる
④メンブレンフィルターなどを用いて濾過
⑤添加物や高値を示す患者血清の添加が必要であれば添加
⑥容器（密封できる小試験管など）に分注して，凍結冷暗所保存（−80 〜−20℃）

7 精度認証制度と法規制

組織のガバナンスやコンプライアンスが重要視されるようになり，一定の基準に適合し，満足な状態にあるかどうかを第三者が客観的に評価し，その結果を公開することが求められるようになってきている．検査室の精度にかかわる認証制度や法規制に関しては，**病院評価機構**による評価，国際規格である ISO 15189 による認証制度，日本臨床衛生検査技師会による**品質保証施設認証制度**，**医療法等の一部を改正する法律**などがある．

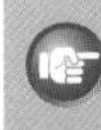
日本医療機能評価機構

国民の健康と福祉の向上に寄与することを目的とし，中立的・科学的な第三者機関として医療の質の向上と信頼できる医療の確保に関する事業を行う公益財団法人．

1）病院機能評価

病院機能評価は，医療機関の質を評価するための仕組みである．この評価は，日本医療機能評価機構が行っている．審査の結果，一定水準を満たしていると認められた病院が認定病院となる．すでに，全国の病院の約 3 割（特定機能病院，地域医療支援病院，がん診療連携拠点病院は約 8 割）が認定されている．病院機能評価は，受審申込に始まり，所定の審査を経て審査される．認定 3 年目に病院の継続的な質改善活動を確認し，5 年ごとに更新審査が実施される．

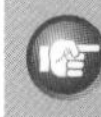
日本医療機能評価機構での認定施設数と比率（2022年3月）

全国病院数　8,273 施設中 2,043 施設　24.8%
特定機能病院　87 施設中 76 施設　86.2%
地域医療支援病院　655 施設中 537 施設　82.0%
都道府県がん診療連携拠点病院　51 施設中 48 施設　94.1%
地域がん診療連携拠点病院　293 施設中 256 施設　87.4%

病院機能評価のなかで検査の精度にかかわる事項としては，以下の 3 点がある．

①検査における品質管理：内部品質管理の実施状況，外部品質管理の実施状況，検査装置のメンテナンス状況，検査結果の精度管理の実施状況
②検査室の環境管理：温度，湿度，照度の管理状況，作業スペースや機器の清掃・消毒の実施状況，医療廃棄物の処理状況

③検査室の人員管理：検査技師の資格や実務経験の確認状況，研修制度の整備状況，人員配置やスケジュールの管理状況

特に品質管理に関する項目は，検査の正確性や信頼性を維持するために欠かせないものである．また，検査室の環境管理や人員管理も，検査の品質に影響する要素となるため，適切な管理が求められる．

2）検査室の認定制度

(1) ISO 15189

ISO 15189は，検査室における品質マネジメントに関する国際規格であり，検査室が適切な品質管理体制を構築しているかを評価するために用いられる．わが国では，2005年に導入された．ISO 15189の認定取得には，認定機関による認定審査が必要であり，検査室が国際的な品質管理基準に基づいた高品質な検査を提供していることが証明される．

ISO 15189に基づく臨床検査室認定制度は，日本臨床検査標準協議会（JCCLS）と日本適合性認定協会（JAB）が共同で認定プログラムを開発し，JABが実際の認定実務を担当している．認定範囲は，基幹項目（尿・糞便等一般検査，血液学的検査，生化学的検査，免疫学的検査，微生物学的検査），非基幹項目（尿・糞便等一般検査，血液学的検査，生化学的検査Ⅰ，生化学的検査Ⅱ，免疫学的検査，微生物学的検査，遺伝子関連・染色体検査，その他検査），特定健診に関する検査，病理学的検査，生理学的検査が含まれる．

認定申請，文書レビュー，第一段階審査（現地），第二段階審査（現地），審査結果判定，認定登録の順で進められる．認定サイクルは4年ごとに更新され，途中2回のサーベイランス（もしくは定期サーベイランス）が実施される．2019年時点で，約180（年々増加して，2023年6月時点で284）の臨床検査室がISO 15189認定を受けている．これにより，患者が信頼性の高い検査結果を受け取ることができるようになり，医療の質の向上につながる．

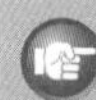
認定機関について

・認定機関は「適合性評価機関（試験や検査機関，認証審査などを行う機関）の活動が国際的な基準に従い，公平・透明に行われているかどうかを審査し（認定審査と呼ぶ），公式に認め，登録する役割を担う機関」である．
・認定機関は認証行為を実施できない．

(2) 品質保証施設認証制度

日本臨床衛生検査技師会による品質保証施設認証制度は，臨床検査における検体の測定技術に関する認証制度である．この認証制度は，臨床検査技師が適切な技術を用いて検体を測定していることを保証し，高品質な臨床検査を実施することを目的とする．認証を受けた施設には品質保証施設の称号が与えられ，認証期間は2年間である．

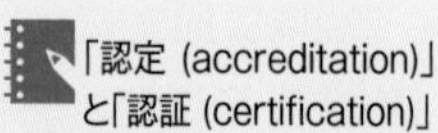

「認定」とは，ISO 9001やISO 14001などのマネジメントシステムの認証（審査登録），要員／製品の認証，試験，検査等を行う機関の活動が国際的な基準に従い，公平・透明に行われているかどうかを審査し（認定審査とよぶ），公式に認め，登録することを指す．

3）医療法等の一部を改正する法律

「医療法等の一部を改正する法律」は，日本の医療現場における検査や診療の精度向上や医療機関の管理強化を目的として，2018年に施行された（**表5-20**）．この法律は，医療機関が適切な検査を行うための設備や器具の面積基準や病原体検査の義務化，検査の精度確保に関する責任者の設置などが規定されている．また，医療機関の管理体制強化に関する規定や標準作業書や作業日

表5-20　医療法等の一部を改正する法律(平成29年法律第57号より抜粋)

改正された基準	内容	具体的方策
1. 構造設備	構造設備の面積や検査用機械器具，病原体検査などの基準	設備や器具の定期的な点検・メンテナンス，病原体検査の適切な実施などにより，正確な検査結果を得る
2. 管理組織	精度の確保に責任をもつ責任者の設置を義務化	責任者の指導・監督のもとで，検査の適切な実施や精度管理を実施する
3. 標準作業書及び作業日誌又は台帳	検査の標準化を図るため，標準作業書，作業日誌または台帳の作成を義務付け	標準作業書に沿って検査を実施し，作業日誌や台帳に正確に記録することにより，検査のトレーサビリティを確保する
4. 内部精度管理の実施，外部精度管理調査の受検及び適切な研修の実施	検査の精度を維持するため，内部精度管理の実施，外部精度管理調査の受検，研修の実施を義務化	検査の精度向上に向けて，定期的に内部精度管理を実施し，外部精度管理調査の結果を参考に精度向上に取り組む 研修により検査者の技術力の向上を図る
5. 遺伝子関連・染色体検査	遺伝子関連や染色体検査に関する規定を明確化	遺伝子関連や染色体検査において，適切な検査の実施と結果の適切な解釈を図るため，規定が明確化される

誌の作成義務も明確化され，さらに，検査の正確性向上のための内部精度管理の実施や外部精度管理調査の受検，適切な研修の実施などが努力義務として規定されている．遺伝子関連や染色体検査に関する規定も改正され，検査の適切な実施や結果の適切な解釈を図り，患者により高度な医療を提供することを目指している．

V 標準化

臨床検査の**標準化**は，診療において一貫性のあるデータを提供するために重要である．標準化には，地域内，国内の組織・団体と国際的な組織が関与している．

国内では，日本臨床検査標準協議会（JCCLS），日本臨床化学会（JSCC），日本臨床衛生検査技師会（JAMT），日本臨床検査医学会（JSLM）が標準化に取り組んでいる．

国際的な標準化組織には，国際標準化機構（ISO），国際度量衡局（BIPM），世界保健機関（WHO），国際臨床化学連合（IFCC）などがある．ISO は国際的な規格の策定と推進を行い，BIPM は国際的な計量標準の維持と推進に関与している．WHO は国際的な保健政策の立案と推進を行い，IFCC は臨床化学と検査医学の国際的な連携と標準化を推進している（**表 5-21**）．

これらの組織・団体は，標準化に関するガイドラインや規格の策定，情報交換，技術の向上，研究・教育の推進などを通じて，臨床検査の一貫性と信頼性を確保するために活動している．標準化の取り組みによって，臨床検査データの品質が向上し，診療の効率性と安全性が向上することが期待される．

表5-21　標準化に関連する組織・団体

	組織・団体名	取り組み
国内	日本臨床検査標準協議会 JCCLS；Japanese Committee for Clinical Laboratory Standards	・標準物質の研究開発，臨床検査方法等に関するガイドライン（指針）等の策定
	日本臨床化学会 JSCC；Japan Society of Clinical Chemistry	・臨床化学領域の測定法に関する勧告法の作成
	日本臨床衛生検査技師会 JAMT；Japanese Association of Medical Technologists	・臨床検査全般の測定法に関する標準化の普及 ・真度（正確さ）の評価法の作成
	日本臨床検査医学会 JSLM；Japanese Society of Laboratory Medicine	・臨床検査全般の測定法に関する標準化の普及，関連団体とのハーモナイゼーションの促進 ・臨床検査項目分類コード（JLAC コード）の開発
国際	国際標準化機構 ISO；International Organization for Standardization	・国際的な規模で標準規格を作成 ・国家間の標準化活動の発展を促進し，知的・科学的・技術的・経済的活動における国家間協力を発展
	国際度量衡局 BIPM；Bureau international des poids et mesures	・国際的な標準化を推進する組織であり，科学的な測定や計量に関する国際的な取り組みを調整
	世界保健機関 WHO；World Health Organization	・国際的な標準化の推進 ・国際疾病分類（ICD）の開発と維持
	国際臨床化学連合 IFCC；International Federation of Clinical Chemistry and Laboratory Medicine	・臨床化学および臨床検査学の分野で国際的な標準化を推進

1　基準測定操作法

基準測定操作法は，測定値の信頼性を確保するために重要な役割を果たす．一次基準測定操作法は**基準法**（primary reference measurement procedure）または**基準分析法**とよばれ，目的とする測定に関する理論的基礎が明確であり，系統誤差が無視できるほど小さく，精密さと正確さが満たされた測定法である．一般的に，基準法は高度な技術や機器が必要であり，一次標準物質への値の付与や実用基準法の評価のために使用される．たとえば，重量法，電量法，同位体希釈質量分析法（isotope dilution-mass spectrometry；ID-MS）が基準法に該当する．一方，二次基準測定操作法は**実用基準法**とよばれ，基準法の値と一致するか，かたよりが精密さに対して無視できる程度に小さい測定法が選ばれる．通常の検査室で使用される機器や技術で実施可能であり，専門学会が提示する勧告法などがこれに相当する．実用基準法は，二次標準物質への値の付与や**日常一般法**の評価に使用される．酵素活性の測定においては，学術団体が定めた勧告法のうち，日常検査との比較が容易にでき，かつそのときの直接の目安となるように特別に定められた常用基準法が用いられる．日常一般法は，基準法や実用基準法に比べて一般的な施設で容易に実施でき，精密さに優れ，多数の患者の検体を迅速に測定する性能が重視されるため，臨床検査室における日常的な検査に適している．

具体的な例として，血清カルシウム測定の場合，基準法はID-MS法であり，実用基準法は原子吸光法となる．

基準測定操作法は，一般的な施設では実施が困難なため，製造業者の推奨測定操作法や製品校正物質を経て，最終的に日常検査に使用される測定法へと継承される．これにより，後述する測定値の**トレーサビリティ**（追跡可能性）が確保される．

2 標準物質

標準物質（reference material;RM）は，測定装置の校正や測定方法の評価，および検査結果の正確性を確保するために用いられる物質である．これらの物質は，特定の分析や測定において標準となる特性や性質をもっており，その特性が一貫していて安定していることが求められる．これにより，分析結果が再現性をもち，異なる計測機関間での比較が可能となる．標準物質は，**一次標準物質**（primary reference material）と**二次標準物質**（secondary reference material）という2つのカテゴリに分けて扱われる．

一次標準物質は，測定対象となる特性値が基準法によって決定され，対象物質の純品を秤量したものであり，これを溶媒に溶かすなどして一定容量にすることで，その値が決定される．これらの物質は，検査装置の校正や測定方法の開発において最も信頼性が高い基準として使用される．一次標準物質は，国際標準化機関や専門機関によって作成・認定され，特定の特性値や物質濃度が正確に定義されている．一例としては，アメリカのNIST（National Institute of Standards and Technology）などが一次標準物質を供給している．

二次標準物質は，一次標準物質と実用基準法，あるいは精確さが満足な状態の測定法を用いた複数試験室の室間試験によって値が決定される標準物質である．二次標準物質は，一次標準物質の特性を維持しつつ，より多くの試薬製造業者や検査施設で使用できるように提供される．日本臨床検査標準協議会（JCCLS）が認証する常用参照標準物質や，検査医学標準物質機構（ReCCS；Reference Material Institute for Clinical Chemistry Standards）の標準物質が二次標準物質の例である．二次標準物質の特性値は，一次標準物質と実用基準法の信頼性に依存する．

認証標準物質（certified reference material；CRM）は，信頼できる組織や機関が発行する認証書をもつ標準物質である．認証値と不確かさが表示され，1つ以上の特性値が確定されている．

血清などの**複合多成分系試料**が測定対象となる臨床化学検査では，目的成分以外の物質の測定値への影響を回避するため，校正に使用する標準物質は血清の組成に類似している必要がある．血清を基材とした標準物質は，実試料標準物質または標準血清とよばれる．これらは，実際の試料に類似した特性をもつ標準物質である．酵素活性の場合，国際臨床化学連合（IFCC）勧告法や日本臨床化学会（JSCC）勧告法がトレーサビリティにおける頂点の測定法となる．また，免疫成分の濃度測定においては，WHO 標準品や EU 圏の標準物質・計測研究所（IRMM）が IFCC の協力のもとに設定した標準物質が存在する．

実用上では，**マトリックス**（matrix）を有した**実試料標準物質**が最も高位の校正物質とされる（**表 5-22**）．これは**常用参照標準物質**（reference standard）とよばれる．次に，**実用標準物質**（working standard）や製造業者製品校正物質（manufacturer's product calibrator）が位置する．これらに対応する操作法は，高位から順に二次基準測定操作法（secondary reference measurement procedure），学会勧告法（recommended method），製造業者社内推奨測定操作法（manufacturer's standing measurement procedure），日常測定操作法（routine measurement procedure）となる．

マトリックス（matrix）

マトリックスは，測定対象物質の周囲に存在する他の成分や物質の総称である．生体試料では，血清や尿などが一般的なマトリックスとして使用される．

3　トレーサビリティ

トレーサビリティ（traceability）は，測定結果を特定の基準に関連づけるための手段であり，信頼性と比較可能性を確保するために重要な要素とされている．特に臨床検査領域においては，標準物質のトレーサビリティを明確に規定することが求められており，国際規格 ISO 17511 の「体外診断用医薬品・医療機器－キャリブレータ，真度管理用物質及びヒト試料に付与された値の計量計測トレーサビリティ確立のための要求事項」によって，トレーサビリティの確立に関する要求事項が示されている．この規格の遵守により，検査機関や研究機関は，自身の測定結果が国際的な基準と比較可能であり，信頼性が確保されていることを示すことができる．また，異なる機関での比較も容易になり，臨床診断や治療の正確性と安全性の向上に貢献することが期待される．

トランスファーラビリティ（transferability）とトレーサビリティ（traceability）

トランスファーラビリティは，最上位の基準測定操作法から中位の校正物質と測定法を用いて，最下位の日常一般法まで正確さが伝達されることをいう．さらに，最下位の日常一般法から最上位の基準測定操作法までさかのぼれることをトレーサビリティという．

1）トレーサビリティ連鎖と校正階層

トレーサビリティ連鎖（traceability chain）と**校正階層**（calibration hierarchy）は，ISO 17511 におけるトレーサビリティの確保のための重要な概念である．

トレーサビリティ連鎖は，測定結果を追跡可能な基準に関連づけるためのプロセスを指す．この連鎖は，日常的な検査で使用される測定結果から始まり，最終的に CGPM（Conférence générale des poids et mesures；国際度量衡総会）による SI 単位系（モル濃度）までの切れ目のないプロセスの流れで構成されている．以下に，トランスファーラビリティの視点順に，トレーサビリティ連鎖と校正階層についての一般的なステップを示す（**図 5-24**）．

生体内試料の測定は，各段階における測定操作法と校正物質によって階層構成されており，基準法によって値が決定された一次校正物質（primary calibrator）により，実用基準法（secondary reference measurement procedure）の校正が行われ，二次校正物質の値が決定される．試薬製造業者においては，基準測定操作法や校正物質をもとに基準測定操作法を実施するための

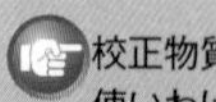

校正物質と標準物質の使いわけ

値付けをした物質を校正物質といい，校正の際に使用する標準物質という．本稿では使用者によって言葉を使いわけている．

表5-22　臨床実試料標準物質の例

認証機関	名称	測定項目	記号	組成・形状
NIST	ヒト血清	Na，K，Cl，Ca，Mg，Li，尿素，尿酸，クレアチニン，コレステロール，中性脂肪	SRM 909	血清・凍結乾燥
	ヒト血清	Na，K，Cl，Ca，Mg，Li，イオン化Ca	SRM 956	血清・凍結
	ヒト血清	グルコース	SRM 965	血清・凍結
	ヒト血清	クレアチニン	SRM 967	血清・凍結
	ヒト血清	コレステロール，HDL-C，LDL-C，中性脂肪	SRM 1951	血清・凍結
	ヒト血清	コレステロール	SRM 1952	血清・凍結乾燥
ReCCS	イオン電極用一次実試料標準物質	Na，K，Cl	JCCRM 111	血清・凍結
	イオン電極用認証実用標準物質	Na，K，Cl	JCCRM 121	血清・凍結
	電解質認証標準物質	Na，K，Cl，Ca，Mg	JCCRM 321	血清・凍結
	電解質標準血清	イオン化Ca		血清
	Li測定用常用標準物質	Li	JCCRM 323	血清・凍結
	血清鉄測定用標準血清	血清鉄	JCCRM 322	血清・凍結
	無機リン測定用常用標準物質	無機リン	JCCRM 324	
	血液ガス測定用標準物質	pH，pCO_2，pO_2	JCCRM 621	溶血液・凍結
	IFCC法HbA1c測定用常用参照標準物質	HbA1c	JCCRM 411	溶血液・凍結
	HbA1c認証実用標準物質	HbA1c	JCCRM 423	溶血液・凍結
	総ヘモグロビン測定用認証実用標準物質	Hb	JCCRM 622	溶血液・凍結
	含窒素・グルコース常用標準物質	尿素窒素，クレアチニン，尿酸，グルコース	JCCRM 521	血清・凍結
	コレステロール一次実試料標準物質	コレステロール	JCCRM 211	血清・凍結
	コレステロール・中性脂肪常用標準物質	コレステロール，HDL-C，LDL-C，中性脂肪	JCCRM 223	血清・凍結
	脂質測定用常用参照標準物質		JCCRM 224	
	尿中成分測定用常用標準物質	Na，K，Cl，Ca，Mg，尿素窒素，尿酸，クレアチニン，無機リン，グルコース	JCCRM U	尿・凍結
JCCLS	常用参照標準物質：常用酵素	AST，ALT，CK，ALP，LD，GGT，AMY	CRM 001	BSAベース・凍結
	常用参照標準物質：ChE	ChE	CRM 002	血清・凍結
IRMM	IFCC血漿蛋白国際標準品	ALB，IgG，IgA，IgM，A2M，AAG，AAT，C3c，C4，HPT，TRF，TTR	ERM-DA470k/IFCC	血清・凍結乾燥
	IFCC血清CRP国際標準品	CRP	ERM-DA472/IFCC	血清・凍結
NMIJ	C反応性蛋白溶液	CRP	CRM 6201	蛋白溶液
	コルチゾール分析用ヒト血清	コルチゾール	CRM 6401	血清・凍結

NIST（米国国立標準技術研究所），ReCCS（検査医学標準物質機構），JCCLS（日本臨床検査標準協議会），IRMM（EU標準物質・計測研究所），NMIJ（産業技術総合研究所　計量標準総合センター）.

（飯塚ら：生物試料分析，2011より）

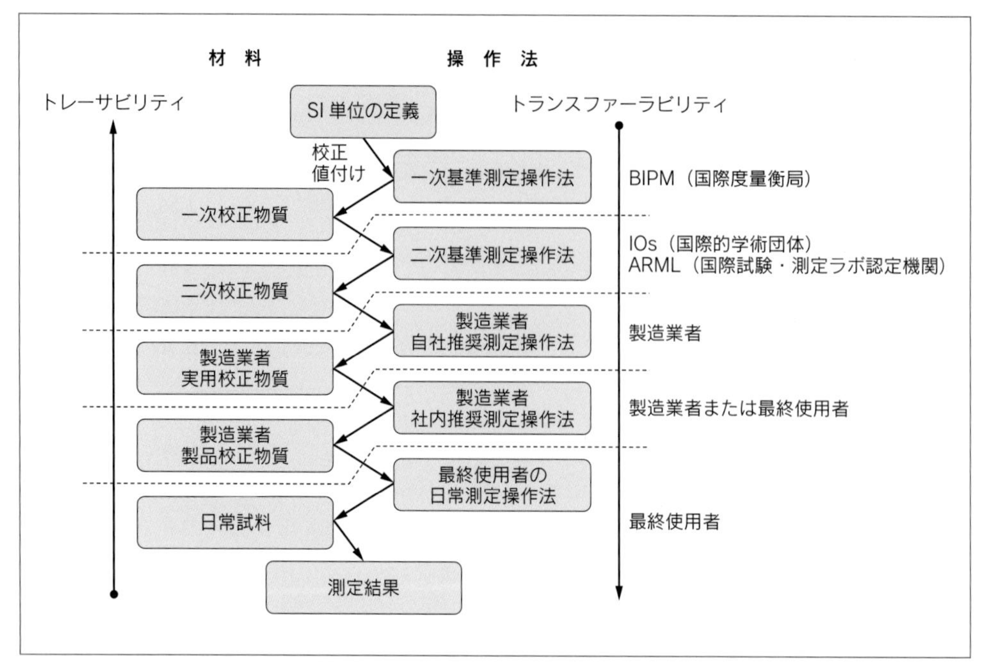

図5-24　ISO 17511における校正階層とSI単位へのトレーサビリティ

測定装置を設計・開発し，実用校正物質の値付けを行い，さらに，日常検査に推奨できる測定法（recommended measurement procedure by substance）として実用校正物質（calibration by manufacturer）を用いて日常一般法の校正を行う．最終使用者は，製造業者の製品校正物質をもとに推奨測定法の校正を行い，日常試料の測定（routine testing and measurement）を行っている．SI 単位系の項目においては，校正物質の最上位に位置するものは純物質であり，非 SI 単位では世界保健機関（WHO）によって設定された国際生物学的標準品（WHO 標準品）である．また，二次校正物質は，日常検査法の校正や正確さの評価，外部精度評価試料への値付けにも用いられる．

基準法や標準物質が規定されている項目については，不確かさが付記されており，値の伝達段階が増えるにつれ，不確かさの値も大きくなる．

このようなトレーサビリティ連鎖と校正階層によって，臨床検査領域における測定結果の信頼性と比較可能性が確保される．SI 単位から始まり，一次基準測定操作法，標準物質，二次基準測定操作法，推奨測定操作法を経て，最終的に日常的な検査で使用される測定結果に至るトレーサビリティ連鎖が構築される．これにより，測定結果の正確性と一貫性が保証され，検査結果の信頼性が高まる．

標準物質と校正物質

トランスファーラビリティの視点において，上位の測定法によって値付けされた校正物質を標準物質という．

BIPMとIOs

BIPM は，国際的なトレーサビリティの確保や標準物質の管理を担当する組織である．IOs は，測定手法やプロトコルの標準化に関与し，試験・測定の実施方法のガイドラインを策定する組織である．

2）トレーサビリティ連鎖の実際例

トレーサビリティ連鎖は，校正物質や基準測定操作法の存在によって異なる方法が用いられる．臨床検査において，SI 単位の定義までさかのぼることが

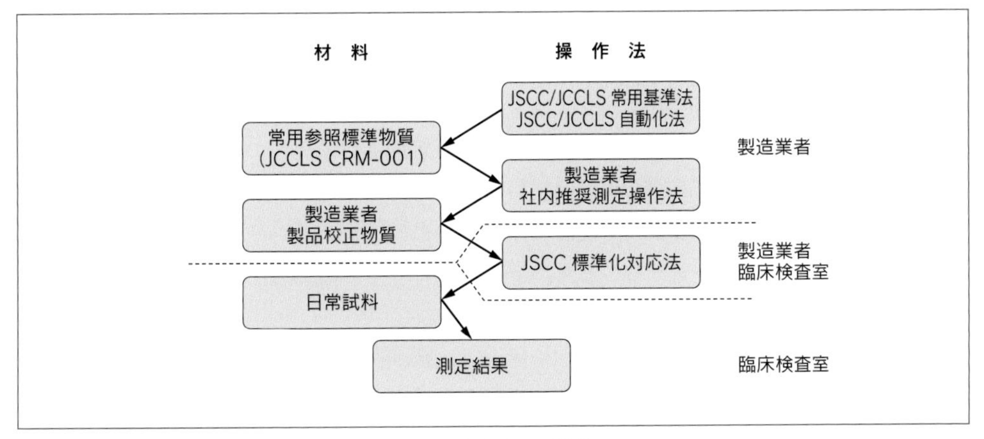

図5-25　わが国における酵素活性測定のトレーサビリティ連鎖

できる体系は数少ない．たとえば，酵素活性測定（AST，ALT，CK，ALP，LD，γ-GT，AMY，ChE）の場合，一次標準物質や一次基準測定操作法が存在しない．このような場合，最上位に位置する測定法を基準測定操作法として採用する方法が一般的である．

わが国において，最上位に位置する基準測定操作法は，JSCC/JCCLSの常用基準法またはその自動化法である．この基準測定操作法の値は，JCCLS認証を受けた常用参照標準物質（JCCLS CRM-001，-002）を介して製造業者の社内標準測定操作法を校正し，さらにその値が製造業者の製品校正物質に値付けされる．このようにして，JSCC/JCCLS常用基準法と互換性のある測定法をJSCC標準化対応法として，製造業者や臨床検査室で使用できる環境が整えられている（**図5-25**）．

血清蛋白成分の測定においては，トレーサビリティ連鎖はIFCCの血清蛋白国際標準品（IRMM DA470k，DA471，DA474）から始まる．臨床検査の国際標準化を推進するために，臨床検査医学におけるトレーサビリティ合同委員会（Joint Committee on Traceability in Laboratory Medicine；JCTLM）が設立され，標準物質（RM）と基準測定操作法（RMP）の整備，および基準測定検査室（reference measurement laboratory；RML）を介したネットワークの構築が進められている．

トレーサビリティ連鎖の構築においては，標準物質や基準測定操作法の厳密な規定と信頼性が求められている．JSCC/JCCLSの常用基準法やIFCCの血清蛋白国際標準品は，国際的な機関や組織によって評価され，認証を受けた信頼性の高い基準として位置づけられている．これにより，トレーサビリティ連鎖が確立され，臨床検査結果の比較や交換が可能となる．

トレーサビリティ連鎖の構築には，標準物質の製造業者，測定法の開発者，および検査室の間での綿密な連携と情報の共有が不可欠である．標準物質の製造業者は，正確かつ信頼性の高い値を提供するために，厳格な測定手順と品質管理を実施する．測定法の開発者は，基準測定操作法の確立や検査室での正確な測定方法の提案を行う．検査室は，校正物質や製造業者の社内推奨測定操作法を使用して日常の検査を実施し，結果のトレーサビリティを確保する．

このようなトレーサビリティ連鎖の運用には，さまざまな品質管理活動や外部評価の参加も重要である．検査室は定期的な内部品質管理や外部品質管理プログラムに参加し，測定結果の正確性と信頼性を確認する．さらに，国内外の評価機関や認定機関による監査や認証を受けることも，トレーサビリティ連鎖の信頼性を高める一環として重要である．

トレーサビリティ連鎖の確立には，国内外の専門家や研究者，機関間の協力が重要である．情報や知識の共有，共同研究，国際的な規格やガイドラインの策定などが行われ，トレーサビリティ連鎖の信頼性と一貫性が向上している．一次標準物質や一次基準測定操作法が存在しない場合でも，トレーサビリティ連鎖を確立するためには，信頼性の高い測定法と標準物質の使用，厳格な品質管理，国際的な標準化の取り組みが重要である．これによって，臨床検査の正確性と信頼性が確保され，医療の質の向上に貢献することができる．

4 共用基準範囲

基準範囲は，臨床検査値が医学的情報として活用されるうえで重要な役割を果たしている．しかし，施設ごとに異なる基準範囲が設定されているため，多施設のデータを統合した場合に異なる基準範囲が問題になることがある．近年では，PHR（personal health record）やEHR（electronic health record），さらに臨床検査ビッグデータの利活用プロジェクトのような多施設のデータを統合した運用を目指すプロジェクトが推進されており，多施設で利用可能な共用基準範囲の設定が急務となっている．ただし，共用基準範囲が適用できる施設は，各施設の正確さが保たれていることが前提となる．

PHRとEHR

PHR：個人が自分自身の健康情報を記録・管理するための電子的なツール．
EHR：医療従事者が患者の健康情報を記録・管理するための統合電子カルテ（患者の診断，治療，処方箋，検査結果など）．

このような背景から，測定方法の標準化とともに基準範囲の共用化が望まれるようになり，わが国では日本臨床検査医学会，日本臨床化学会，日本臨床衛生検査技師会，日本検査血液学会からなる合同基準範囲共用化WGが，多施設共同の基準範囲設定調査を実施し，共用基準範囲案を設定している．また，国際的には，IFCC基準範囲判断値委員会が基準範囲の議論を行っている．

これらの活動をベースに，日本臨床検査医学会が設立したJCCLS内の基準範囲共用化委員会が，共用可能な基準範囲の設定と普及を目指した活動を行っている（**表5-23**）．共用基準範囲の設定により，医療現場の標準化が進み，効率的な医療提供体制の構築につながると考えられている．

共用基準範囲設定は，あくまでも指標の一つであり，その指標を適切に設定することで品質や効率の向上が期待できる．適切な共用基準範囲を設定するためには，測定方法の統一や検査手順の明確化が不可欠であり，それらが進んだうえで共用基準範囲を設定することが望ましい．

表5-23　JCCLS共用基準範囲

項目名称	項目	単位		下限	上限
白血球数	WBC	$10^3/\mu L$		3.3	8.6
赤血球数	RBC	$10^6/\mu L$	M	4.35	5.55
			F	3.86	4.92
ヘモグロビン	Hb	g/dL	M	13.7	16.8
			F	11.6	14.8
ヘマトクリット	Ht	%	M	40.7	50.1
			F	35.1	44.4
平均赤血球容積	MCV	fL		83.6	98.2
平均赤血球血色素量	MCH	pg		27.5	33.2
平均赤血球血色素濃度	MCHC	g/dL		31.7	35.3
血小板数	PLT	$10^3/\mu L$		158	348
総蛋白	TP	g/dL		6.6	8.1
アルブミン	Alb	g/dL		4.1	5.1
グロブリン	Glb	g/dL		2.2	3.4
アルブミン，グロブリン比	A/G			1.32	2.23
尿素窒素	UN	mg/dL		8	20
クレアチニン	Cr	mg/dL	M	0.65	1.07
			F	0.46	0.79
尿酸	UA	mg/dL	M	3.7	7.8
			F	2.6	5.5
ナトリウム	Na	mmol/L		138	145
カリウム	K	mmol/L		3.6	4.8
クロール	Cl	mmol/L		101	108
カルシウム	Ca	mg/dL		8.8	10.1
無機リン	IP	mg/dL		2.7	4.6
グルコース	Glu	mg/dL		73	109
中性脂肪	TG	mg/dL	M	40	234
			F	30	117
総コレステロール	TC	mg/dL		142	248
HDL-コレステロール	HDL-C	mg/dL	M	38	90
			F	48	103
LDL-コレステロール	LDL-C	mg/dL		65	163
総ビリルビン	TB	mg/dL		0.4	1.5
アスパラギン酸アミノトランスフェラーゼ	AST	U/L		13	30
アラニンアミノトランスフェラーゼ	ALT	U/L	M	10	42
			F	7	23
乳酸脱水素酵素	LD	U/L		124	222
アルカリホスファターゼ	ALP（JSCC）	U/L		106	322
	ALP（IFCC）	U/L		38	113
γグルタミルトランスフェラーゼ	γGT	U/L	M	13	64
			F	9	32
コリンエステラーゼ	ChE	U/L	M	240	486
			F	201	421
アミラーゼ	AMY	U/L		44	132
クレアチン・ホスホキナーゼ	CK	U/L	M	59	248
			F	41	153
C反応性蛋白	CRP	mg/dL		0.00	0.14
鉄	Fe	μg/dL		40	188
免疫グロブリン	IgG	mg/dL		861	1747
免疫グロブリン	IgA	mg/dL		93	393
免疫グロブリン	IgM	mg/dL	M	33	183
			F	50	269
補体蛋白	C3	mg/dL		73	138
補体蛋白	C4	mg/dL		11	31
ヘモグロビンA1c	HbA1c	% (NGSP)		4.9	6.0

（「日本における主要な臨床検査項目の共用基準範囲」JCCLS:2022年より）

Ⅵ 測定法の信頼性評価

新たな測定法を日常検査として導入する場合，測定法の有用性は実用性，信頼性，臨床的特性の3つに大別され，評価される．実用性は，処理速度，安全性，試薬や消耗品などのコスト，臨床検査技師の技術的熟練度などの測定法の運用に関する特性であり，信頼性は測定値の正確さ，精密さなどに関する特性である．さらに，臨床的特性は，疾病の診断，治療，予防，健康管理という用途に合わせた要求事項を満たし，検査結果が有効に利用されるよう，客観的な医療情報を提供する必要がある．

1　技術的評価

日常検査で用いる測定試薬や自動分析装置といった測定システムは，信頼性の高い結果が得られることを保証されている必要がある．その妥当性を客観的に評価することをバリデーション（validation）という．日本臨床化学会クオリティマネジメント専門委員会から「定量測定法に関するバリデーション指針」，アメリカのCLSI（Clinical and Laboratory Standards Institute：旧称NCCLS）から評価法のガイドラインが提示されており，測定方法を検証するための指針となっている．

2　妥当性確認（validation）と検証（verification）

バリデーション（妥当性確認）とは，測定法が意図する用途または適用に関する要求事項を満たしていることを客観的証拠の提示によって確認することである．測定システムが日常検査に適用できる性能を有しているかどうかを判断するために，バリデーション特性項目を適切な手順にしたがって実施していく**（図5-26，表5-24，表5-25）**．

ベリフィケーション（検証）とは，規定した要求事項が満たされているという目的の証拠を検査施設内で確認することであり，限られた環境条件のなかで実用性を考慮して必要な項目を実施する．検証後は，バリデート（妥当性が確認）された結果を文書化し保存しておく．

バリデーションは，試薬メーカー，分析装置メーカー，測定システム提供メーカー，これらを使用する検査実施者によって実施される．バリデーションの対象となる特性は，**真度**（trueness），**精密さ**（precision），**特異性**（specificity），**検出限界**（limit of detection），**定量限界**（limit of quantitation），**直線性**（linearity），**範囲**（range），**頑健性**（robustness），**トレーサビリティ**（traceability）と**不確かさ**（uncertainty）などである．これらの評価対象特性のなかで，精密さは，日内・日間における濃度の一定した試料の反復測定値を用いて評価する．また，真度と特異性は，標準物質，ブランク，添加回収試験，妨害（干渉）物質の影響試験，基準となる測定法との比較などによって評価する（第5章Ⅱ 2-2　真度と精密さ（p.82～83）参照）．

頑健性

頑健性とは，測定条件が変動したときに，測定値が影響を受けにくい能力のことであり，測定法の信頼性の指標の一つである．

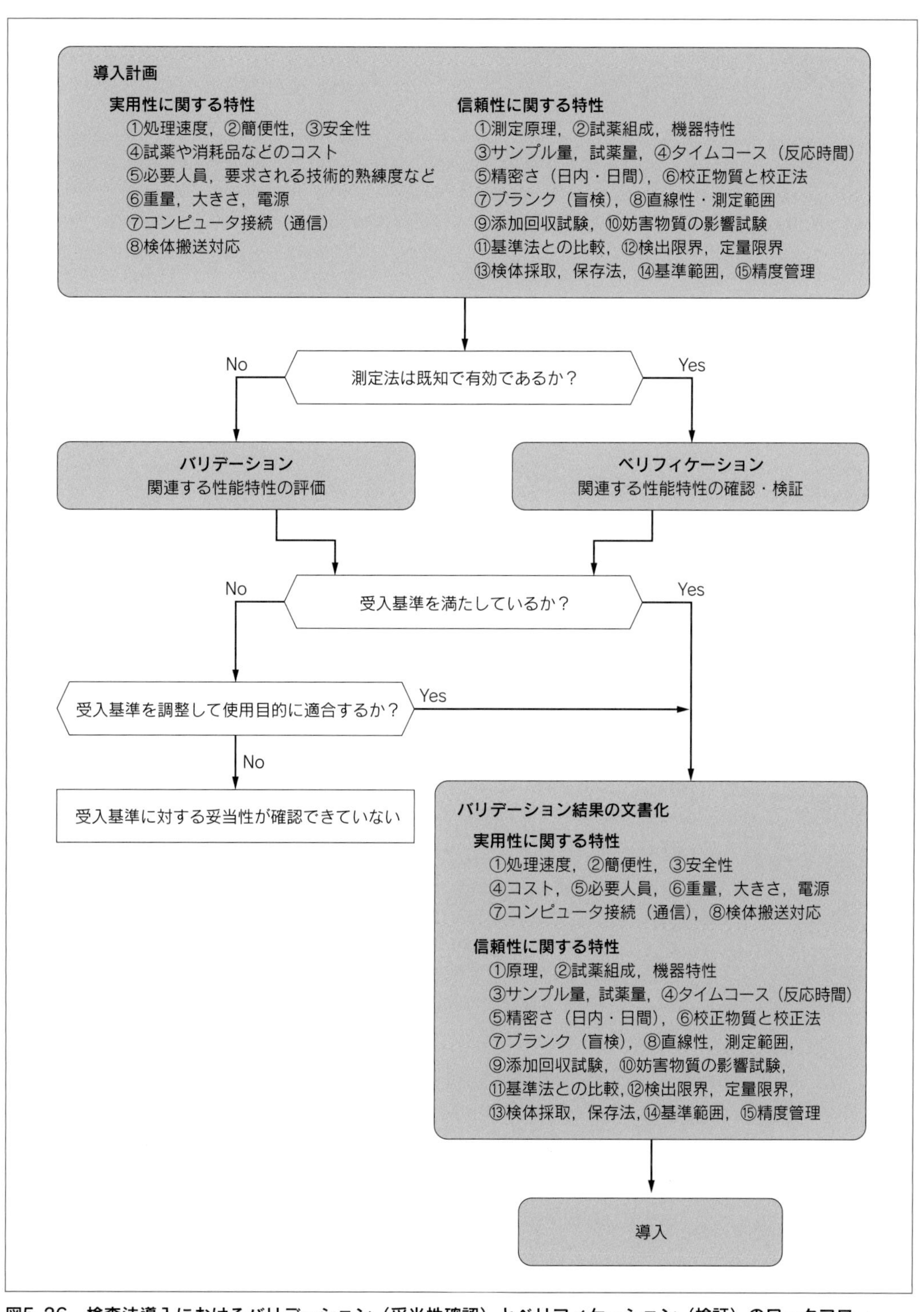

図5-26　検査法導入におけるバリデーション（妥当性確認）とベリフィケーション（検証）のワークフロー

（Roser, R. B., et al.: Clin.Chem. Lab. Med., 2020；**58**(3)：361～367 をもとに作成）

表5-24　バリデーション特性とベリフィケーションの適用範囲

バリデーション特性	メーカーの場合	検査実施者の場合	測定手順を変更した場合
特異性，選択性	+	−	+
真度，正確さ	+	+	+
併行精度	+	+	+
室内再現精度	+	+	+
室間再現精度	−+*	−+*	−+*
検出限界	−+**	−+**	−+**
定量限界	+	+	+
直線性	+	+	+
範囲	+	−	+
頑健性	−+***	−+***	−+***
トレーサビリティ，不確かさ	+	+	+

＋：通常実施すべき項目，－：通常実施しない項目．
*：室間共同試験による．
**：測定対象が微量な場合は実施．
***：測定した測定条件で実施可能な場合．
（日本臨床化学会クオリティマネジメント専門委員会：定量測定法に関するバリデーション指針より引用）

表5-25　CLSIによる測定法の信頼性に関する特性の評価法ガイドライン（抜粋）

定量測定法の精密さの評価法	EP5-A2—Evaluation of Precision Performance of Quantitative Measurement Methods : Approved Guideline - Second Edition (2004)
測定法の直線性の評価法	EP6-A—Evaluation of the Linearity of Quantitative Measurement Procedures : A Statistical Approach ; Approved Guideline (2003)
妨害物質の影響に関する試験法	EP7-A2—Interference Testing in Clinical Chemistry : Approved Guideline - Second Edition (2005)
患者試料を用いた測定法間のかたよりの評価法	EP9-A2IR—Method Comparison and Bias Estimation Using Patient Samples : Approved Guideline - Second Edition (2010)
定量検査法の性能の予備的評価	EP10-A3—Preliminary Evaluation of Quantitative Clinical Laboratory Measurement Procedures : Approved Guideline - Third Edition (2006)
定性検査法の性能のユーザ評価手順	EP12-A2—User Protocol for Evaluation of Qualitative Test Performance : Approved Guideline - Second Edition (2008)
マトリックス効果の評価法	EP14-A2—Evaluation of Matrix Effects : Approved Guideline - Second Edition (2005)
精密さと正確さのユーザ性能検証	EP15-A2—User Verification of Performance for Precision and Trueness : Approved Guideline - Second Edition (2005)
検出限界と定量限界の評価手順	EP17-A2—Evaluation of Detection Capability for Clinical Laboratory Measurement Procedures : Approved Guideline - Second Edition (2012)

ベリフィケーションでは，バリデーション資料をもとに検査実施者が必要な項目を選択して実施し，性能の信頼性に関する特性を検証する．

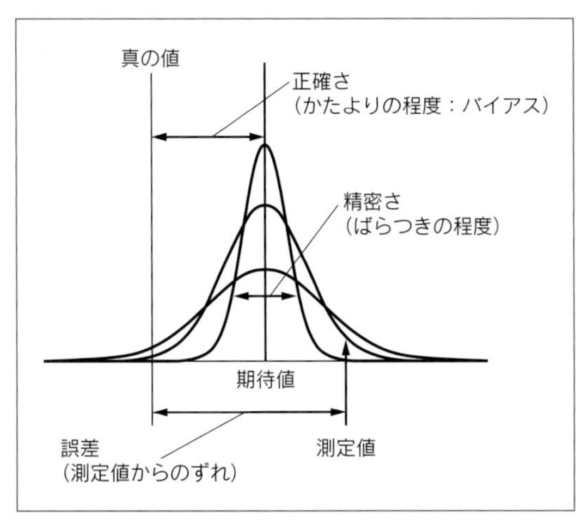

図5-27　正確さ（バイアス）と精密さ

1）バイアス（bias）

バイアスとは，測定値がもつかたよりのこと（**図 5-27**）で，測定試料の測定値あるいは平均値（期待値）と真の値（参照値あるいは参照法による目標値あるいは表示値）との差であり，評価指標として相対値で表される．

相対バイアス（%）＝［(測定値－参照値) / 参照値］×100

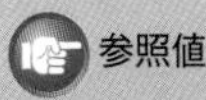 **参照値**

ある標準物質を基準となる測定法で測定して得られた測定値のこと．

濃度の異なる 3 種類以上の標準物質が得られる場合には，認証値と測定値の関係を回帰分析し，比例系統誤差，一定系統誤差，直線性のそれぞれにより評価できるが，日常検査法による患者検体の測定値のバイアスは，基準測定操作法による測定値がなければ評価できない．

認証値

認証標準物質（CRM）において，その認証書に記載された規定特性の値のことであり，各認証値には表記された信頼水準での不確かさがついている（p.121 参照）．

2）共存物質の影響，マトリックス効果，コミュータビリティ（相互互換性）

血液や尿のなかには，**マトリックス**とよばれる，測定対象物質の周囲に存在する他の成分や物質が存在する．さらに，多成分系試料の測定では，測定対象物質以外に共存する，ビリルビン，混濁，溶血，薬物，抗凝固剤といった種々の妨害（干渉）物質が含まれていることがあり，場合によっては測定に影響を及ぼし，測定値に誤差を生じることがある．

コミュータビリティ（相互互換性）とは，ある標準物質や患者試料に対して，一組の測定法間で，①得られた測定値に一定の直線関係があり乖離例がみられない，②標準物質や患者試料との反応性が一致する，の両方が満たされた状態をいう．基準測定操作法と日常検査法の間で，トレーサビリティ連鎖が成り立つためには，2 法間で反応性に差がなく，コミュータビリティが満足な状態であることが重要である．

コミュータビリティの評価法として，多数（50 件以上）の患者検体を 2 法で測定し，①直線関係の有無，②直線関係が認められれば，比例系統誤差と一定系統誤差の程度とその原因，③乖離データが認められた場合はその原因，を確認する（第5章Ⅱ 2-5（4）適用事例：基準となる測定法との比較試験（p.93 ～ 94）参照）.

3 検査結果の評価

臨床検査の結果は，基準範囲（reference interval）と臨床判断値（clinical decision limits）の2つの異なる概念によって解釈される．これらの概念は，検査結果の値が基準範囲内にあるか，または病態の存在を示唆しているかを判断するために使用される．検査結果の評価として用いられる基準範囲は，一定の条件を満たす健常者（基準個体）から測定された検査値の分布の中央95％の領域であり，正常・異常の区別や特定の疾患の有無を区別する値ではないため，設定値は一般性をもつ．測定値が標準化されており，値に地域差がなければ設定値は共有できる．臨床判断値は，病期の進行度や治療目標などの目的に応じて異なる診断閾値（カットオフ値）を設定して判断される．カットオフ値の設定の指標は，検査診断特性（diagnostic test characteristics）の概念から客観的に決定できるが，実際には，診療の目的に応じて調整される．また，患者の症状や病歴，他の検査結果と照らし合わせて総合的な判断により診療が進められる．

基準値は，①基準個体の個々の測定値，②検査値の病態変動が低値もしくは高値側に限られる場合における分布の下側もしくは上側の片側5％の値，③臨床診断，治療，予後の判断を行う際の限界値（臨床判断値）の意味で用いられている．基準範囲の定義であれば，①と②は許容されるが，日常診療では③が広く使われており，診断閾値の概念と混同されているため，基準範囲・基準値と区別する必要がある．

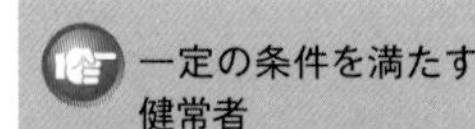

一定の条件を満たす健常者

健常の基準は，①定期的な服薬治療を受けていない，②重篤な既往歴がない，③BMI < 25kg/m^2，④収縮期血圧130mmHg未満，拡張期血圧85mmHg未満，⑤飲酒量酒一合／日未満，⑥喫煙しない，という厳しい条件を満たすものとする．
さらに，LAVE法により，主要9検査項目（アルブミン，尿酸，血糖，TG，HDL-C，LDL-C，AST，ALT，γ-GT）に1つでも異常値があった場合はその人を除外して，生化学検査，末梢血検査の計20項目について基準範囲が設定された．

1）基準範囲

（1）基準範囲の設定

基準範囲は，一定の条件を満たす健常者（基準個体）から求めた，測定値分布の中央95％の値が入る範囲をいい，検査値を解釈するための目安となる．全基準値を並び替え，2.5，97.5パーセンタイル値をそれぞれ基準範囲下限値，基準範囲上限値とする（**図5-28**）．逆にいえば，健常人であっても5％は基準範囲から外れることになる．また，以前は正常値ともいわれていたが，正常と異常を必ずしも区別できる値ではないため，基準範囲とよばれるようになった．

一般に，健常人における測定値の分布が正規分布をとることは少ないが，べき乗変換法を用いることによりほとんどの測定項目が正規分布に変換できる．したがって，正規分布への変換を行い，平均値±1.96SD（標準偏差）を求めた後，上限値，下限値それぞれを逆変換することにより，基準範囲を設定できる．

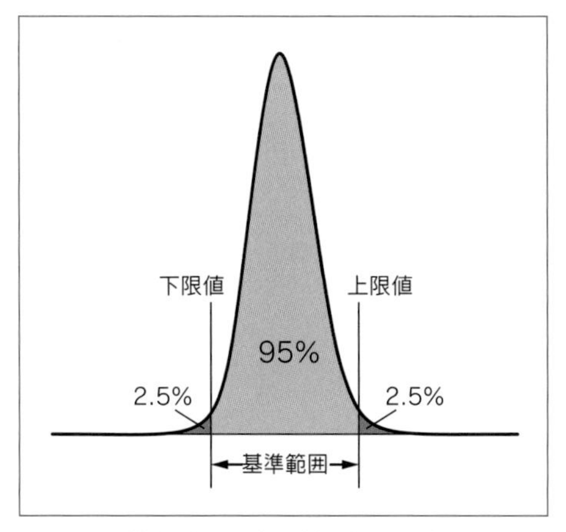

図5-28　基準値の分布と基準範囲の定義

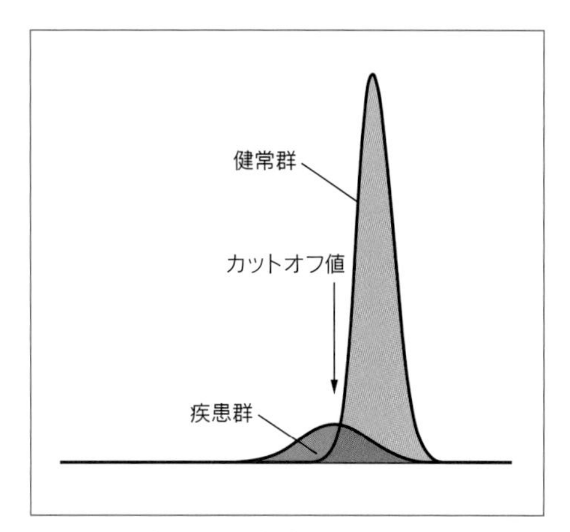

図5-29　診断閾値の概念

さらに，対象となる疾患が特定されている患者群と健常者の群における検査値の分布は重複していることが多い．疾患群と非疾患群との判別を目的とする場合は，基準値ではなく，診断閾値（カットオフ値）を決定する必要がある（**図5-29**）．

(2) 基準値の変動要因

基準値は，個体間，個体内変動があるため，性差や年齢差等の結果の解釈に影響を与える項目については，層別化して基準範囲を設定していく．体位変化や採血条件によっても検査値への誤差が生じるため，注意が必要である．

2）臨床判断値

臨床判断値は，特定の病態をもつ集団から得られた値で，その診断・予防や治療効果や予後について判定を行う際の基準となる値であり，臨床的意義と値の設定法から，診断閾値（カットオフ値），治療閾値，予防医学的閾値に大別できる（**表5-26**）．

(1) 診断閾値（カットオフ値）

診断閾値は，特定の疾患や病態の有無を診断する検査閾値であり，腫瘍マーカーや感染症マーカーなどの疾患特異性が高い検査項目に対して設定され，カットオフ値または病態識別値ともよばれる．症例対照研究によって，疾患群と非疾患群の検査値の分布から，偽陽性・偽陰性を考慮して決定する．

(2) 治療閾値（パニック値）

治療閾値の設定は，緊急検査項目が対象となり，カリウム，血糖，ヘモグロビンなど，その値があるレベルに達すると治療的介入を必要とする検査値であり，パニック値ともよばれる．臨床研究による直接的な設定や検証が困難なため，医学的経験や症例集積研究をもとに設定される．

(3) 予防医学的閾値

予防医学的閾値は，予防医学の見地から一定の対応が求められる検査の閾値

表5-26　基準範囲と臨床判断値の比較（JSLM2018より引用）

	基準範囲	臨床判断値		
		診断閾値	治療閾値	予防医学的閾値
概念	健常者の測定分布	疾患群と非疾患群を判別する最適なカットオフ値	医学的介入が必要とされる検査の閾値	将来疾患の発症が予測され，予防医学的見地から対応が要求される検査の閾値
設定値の一般性	もつ（特定の疾患の識別を行わない）	もたない（特定の疾患に対してのみ有効）	もつ（要介入病態は原疾患に依存しない）	もたない（特定の疾患に対してのみ有効）
対象となる検査	一般検査のほとんど	腫瘍マーカー，自己抗体検査，感染症マーカーなど	K，Ca，NH_3，Cre，血糖，Hb，WBC，PLT など	HDL-C，LDL-C，UA，TG，HbA1c
設定対象集団	一定の条件を満たす健常個体（実態調査）	特定の疾患群と非疾患群（症例対照研究）	事例報告から判断（症例集積研究）	特定疾患を将来起こしうる集団（コホート研究）
設定法	基準個体の測定値の分布中央から95％の範囲	有病率，偽陽性・偽陰性を考慮して設定	医学的経験則に基づいて設定	検査値の層別化により求めた相対リスクから専門家が設定

		真の状態（病気の有無）	
		陽性	陰性
検査結果	陽性	真陽性(a)	偽陽性(b)
	陰性	偽陰性(c)	真陰性(d)
		感度 $\frac{真陽性の数}{真陽性+偽陰性} = \frac{a}{a+c}$	特異度 $\frac{真陰性の数}{偽陽性+真陰性} = \frac{d}{b+d}$

図5-30　検査診断特性

であり，生活習慣病などの特定の疾患の発症リスクが高い検査に対して設定される．メタボリックシンドロームと ALT，γ-GT，HDL-C，TG，UA の関連性といった，検査値と発症率の関連をコホート研究により調査していく必要がある．

3）臨床的有用性

臨床的有用性を評価する場合の評価法としては，検査診断特性がある．検査診断特性は，感度と特異度を用いて評価される（図5-30）．目的の疾患の有無と，検査値のカットオフ値に対して陽性か陰性かの情報に基づき検査の能力を評価することができる．感度と特異度は，検査のパフォーマンスを評価する

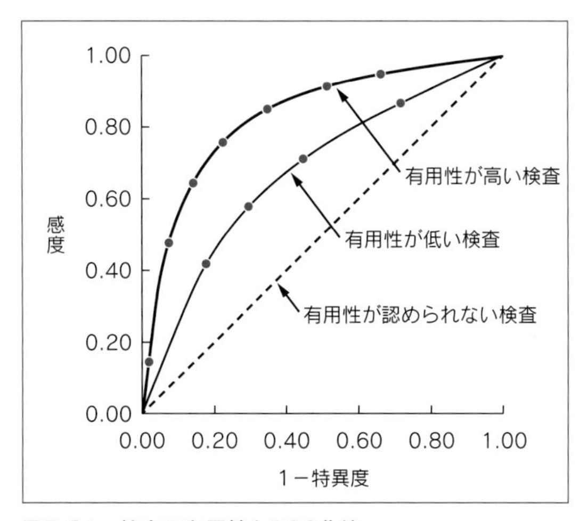

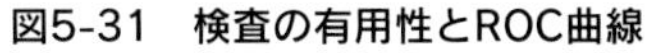
図5-31　検査の有用性とROC曲線

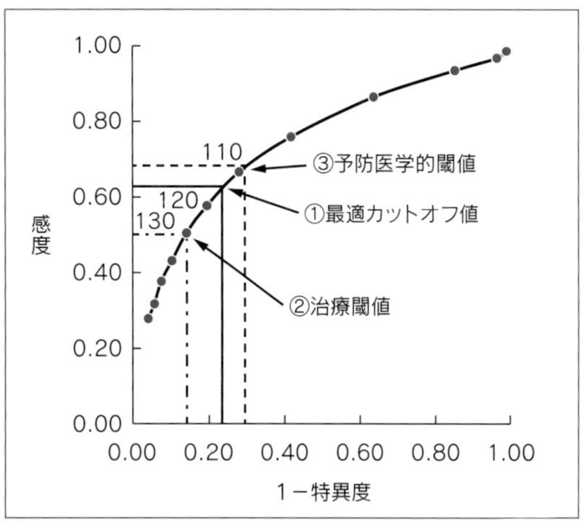

図5-32　ROC曲線と診断閾値の関係

ために重要な指標であるが，互いにトレードオフの関係にある．感度を高くすると病態を見逃すことが少なくなるが，特異度が低下し，偽陽性の結果が増える可能性がある．逆に，特異度を高くすると，偽陰性の結果が増える可能性がある．

トレードオフ
両立できない関係性であり，一方を追求するともう一方を犠牲にしなければならないこと．

(1) 感度（sensitivity）

感度は，病気がある場合に検査結果が陽性となる割合を示す指標である．感度は，病態の存在を正しく検出する能力を示す．感度は，真陽性/（真陽性＋偽陰性）で計算できる．

(2) 特異度（specificity）

特異度は，病気がない場合に正しく陰性結果を示す能力を表す．特異度は，真陰性/（偽陽性＋真陰性）で計算できる．特異度は，健康な状態を正しく判断する能力を示す指標である．

(3) ROC曲線と診断閾値

ROC曲線（受信者動作特性曲線，receiver operating characteristic curve）は，感度と特異度の計算過程において，検査の陽性と陰性を分別するためのカットオフ値を変化させ，各カットオフ値に対する感度と特異度を計算し，縦軸に「感度」，横軸に「1－特異度」をプロットして作図したものである．この曲線の曲線下面積（area under curve；AUC）を用いて検査の診断性能を評価できる．曲線下面積は0.5～1.0の範囲で，1.0に近いほど，目的の疾患に対する診断的有用性が高いことを示す．一方，0.5となる直線になった場合は，診断的有用性が認められない検査であることを示す（**図5-31**）．

図5-32に，糖尿病と血糖値の関係を想定したROC曲線を示す．計算上の最適なカットオフ値は，感度と特異度が最も高くなる点を示す．これは，ROC曲線を求めるときに使用したデータに基づく結果であり，実際の診療で用いられているカットオフ値に近い計算結果が導出できる．

第6章 検査の安全管理と倫理

I 医療安全

医療とは，危険な環境で，不安定な患者に，不確実な思考特性をもつ医療従事者が危険な技術を行使するものであり，そもそも事故が起こりやすい．医療現場での事故の大部分は，知識や技術などテクニカルスキルのエラーによるものではなく，コミュニケーション，状況認識，チームワークなど**ノンテクニカルスキル（図6-1）**の不足により発生するため，安全な医療には自分の気づきを確実に意味づけ，発信し，周囲と共有しチームの活動につなげるといった，個人やチームのノンテクニカルスキルの向上が必須となる．医療現場で働くすべての者が，医療事故を自分のこととしてとらえて，医療安全に対する意識や技量を高め，発生した事故や危機（リスク）の対処であるリスクマネジメントにとどまらず，事故の起こらない安全な環境を目指した**セーフティマネジメント**に取り組む必要がある．

ノンテクニカルスキル
自分の気づきや知識をチームメンバーと共有する能力で，医療事故の多くにノンテクニカルスキルの不足が関与している．

セーフティマネジメント
発生した事故（リスク）の後追い対策ではなく，前向きに安全な環境をつくるためにどうするか，成功例の解析を含めて対策を講じること．

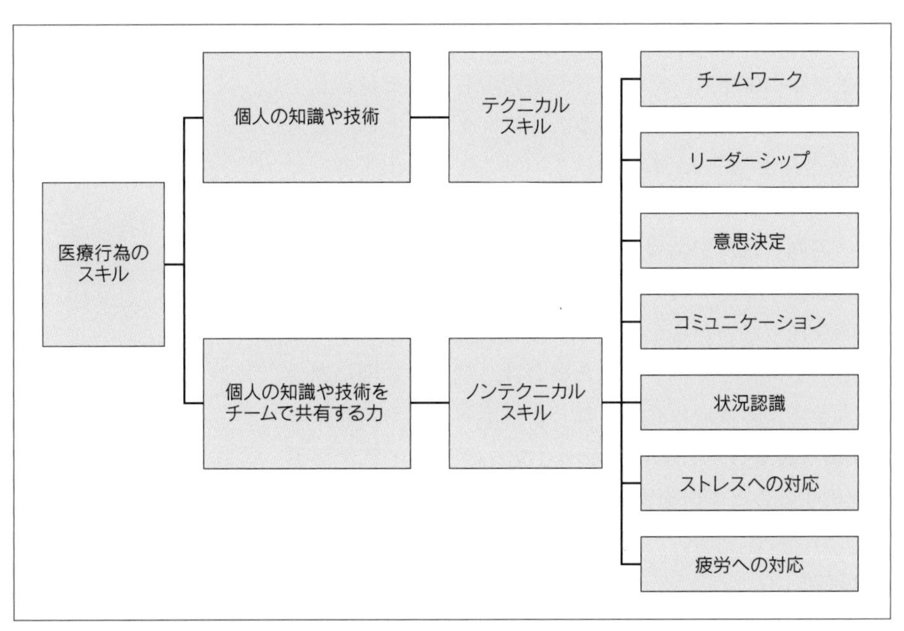

図6-1　医療を安全にするために必要なテクニカルスキルとノンテクニカルスキル

1　医療事故と医療過誤

1）医療事故

医療事故とは，医療のすべての過程において発生したすべての予定外の出来事（結果）を示し，医療行為には問題がないにもかかわらず発生した過失のない医療事故と，医療行為に問題があって発生した過失のある医療事故（医療過誤）とに分けることができる．医療従事者の過誤や過失の有無は問わず，合併症や偶発症，回避不可能事例，院内で患者が起こした自損事故，あるいは医療従事者が不利益を被った出来事も含まれる．なお，**医療事故調査制度**における医療事故とは，「提供した医療に起因し，又は起因すると疑われる死亡又は死産であって，当該管理者が当該死亡又は死産を予期しなかったものとして厚生労働省令で定めるものである」とされている．

医療事故調査制度
対象となる医療事故が発生した医療機関において第三者を含む院内調査を行い，その調査報告を医療事故調査・支援センターが収集・分析することで再発防止につなげるための制度．

2）医療過誤

医療過誤とは，医療従事者が当然払うべき注意を払わなかった場合や，行為そのものが誤りであった場合などに発生した医療事故を示す用語である．実際の行為による事故だけではなく，医療従事者に求められている説明の不履行も当然払うべき義務違反と判断される．医療過誤と判断するか否かについては，医療従事者側と患者・家族側とで認識の相違が生じて論争になることが多いため，患者対応内容，医師や看護師との電話連絡内容，部署内での対応内容などを常に記録に残しておく習慣をつける．

2　インシデント・アクシデント

医療現場で起こるさまざまな出来事は，その内容や実害の有無などによりインシデントあるいはアクシデントに分けられている．インシデントとは，被害を及ぼすことはなかったが，“ヒヤリ”と，あるいは“ハッ”とした出来事（ヒヤリハット）を示し，仮に実施されたとすれば何らかの被害を与えたであろうことが予測される行為や，実施されたが結果として被害がなくその後の観察も必要でなかった行為などが該当する．一方アクシデントとは，なされた行為により一時的あるいは恒久的な何らかの対応を必要とする有害な事象が生じた出来事を示す．インシデントやアクシデントが生じた場合は，院内の規則に則って，生じた影響の有無や大きさ，あるいは必要となった対応の有無や内容により，レベル0から5に分類（**表 6-1**）して報告し（インシデント・アクシデントレポート），それを解析することで医療安全の向上につなげていく．

3　医療事故発生時の対処

医療事故発生時には，まず人的被害の有無や程度を確認する．被害の対象は患者である場合も医療従事者である場合も考えられ，何らかの被害がある場合はその対処と拡大防止を最優先にする．人間には**正常性バイアス**という思考特性があるため，“このくらいは大丈夫”と被害を否認しやすい．しかし，自分

正常性バイアス
何らかの変化に気がついても，変動の範囲内だ，一時的な変化だ，急変はしない，これまでも大丈夫だったから今回も大丈夫，などと事態を正常の範囲内ととらえる思考特性．

表6-1　インシデント・アクシデントレベル

	レベル	障害の継続性	障害の程度	事例の内容
インシデント	レベル0			間違いが実施前に発見され，実施されなかった．もしも実施されたら何らかの被害が生じたと予測された．
	レベル1	なし		間違いが実施された．しかし，患者への実害はなく（何らかの影響を与えた可能性は否定できないが），その後の観察も必要なかった．
	レベル2	一過性	軽度	処置や治療は行わなくてすんだ．しかし，観察の強化や心身への配慮が必要になったり，安全確認のための検査が必要になったりした（バイタルサインに軽度の変化があったなど）．
	レベル3a	一過性	中等度	簡単な処置や治療を要した（消毒，湿布，鎮痛薬投与など）．
アクシデント	レベル3b	一過性	高度	濃厚な治療を要した（人工呼吸器の装着，手術，入院期間の延長，外来患者の入院，骨折など）．
	レベル4a	永続的	軽度～中等度	永続的な障害や後遺症が残った．しかし，有意な機能障害や美容上の問題は生じなかった．
	レベル4b	永続的	中等度～高度	永続的な障害や後遺症が残った．さらに，有意な機能障害や美容上の問題が生じた．
	レベル5	死亡		事故が原因となり被害者が死亡した．

（東京慈恵会医科大学附属病院セーフティマネジメントマニュアルを改変）

が大丈夫だと判断した後に大きな事態に発展したケースは後をたたないため，自分だけで判断せず複数で対応することが安全確保につながる．事故対処後は，各医療機関の事故報告システムに則って第一報を報告し，それに続いて詳細な事故解析を含めた事例経過，講じた対応，説明内容と相手の理解程度，今後の改善策などを報告する．

4　医療事故防止対策

1）システム対策

医療事故防止には，安全なシステムの構築とそれを活用する人の教育が必須となる．システム構築とは，出来事を表面上の解析で片づけることなく安全向上の材料として解析することで，行動規定を全体のマニュアルに入れ込むこと，事故報告に則って各々の作業の**標準作業手順書**（standard operating procedures；SOP）をバージョンアップしていくことである．

2）人の行動対策

システムを構築してマニュアルを改善しても，医療を行うのが不完全な人間であるため，ヒューマンエラーによる事故が起こりうる．ヒューマンエラーの大部分は確認不足や認識の相違により発生するため，指差呼称（指差し声出し確認），指示の復唱による**クローズド・ループ・コミュニケーション**，構造化された簡潔な指示出しなどのコミュニケーションスキルを全員が身につける．

標準作業手順書(SOP)

作業手順を中心に狭い範囲をまとめたもので，業務の効率化や均一化など業務全体の質を向上させる．マニュアルは作業手順や注意事項など作業全体をまとめたもの．

指差呼称（指差し声出し確認）

作業対象を指差し，名称と状況を声に出して発信することで意識的に確認させる安全推進行為．指差しと声出しを行うことで人為的ミスが明らかに減少することが示されている．

クローズド・ループ・コミュニケーション（closed loop communication）

コミュニケーションスキルの基本で，①発信者が指示を出し，②指示を相手が「繰り返します」と前置きして復唱し，③最終的に発信者が「それでお願いします」と相手の受領を確認して責任を移譲すること．

5　患者と検体の確認

1）患者の確認

患者誤認による事故は後をたたない．目の前にいる患者を自分が対応する患者だと思い込み名前を確認しなかった，確認の仕方が不適切だった，違う患者が検査室に入ってきた，隣のベッドの患者を対応患者と勘違いして検査してしまったなどパターンはさまざまである．「確認のためお名前を教えていただけますか？」と質問し，患者の「○○○○です」というフルネームの返答を確認し，自分で「○○○○さんですね」と伝票やラベルに記載された名前を指差し声出し確認しながら会話のループを自分で閉じて確認作業を終了する習慣をつける．また，確認作業には患者もチームの一員として参加してもらい，採血管バーコードや検査依頼伝票などに記載された患者氏名を患者にもみせて，自分で確認してもらうことも必須の対策となる．

患者の確認

患者の確認は，医療従事者が「お名前を教えていただけますか」と問いかけ，患者自身が「○○○○です」とフルネームで答え，それを医療従事者が「○○○○さんですね」と復唱することで行う．同姓同名患者による誤りを防ぐため，生年月日を確認するとさらに確実になる．

2）検体の確認

多くの病院で電子カルテやオーダリングシステムが導入され，検査依頼，項目がまとめられたバーコード発行，バーコードリーダーによる検体確認などの自動化が進んでいる．とはいえ検体の取り間違い，バーコードの貼付間違い，異なる患者の採血管の使用，検体の紛失など，電子化では防ぐことのできない検体に関する間違いが後をたたない．さらに，紙運用される検査項目もあるため，異なる検体である可能性を常に念頭において対応する必要がある．検査部門の行動チェックにとどまらず，検体提出側が適切な採血管に適切な量，適切な本数採取して提出したのか，病態の変化ではなく別人の検体ではないかと疑って問い合わせることも重要な検体の確認対策である．

病理検査では，検査依頼は電子化が進んでいるものの病理検査室に運ばれてくる検体は，1つの容器に複数入っていたり，採取部位の異なる検体が同じ検体入れに入っていたり，依頼した医師の検査に対する要望が伝わりにくい環境がある．また，包埋や染色など，時間と複数の人の手を介する複雑な処理過程があることも，病理検査における危険性を増大させている．

6　パニック値対応

1）パニック値

パニック値とは，Lundberg GD によると「生命が危ぶまれるほど危険な状態にあることを示唆する異常値で，ただちに治療を開始すれば救命しうるが，その把握は臨床的な診察だけでは困難で，検査によってのみ可能である」とされ，最近では国際的に critical value（緊急異常値）ともよばれる．臨床検査技師には，検査で結果を出すだけにとどまらず，異常値を発見した際にその結果を迅速な対処につなげるため，各医療機関で定められているパニック値の規則に則って確実に医師に連絡することが求められている．

2）パニック値に関連したリスク

パニック値が医師に確実に伝わらなかったことによる事故が頻発しており，日本医療機能評価機構からも医療安全情報としてパニック値の連絡・対応遅れへのアラートが発出されている．対応不良のパターンとしては，臨床検査技師が連絡することを忘れた，連絡するよう同僚技師に指示したが伝わらなかった，医師に伝えてもらうよう看護師に依頼したが伝え忘れた，医師に伝えたが医師が対応を忘れた，などさまざまである．臨床検査技師には，確実に連絡することはもちろん，報告するにとどまらず自分の指摘に基づいて何らかの対応がとられたかまで確認することが求められる．なお，パニック値であることを連絡した際には，誰が，いつ，どこの誰に，どのような内容を伝えたかなどの記録を残しておくことも忘れてはならない．

II 感染対策

日常診療では，既知の病原微生物に罹患し感染症を発症した患者や，未知の微生物に感染しているかもしれない検体などを扱うことが多く，適切な感染対策が求められる．また，病原微生物にも，その感染性の強さによっては異なった対策が求められ，対応する人や物品への感染対策はもちろん，感染性ありと疑って対処すべきものや場面を明確にして，どのようなときにどのような感染対策が必要なのかを理解する必要がある．

1 標準予防策（スタンダード・プリコーション）

標準予防策とは，感染症の有無にかかわらずすべての患者の湿性生体物質（血液，汗を除くすべての体液，分泌物，排泄物），粘膜，損傷した皮膚を感染の可能性のある物質とみなし，すべての患者に対応する場合に講じるべき基本的な予防策で，患者と医療従事者双方における**医療関連感染**の危険性を減少させる対策である．標準予防策には，手指衛生（手洗い）に加えて，手袋，キャップ，ガウン・エプロン，サージカルマスク，フェイスシールド・アイシールドなどの個人防護具（personal protection equipment；PPE）の使用があり，患者の状況や場面に応じて選択する．

医療関連感染
院内感染ともよばれ，医療施設入院後あるいは転科後48時間以降に起こった感染症のことをいう．

1）手指衛生

手指衛生は，医療従事者の手指を介した感染から患者を守ること，病原微生物から医療従事者を守ることなどを目的に行われる．アルコールによる手指消毒が手指衛生の基本で，75～80%のエタノールやイソプロパノール（イソプロピルアルコール）などを含有するアルコール手指消毒薬を用いる．WHO推奨製剤は，75v/v%イソプロパノールか80v/v%エタノールを含んでいる．肉眼的に汚れている場合，血液やその他の体液で目にみえて汚染されている場合，トイレを使用した場合，芽胞形成性病原体に曝露した場合などには石鹸と流水での手洗いも必要になり，両者を組み合わせた手指消毒が効果的である．アルコール消毒液は新型コロナウイルスやインフルエンザウイルスなどのエンベロープをもつウイルスには効果的だが，ノロウイルス，ロタウイルスなどのエンベロープをもたないウイルスには効果が落ちるため，ウイルス性感染性胃腸炎が疑われる場合には注意が必要である．

2）手指衛生の5つのタイミング

WHO の「**医療における手指衛生についてのガイドライン**」には，**手指衛生の5つのタイミング**が提示されている（**図6-2**）．5つのタイミングとは，①患者に接触する前（手指を介して伝播する病原微生物から患者を守るため），②清潔/無菌操作をする前（患者の体内に微生物が侵入することを防ぐため），③体液に曝露された可能性のある物質に触れた後（患者の病原微生物から医療従事者を守るため），④患者に接触した後（患者の病原微生物から医療従事者と医療環境を守るため），⑤患者周辺の環境や物品に触れた後（患者の病原微生物から医療従事者と医療環境を守るため）であり，このタイミングで確実に手指衛生を実施することにより医療関連感染を低減できる．

医療における手指衛生についてのガイドライン

病原体の伝播には医療従事者の手指が大きく関与しているため，重要な感染対策としての手指衛生についてまとめられたガイドライン．

3）個人防護具

手指消毒に加えて，手袋，キャップ，ガウン・エプロン（医療従事者のユニフォームを湿性生体物質による汚染から保護するため），**サージカルマスク**（医療従事者の鼻と口の粘膜や皮膚を保護するため，医療従事者から生じた飛沫から患者を保護するため），フェイスシールド・アイシールド（医療従事者の顔や目を保護するため）などの**個人防護具**（PPE）を装着する場合もあり，どのような場合にどのような防護具を用いて対処すべきかを理解しておく必要がある．

サージカルマスク

わが国ではマスク性能の規格はないため，FDAが決めた着用者を守るための指標（微粒子濾過効率，PFE：particle filtration efficiency）や，患者を守るための指標（微生物濾過効率，BFE：bacterial filtration efficiency）などで定められた指標が一定以上のマスクをサージカルマスクとよんでいる．

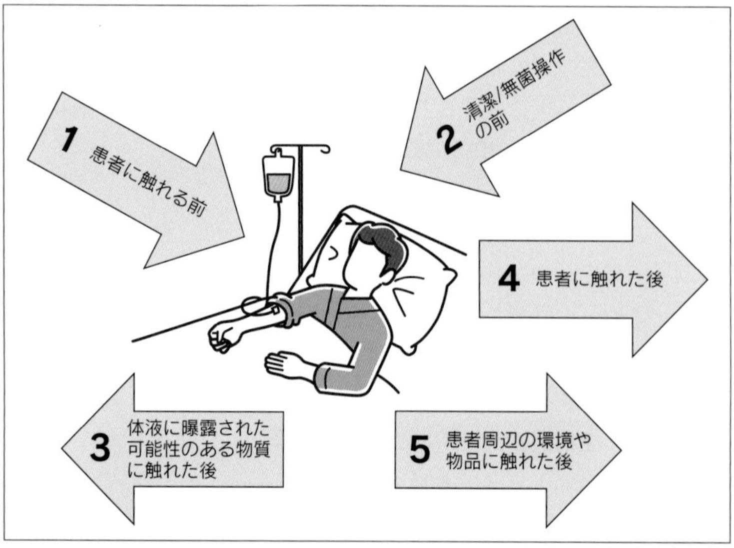

1 患者に触れる前
2 清潔/無菌操作の前
4 患者に触れた後
3 体液に曝露された可能性のある物質に触れた後
5 患者周辺の環境や物品に触れた後

図6-2　手指衛生の5つのタイミング

2 感染経路別予防策

感染経路別予防策とは，病原体の感染経路に応じて標準予防策に付加する対策で，重要な感染経路には①空気感染，②飛沫感染，③接触感染があり，それぞれで対策が異なっている．病原体特有の伝播形式があるが，新型コロナウイルスでは複数の経路があるため対策もより複雑になっている．

1）空気感染予防策

結核，麻疹，水痘など，軽く空中に浮遊し広範囲に飛散する飛沫核（直径5 μm以下の水分を含まない小さな粒子）または空気中に浮遊した感染病原体を含む塵を吸入することによって伝播する疾患に対し実施する感染予防策である．患者を陰圧管理された病室へ隔離するとともに，医療従事者は**N95マスク**を装着して対応する．

N95マスク
米国労働安全衛生研究所（NIOSH）のN95規格で認可された微粒子対応マスクで，0.3 μmの微粒子を95%以上捕集する性能がある．わが国では，結核対策や新型コロナウイルス感染症対策に用いられている．

2）飛沫感染予防策

インフルエンザ，流行性耳下腺炎，風疹など，咳・くしゃみや会話などによって飛んだ，大きく重みがある空中に浮遊しない飛沫（直径5 μm以上の水分を含む粒子）を吸入することによって伝播する疾患に対し実施する感染予防策である．医療従事者はサージカルマスクを装着して対応する．

3）接触感染予防策

薬剤耐性菌，ノロウイルス，流行性角結膜炎，疥癬，クロストリジオイデス・ディフィシルなど，ヒトからヒトに手指を介して直接伝播する場合や，患者の排泄物，血液や体液，患者周辺の器具などに接触することにより伝播する疾患に対し実施する感染予防策である．医療従事者は，湿性生体物質の有無にかかわらず，患者ゾーン入室時に手袋，ビニールエプロンやガウンを着用し，退室時に適切に外す．処置に使用した物品は可能なかぎり患者専用とするが，やむをえず共用する場合は，患者に使用後，適切な方法ですみやかに洗浄，消毒処理する．検査などのために患者が移動する場合は，感染のリスクを最小限に抑えるため十分な手指衛生や排菌部位の被膜に努め，患者退室後は通常の清掃に加えて日常的に手が触れる環境表面を消毒用アルコールまたは0.1%次亜塩素酸ナトリウムを用いて清拭消毒する．

4）新型コロナウイルス感染症の予防策

新型コロナウイルス感染症は，飛沫感染や飛沫が付着した物品からの接触感染が主たる感染経路とされるが，飛沫の大きさや水分量がさまざまであり，空気感染と飛沫感染をあわせた**エアロゾル感染**も重要な感染経路である．そのため，空気感染，飛沫感染，接触感染すべての感染形態への対策が必要となり，原則として**N95マスク**を使用し，手袋，ビニールエプロンやガウンなど，すべての個人防護具を用いた**フルPPE**で対応する．

エアロゾル感染
エアロゾルとは，0.001～100 μmとさまざまなサイズの微粒子の総称で，小さく水分量が少ない軽い粒子は長時間空中に浮遊する．明確な定義はないが，これらの微粒子による空気感染と飛沫感染の両方の性質をもった感染形態がエアロゾル感染とよばれている．

3　針刺し・血液体液曝露感染予防策

採血や手術など，鋭利な器具を使う検査や処置で使用した針を誤って自分に刺してしまう針刺し事故が発生している．針刺し事故は処置場面で起こるだけではなく，使用した鋭利な針やメスなどを不適切な方法で廃棄した際に片付けを担当する人，回収業者などにも発生している．針刺し事故ではB型肝炎，C型肝炎，梅毒，HIVなどの血液媒介性病原体による感染が成立する危険性があり，ウイルス伝播リスクは，感染源がHBe抗原陽性では感染率20～30%，HBe抗原陰性では1～6%，HCV陽性では0.2～0.7%，HIV陽性では0.3%程度とされる．事故防止対策を確実に励行し，事故発生時に適切に対応する．

1）防止対策

針刺し事故は，採血時，抜針時，採血管への分注時などに起こりやすい．そのためリキャップ禁止の徹底，手袋の着用など標準予防策の徹底，針刺し防止器具の正しい使用などが必要となる．針刺しの原因で最も多いのはリキャップであり，採血室での針捨て容器の使用はもちろん，ベッドサイドでも針を使用する際には必ず携帯用針捨て容器を携帯し，リキャップせずにそのまま廃棄する．血液・体液は感染性があるものとして扱い，手袋の着用により針刺しが起こった場合でも曝露血液量を減らすことができるため，採血，血管確保，抜針などの血液・体液に触れる可能性のあるときは必ず手袋を着用する．翼状針には使用後鋭利部分を格納する機能がついているものが多いため，確実に活用することで針刺し事故の確率を下げることができる．

2）針刺し事故後の対応

万が一針刺し事故を起こした場合は，業務を中断し汚染された部位から血液を絞り出しながら大量の流水と石鹸で洗浄する．針刺し事故の原因となった針を使用した患者の氏名とIDがわかる場合には記録し，事故発生の第一報とともに医療機関の担当者に連絡する．医療機関として当該患者の感染症に関する情報を確認する．どの患者に使用したか不明の針はHBs抗原陽性，HCV抗体陽性と判断して対応する．HIVに関してはそれぞれの病院の規定があるためそれに従うが，抗HIV薬の予防内服は24時間以内のすみやかな投与開始が勧められている．いずれにしても事態を軽く考えず，医療機関のマニュアルに沿って対応する．

Ⅲ　安全衛生管理

医療現場では大量の電力，多種多量のガスや薬品，被曝の可能性がある放射性同位元素などを使用し，多種多量の廃棄物を出しながら日常業務が行われている．これらには危険を伴うものが多く，国内法規で扱いが規定されているとともに，ISO 15189などの国際規格でも確実な管理が求められている．安全

ISO 15189

品質マネジメントシステムの要求事項と，臨床検査室が請け負う臨床検査の種類に応じた技術能力に関する要求事項の2つから構成される臨床検査室認定のための国際規格．

な業務のためには，このようなハード面での状況を正しく認識し，適切に管理する必要がある．また，それを使いこなす医療従事者には，身体的負担だけではなく労働時間や各種ハラスメントなど精神的な負担が生じることもあり，組織の維持・成長のためには医療現場や検査現場における（安全）衛生管理が課題となる．さらに，いつ遭遇するかわからない災害に対する対策も必要で，有事に備えて業務を遂行・継続できる体制を日頃から準備しておく必要がある．

1　電気

医療機関における電気の安全管理として，発電設備の設置だけでなく，停電時対応，医療従事者や患者への感電・通電防止対策がある．

1）停電対応

医療機関では停電が生命にかかわる危険をもたらすことになり，平時，緊急時ともに必要なところに必要な電力を供給する体制が敷かれている．その一つが電源コンセントである．一般の商用電源は白色コンセントで，電源停止が瞬時であっても病院の重要な機能や患者の生命に重大な支障をきたすおそれがない機器に電力を供給する回路に用いられる．一方非常電源には，一般非常電源，特別非常電源，瞬時特別非常電源の3種類ある．一般非常電源は赤色コンセントで，商用電源が停止したとき40秒以内に電力供給を回復しなければならない機器に電力を供給する回路，特別非常電源も赤色コンセントで，10秒以内に電力供給を回復しなければならない機器に電力を供給する回路，瞬時特別非常電源は緑色コンセントで，0.5秒以内に電力供給を回復しなければならない機器に電力を供給する回路として設置されている．どこにどのような回路があり，どのような機器がつながれているのかを日頃よりチェックしておく．

2）患者・医療従事者への感電リスク

医療機器からは微弱な電流が漏れており，この漏れ電流が体に流れ込むと，場合によっては心室細動から死につながることがある．医療機器による感電は，皮膚を通して感電することで起こる**マクロショック**と，身体のなかに留置したカテーテルやモニタなどから直接心臓などに感電することで起こる**ミクロショック**に分けられている．このように，医療機器は感電リスクを引き起こす危険性があるため，医用電気機器の安全規格に関しては，JIS T 0601-1:2023で「医用電気機器—第1部：基礎安全及び基本性能に関する一般要求事項」が定められ，保護手段別のクラス分類と患者への適用の仕方による形別分類がなされている．クラス分類では追加保護手段別に3つに分類されており，クラスI機器はアースを付けることで万一漏電しても漏れ電流が患者や操作者に流れないように配慮した機器，クラスII機器は電源部が補強絶縁されている二重絶縁のためアースなしで安全に使用できる機器，内部電源機器は内蔵した電池で動く機器である．形別分類では，機器を患者身体の体表に装着するのか，心臓

表6-2　医用電気機器の安全規格，クラス分類と形別分類と漏れ電流による規制

	クラス分類	保護手段	追加保護手段	備　考
クラス分類	クラスⅠ機器	基礎絶縁	保護接地	保護接地設備が必要で 3P コンセント使用
	クラスⅡ機器		補強絶縁	使用上の使用制限なし
	内部電源機器		内部電源	外部電源に接続する際はクラスⅠまたはクラスⅡ機器として働くこと
形別分類と漏れ電流の規制	形別分類	正常状態での患者漏れ電流	外部からの流入	適用範囲
	B 形	マクロショック対策として最小感知電流である 1mA の 1/10 である 100 μA	保護なし	皮膚表面の電極貼付など体表にのみ適用
	BF 形		フローティング	
	CF 形	ミクロショック対策として心室細動の誘発電流である 100 μA の 1/10 である 10 μA	フローティング	カテーテルなどで直接心臓に適用可

に直接接続するのかの違いと漏れ電流の許容値の程度により分類されており，B 形装着部は体表にのみ装着する機器，BF 形装着部も体表にのみ適用する機器だが他の機器からの漏れ電流が流れ込まないようにプロテクトされている機器，CF 形装着部は機器のセンサやリード線が直接心臓内に挿入される機器（B は body，C は cardial，F は floating の頭文字）である（**表 6-2**）．

2　医療用ガス

医療用ガスには，ガス性医薬品とガス性医薬品以外の医療に関連したガスがあり，ガス性医薬品には薬機法に規定された日本薬局方医薬品と薬機法に基づき承認された日本薬局方以外の医薬品がある．医療用ガスは薬機法と高圧ガス保安法の２つの法律によって規定されている．

薬機法

正式名称は「医薬品，医療機器等の品質，有効性及び安全性の確保等に関する法律」．以前は薬事法とよばれていたが，2014年に施行された「薬事法等の一部を改正する法律」によりこの名称に変更された．

1）医療用ガスの種類と用途

医療用ガスには，酸素（呼吸器系疾患に対する吸入，人工呼吸器，高圧酸素療法など），液化酸素（気化後日本薬局方酸素として使用），窒素（不活性ガスとして使用，酸素と混合し合成空気として使用），液化窒素（気化し窒素として使用，冷却効果を利用して低温寒冷療法，冷凍手術用などとして使用），二酸化炭素（酸素と混合し呼吸療法，腹腔鏡手術時の気腹として使用），亜酸化窒素（笑気ガス）（全身麻酔，鎮痛），エチレンオキサイドガス（微生物の殺菌，ウイルス不活性化）などがある．

気腹

腹腔鏡手術に際して，腹腔鏡の視野・術野を確保するために腹腔内に炭酸ガスを入れて腹腔を膨らませること．

2）医療ガスボンベ

高圧ガス保安法では医療ガスボンベの色が決められており，酸素は黒，亜酸化窒素は上部が青，二酸化炭素は緑，窒素や空気，エチレンオキサイドガスは灰色である．しかし，**ガスボンベ**が**高圧ガス保安法容器保安規則**によって色が決められたのに対して，院内の壁のガス配管である**医療ガス配管設備**は **JIS 規格**によってその色が決められており，これらの色は共通していない（**表 6-3**）．

表6-3　医療ガス設備と医療用ガス

	酸素（O_2）	亜酸化窒素（笑気）	窒素（N_2）	二酸化炭素	空気
医療ガス設備（JIS T 7101）	緑色	青色	灰色	橙色	黄色
ボンベ色（高圧ガス保安法）	黒色	灰色，肩部青色	灰色	緑色	灰色
特徴	無色無臭	無色芳香臭	無色無臭	無色無臭	無色無臭
性質	支燃性	支燃性	不燃性	不燃性	支燃性
用途	吸入，麻酔，人工呼吸，高圧酸素	麻酔，鎮痛	手術機器駆動，凍結	気腹	人工呼吸，手術機器駆動

そのためか，酸素ボンベと二酸化炭素ボンベを取り違えて接続したことによる重大事故が生じており，厚生労働省から平成23（2011）年に「酸素ボンベと二酸化炭素ボンベの取り違えに起因する健康被害の防止対策の徹底について」として注意喚起されている．厚労省からは，「レギュレータ等との接続部の形状およびボンベ本体の色がガスごとに特定化されたボンベを使用すること，医療用ガスボンベは使用時のみボンベとレギュレータ等を接続し保存時にはボンベからレギュレータ等を外すことなど，医療ガスの適切な業務遂行と安全管理体制を確保すること，医療行為に必要のない医療ガスボンベおよび工業用のガスボンベを診療現場に持ち込まないこと」などが示されている．

3）酸素ボンベ使用時の注意点

患者搬送中に酸素ボンベの残量がゼロになり患者に重篤な傷害を与えた医療事故が後をたたないため，日本医療機能評価機構から酸素残量の未確認あるいは酸素残量の確認不足に関する注意喚起がなされている．酸素ボンベの使用は搬送時のみとして，中央配管がある場所ではすみやかに切り替えること，酸素ボンベを使用する際には出発時・引き継ぎ時・検査中・検査終了時などに酸素の残量を確認すること，検査時は酸素投与量と患者の状態に応じて医師や看護師が付き添うことなどが対策として示されている．

3　薬品

医療機関では多種多様な化学物質や薬剤が使用されるが，そのなかには有害なものも多くあり，毒物・劇物，毒薬・劇薬，特定化学物質，危険物などに分けられている（**表6-4**）．それぞれ法規で取り扱い方法が細かく定められたり，管理責任者が必要であったりするため，確認しておく必要がある．

1）毒物・劇物

誤飲した場合の致死量が2 g程度以下のものを毒物，2～20 g程度のものあるいは刺激性が著しく大きいものを劇物としている．主な毒物には，アジ化ナトリウム，亜ヒ酸，シアン化カリウム，水銀などが，劇物には亜硝酸ナトリウム，アンモニア，塩酸，ホルムアルデヒド，メタノールなどが含まれている．

表6-4　薬品等の分類

薬品名	関連法規			代表的物質
毒物	毒物及び劇物取締法			アジ化ナトリウム，亜ヒ酸，シアン化カリウム，水銀
劇物				亜硝酸ナトリウム，アンモニア，塩酸，ホルムアルデヒド，メタノール
特定化学物質	労働安全衛生法	第１類	がん等の慢性・遅発性障害を引き起こす物質のうち，特に有害性が高いもの	塩化ビフェニール（PCB），ベリリウム及びその化合物，オルト-トリジン及びその塩
		第２類	がん等の慢性・遅発性障害を引き起こす物質のうち，第１類に該当しないもの	アクリルアミド，塩酸，クロロホルム，シアン化カリウム，重クロム酸ナトリウム，水銀，フッ化水素，ベンゼン，ホルムアルデヒド（ホルマリン），マンガン，硫化水素
		第３類	大量漏洩により急性中毒を引き起こす物質	アンモニア，塩化水素，硝酸，フェノール，硫酸
危険物	消防法	第１類	酸化性固体	塩素酸塩，過塩素酸塩，硝酸塩，過マンガン酸塩
		第２類	可燃性固体	赤リン，硫黄，鉄粉，マグネシウム
		第３類	自然発火性物質及び禁水性物質	金属カリウム，金属ナトリウム，黄リン
		第４類	引火性液体	特殊引火物（エーテル類），第一石油類，アルコール
		第５類	自己反応性物質	有機過酸化物，硝酸エステル類，ニトロ化合物
		第６類	酸化性液体	過塩素酸，過酸化水素，硝酸

その使用や保管は「毒物及び劇物取締法」で厳しく定められており，他のものと区別された鍵のかかる丈夫な専用保管庫に入れ，管理者が鍵を責任をもって管理すること，種類や数量を徹底して管理すること，などが求められている．分注されたものも含めて，毒物には赤地に白字で「医薬用外毒物」，劇物には白地に赤字で「医薬用外劇物」と保管庫に表示する．

2）毒薬・劇薬

毒性が強い医療用の薬剤を毒薬・劇薬とよんでいる．薬であるため薬機法でその取り扱いが定められている．毒薬と劇薬の違いは LD_{50}（50％致死量）の値によって分けられており，内服薬であれば LD_{50} が 30 mg/kg 未満を毒薬，300 mg/kg 未満を劇薬とよぶ．毒薬は他の医薬品と区別して鍵付きの専用保管庫に貯蔵保管する．

3）特定化学物質

労働安全衛生法には，労働者が化学物質による健康障害を受けることを予防する目的で特定化学物質障害予防規則が制定されており，特定化学物質はこのような健康障害を発生させる可能性が高い物質として定められた．微量の曝露

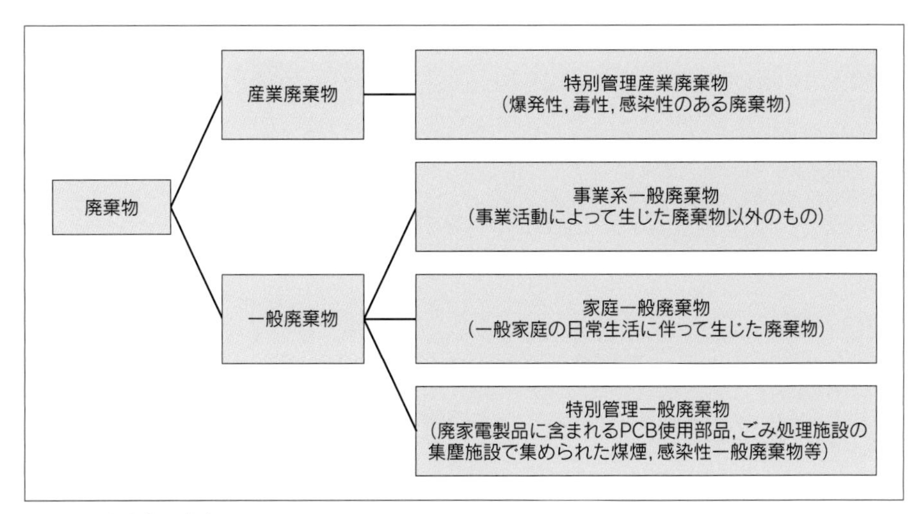

図6-3　廃棄物の分類

でがんなどの慢性・遅発性障害を引き起こす物質（第1類物質,第2類物質）と,大量漏洩により急性障害を引き起こす物質（第3類物質,第2類物質のうち特定第2類物質）とがある．その他に，原則として製造や使用が禁止されている製造禁止物質もこれに含まれる．

4）危険物

危険物とは，ガソリンや灯油などの燃えやすい石油類や，金属粉などのように燃焼性の高い化学物質を示し，性状や可燃性などにより第1類から第6類までに分けられている．危険物取扱者が管理責任者として管理する．

4　感染性医療廃棄物

1）廃棄物の分類

医療施設から出される廃棄物は，血液などが付着したガーゼや紙などの感染性一般廃棄物，不要になった油や酸・アルカリ性物質である産業廃棄物，感染性病原体が含まれるか付着している可能性がある特別管理産業廃棄物に分けられ(**図6-3**),それぞれに適した方法で処理する．感染性廃棄物処理については,平成30（2018）年3月に環境省環境再生・資源循環局から「廃棄物処理法に基づく感染性廃棄物処理マニュアル」が出されており,感染性廃棄物か否かは,廃棄物の形状，排出場所，感染症の種類などにより判断するとされている（**表6-5**)．

2）バイオハザード表示

感染性廃棄物を収納した容器には，感染性廃棄物である旨と取り扱う際に注意すべき事項を表示する．感染性廃棄物であることを識別できるように容器にはマークなどをつけることが推奨され，全国共通の**バイオハザードマーク**が用

表6-5　感染性廃棄物と判断すべき廃棄物

廃棄物の形状
・血液，血清，血漿および体液 ・病理廃棄物（臓器，組織，皮膚など） ・病原微生物に関連した試験，検査などに用いられたもの ・血液などが付着している鋭利なもの（破損したガラスくずなどを含む）
排出場所
・感染症病床，結核病床，手術室，救急治療室，集中治療室および検査室において治療，検査等に使用された後に排出されたもの
感染症の種類
・感染症の一類，二類，三類感染症，新型インフルエンザ等感染症，指定感染症および新感染症の治療，検査等に使用された後に排出されたもの ・感染症法の四類および五類感染症の治療，検査等に使用された後に排出された医療器材など（紙おむつについては特定の感染症にかかわるもの等に限る）

表6-6　感染性廃棄物収納容器につけるバイオハザードマーク

マーク・色	内容物	梱包方法・容器の材質など
赤色	血液など液状，泥状のもの	廃液などが漏洩しない密閉容器
黄色	注射針，メスなど鋭利なもの	対貫通性のある堅牢な容器
橙色	血液が付着したガーゼなど固形状のもの	丈夫なプラスチック袋を二重にして使用

いられている．マークをつけない場合には，「感染性廃棄物」と明記する．なお，廃棄物の取扱者に廃棄物の種類が判別できるようにするため，性状に応じてマークの色を，血液など液状または泥状のものを赤色，血液などが付着したガーゼなど固形状のものを橙色，注射針など鋭利なものを黄色とする（**表6-6**）．

3）廃棄に関する外部委託

排出事業者は自らの責任において廃棄物を処理することと定められている．感染性廃棄物の処理を外部に委託する際には，法に定める委託基準に基づき事前に委託契約を締結しなければならず，管理者等は締結した契約に基づいて適正な処理が行われているかどうかを**産業廃棄物管理票（マニフェスト）**の管理などを通じて把握する．

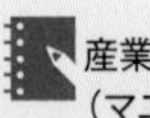
産業廃棄物管理票（マニフェスト）

排出事業者が委託した産業廃棄物の処理状況を確認するためのもので，排出事業者は産業廃棄物の運搬または処分を他人に委託する場合にはマニフェストを交付し最終処分まで確認する義務がある．

5　放射性同位元素

医療機関では，患者の診断や治療にいくつかの放射性同位元素（radio isotope；RI）が使用されるが，被曝により多大な被害が想定されるため，規定に則って扱う必要がある．

1）放射線管理についての法令

医療分野における放射線の管理については４つの法令が関係している（**図6-4**）．医療提供体制の確保を定めた**医療法**，放射線発生装置や放射性同位元素および装備機器を管理して放射線障害を防止する**放射線障害防止法**，医療機

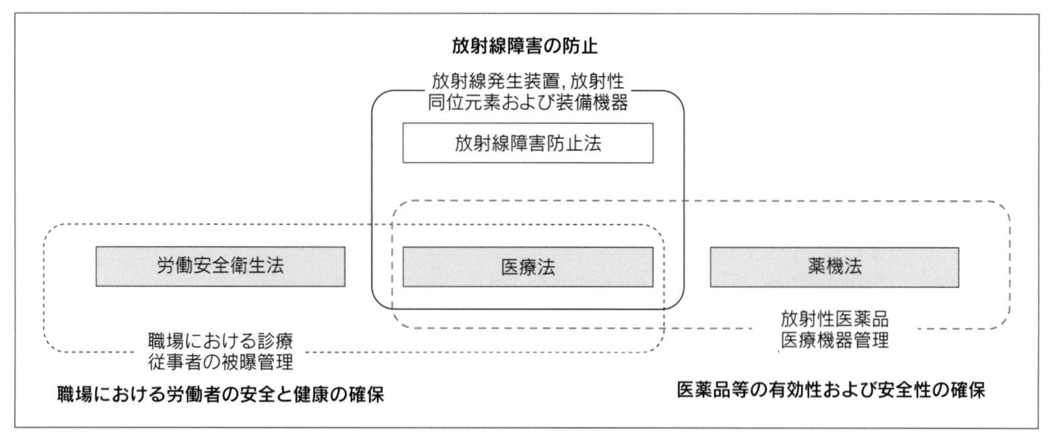

図6-4　医療放射線管理に係る関連法令

関における診療従事者の被曝を管理して職場における労働者の安全と健康を確保する**労働安全衛生法**，放射性医薬品や医療機器を管理して医薬品等の有効性および安全性を確保する**薬機法**である．

> **労働安全衛生法**
> 職場における労働者の安全と健康を確保するとともに，快適な職場環境を形成する目的で制定された法律．

2）医療機関で使用される放射性同位元素

医療機関で使用される放射性同位元素は，診療用放射線照射器具やPET（positron emission tomography）検査など，その使い方やRIの種類などが増えてきている．診療用放射線照射器具は放射線を出す線源をがんに半永久的に埋め込み，がんへ放射線を照射するもので，前立腺がんへの ^{125}I シード，舌がんなどの頭頸部がんへの ^{198}Au グレインなどが知られている．また，診断用放射性同位元素では ^{99}Mo-^{99m}Tc，^{123}I，^{201}Tl，^{67}Ga，^{133}Xe，^{111}In，^{51}Cr などが，治療用放射性同位元素では ^{18}F，^{15}O，^{13}N，^{11}C などがさまざまな経路で使用されている．たとえば，がん診断に使われるPET検査では ^{18}F-FDG（fluorodeoxyglucose）を静脈内投与し，尿素呼気試験では ^{13}C 尿素製剤を服用させ，肺換気シンチグラフィでは ^{133}Xe を吸入させ，移植片対宿主病（GVHD）を回避するため ^{137}Cs 血液製剤照射装置を用いて血液製剤へ放射線を照射している．

3）医療従事者の注意

放射線管理区域へ入る医療従事者は，定期的に放射線の取り扱いに関する教育研修や健康診断を受けるとともに，一時的に立ち入る場合も含めて全員が放射線測定器を装着しなければならない．被曝には均等被曝と不均等被曝があり，不均等被曝とは体に受ける被曝線量が均等でないことをいい，防護エプロンを使用する場合などが該当する．均等被曝では放射線測定器は胸部あるいは腹部のどちらか1カ所に装着すればいいが，不均等被曝の場合は体幹部と末端部，それぞれについて最も多く放射線にさらされるおそれがある部分に装着する．

表6-7　労働衛生の3管理

作業環境管理：作業する場所や空間が管理対象
・作業環境中の有害因子の状態を把握して良好な状態へ改善・管理していくこと ・感染リスクのあるもの，刃物や針などの医療器具，身体に害を与える試薬・医療機器などがある環境では，その有害性，取扱量，作業場所への発散状況などを調べ，必要な措置を講じる
作業管理：作業内容が管理対象
・環境を汚染させないような，有害要因の曝露や作業負荷を軽減するような作業方法を定めてそれが適切に実施されるように管理すること ・医療安全ラウンドなどで定期的に現場を巡回し，マニュアルの遵守，仕事量・時間による負荷の有無の判定などを行う
健康管理：作業する職員が管理対象
・健康診断とその事後措置を実施し，作業方法や作業環境との関連を検討し，健康障害を未然に防ぐこと ・定期健康診断や放射線取扱者特殊健康診断などの受診を促すほか，従業員のストレスや疲労，メンタルなどの判断・ケアを行う体制を整備する

6　労働衛生管理

検査を安全かつ確実に行い結果を出すためには，臨床検査技師にとって働きやすい環境の整備が必要になる．労働衛生管理は検査部単独で行えるものではないが，一般的には勤務時間，作業環境，勤務内容，身体的精神的負担などを管理する**労働衛生の3管理**が重要とされ（**表6-7**），それを意識した取り組みが必要となる．加えて，各種ハラスメントやメンタルストレス対策も重要性が高まっている．

1）労働衛生の3管理

労働衛生の3管理とは，**作業環境管理**，**作業管理**および**健康管理**の3つを管理するものである．作業環境管理とは作業環境中の有害因子の状態を把握して良好な状態で管理していくこと，作業管理とは環境を汚染させないようなあるいは有害要因の曝露や作業負荷を軽減するような作業方法を定めて適切に実施させるように管理すること，健康管理とは労働者個人の健康の状態を健康診断によりチェックし異常を早期に発見したりその進行や増悪を防止したり元の健康状態に回復するための医学的および労務管理的な措置をしたりすること，とされている．特に健康管理については，身体的健康だけでなく，パワハラ，セクハラ，マタハラなどの各種ハラスメント対策が問題となっている．

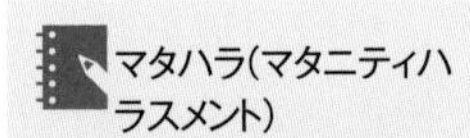

マタハラ(マタニティハラスメント)

妊娠・出産したことや育児休業などを利用することに関する言動などにより当該労働者の就業環境が害されること．

2）医療現場の作業環境管理，作業管理

医療現場には多くの機器や試薬が存在し，そのなかには適切に使用しないと大きな災害につながるものもある．業務上の危険としては，生物学的要因（感染の危険性），物理的要因（電気や放射線，電磁波などによる危険性），人間工学的要因（過度の体力を用いる業務），化学的要因（化学物質による危険性），勤怠管理的要因（超過勤務や残業）などがあり，個人の体調管理，環境整備，**5S**（整理，整頓，清掃，清潔，しつけ），マニュアルの遵守，労働時間・労働負荷の管理などが必要となる．各施設の衛生管理者がこのようなハード面で

5S

医療安全，業務効率化のために必要な習慣で，整理（不要なものを処分する），整頓（必要なものを使いやすい場所に置く），清掃（きれいに掃除して点検する），清潔（きれいな状態を維持する），躾・しつけ（これらを習慣づける）の頭文字をとったもの．

表6-8　パワーハラスメントの３つの構成要素を満たす６つの行為類型の例

身体的な攻撃：暴行・傷害
・上司が部下に対して，殴打，足蹴りをする，相手に物を投げつける
精神的な攻撃：脅迫・名誉棄損・侮辱・暴言
・上司が部下に対して，人格を否定するような発言をする，業務の遂行に関する必要以上に長時間にわたる厳しい叱責を繰り返す，他の労働者の面前で大声で威圧的な叱責を繰り返し行う
人間関係からの切り離し：隔離・仲間外し・無視
・自分の意に沿わない社員に対して，仕事を外したり長期間にわたり別室に隔離したり自宅研修させたりする，一人の労働者に対して同僚が集団で無視をし職場で孤立させる
過大な要求：業務上明らかに不要なことや遂行不可能なことの強制
・上司が部下に対して，長期間にわたる肉体的苦痛を伴う過酷な環境下での勤務に直接関係ない作業を命ずる，労働者に業務とは関係のない私的な雑用の処理を強制的に行わせる
過小な要求：能力や経験とかけ離れた程度の低い仕事のみの司令，司令の欠落
・上司が管理職である部下を退職させるため，誰でも遂行可能な業務を行わせる，気にいらない労働者に対して嫌がらせのために仕事を与えない
個の侵害：私的なことへの過度の介入
・集団で同僚一人に対して職場内外で継続的に監視したり，他の社員に接触しないように働きかけたり，私物の写真撮影をしたり，労働者の機微な個人情報について了解を得ずに曝露したりする

の危険因子を適切にチェックし改善するとともに，ソフト面でも働きやすい環境をつくるため安心して自分の意見をいえる高い**心理的安全性**が感じられる職場を意識する．

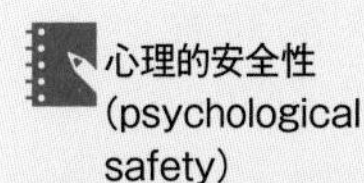

心理的安全性（psychological safety）

自分の言動に対するネガティブな反応を心配しないで自分の考えや気持ちを誰に対してでも安心して発言できる環境・雰囲気のことで，安全性の向上や組織の成長に必須とされている．

3）ハラスメント対策

労働施策総合推進法が改定され，2022年4月1日からすべての事業主に職場におけるパワハラ防止対策を講じることが義務化された．また，労働者自身にも，ハラスメント問題についての理解と関心を深め同僚に対する言動に必要な注意を払うなど，パワハラがない職場づくりに参画することが求められている．**パワーハラスメント**とは，① **優越的な関係を背景とした言動**で（業務を遂行するにあたって，当該言動を受ける労働者が行為者とされる者に対して抵抗や拒絶することができない蓋然性が高い関係を背景として行われるもの），② **業務上必要かつ相当な範囲を超えた言動**により（社会通念に照らし，当該言動が明らかに当該事業主の業務上必要性がない，またはその態様が相当でないもの），③ **就業環境が害されるもの**（当該言動により，労働者が身体的または精神的に苦痛を与えられ，就業環境が不快なものとなったために能力の発揮に重大な悪影響が生じるなどの当該労働者が就業するうえで看過できない程度の支障が生じること）と定義され，それを満たす6つの行為類型の例も示されている（**表6-8**）．事業者のみならず従業員も自分の責務として日常の業務を行う必要がある．

それ以外にも，職場において行われる労働者の意に反する性的な言動に対する労働者の対応によりその労働者が労働条件について不利益を受けたり性的な言動により就業環境が害されたりする**セクシュアルハラスメント（セクハラ）**，

労働施策総合推進法

正式名称は「労働施策の総合的な推進並びに労働者の雇用の安定及び職業生活の充実等に関する法律」．2022年に改定され，パワハラ防止対策の義務化が明記されたため，通称パワハラ防止法ともよばれる．

蓋然性（がいぜんせい）

ある事柄が起こる，あるいは，ある事柄が真実として認められる確実性や確からしさの度合い．蓋然性が高い，高い蓋然性をもって，などと表現される．

職場において行われる上司・同僚からの妊娠・出産したことや育児休業などの利用に関する言動などにより，妊娠・出産した女性労働者や育児休業などを申出・取得した男女労働者の就業環境が害される職場の妊娠・出産・育児休業などに関する**マタニティハラスメント（マタハラ）**などについても，**男女雇用機会均等法**や**育児・介護休業法**などで事業主に防止措置を講じることを義務づけている．

男女雇用機会均等法

「雇用の分野における男女の均等な機会及び待遇の確保等に関する法律」の通称で，事業主がさまざまな場面で性別を理由にした差別を禁止することなどが定められている．

育児・介護休業法

「育児休業，介護休業等育児又は家族介護を行う労働者の福祉に関する法律」の通称で，国，事業主および労働者の責務の明確化，職場における育児休業等に関するハラスメントについて相談したことなどを理由とする不利益取り扱いの禁止，育児休業制度の拡充や実行に関する対策などが定められている．

4）ストレスチェック

労働安全衛生法の改正に伴い，2015 年 12 月から，労働者が 50 人以上いる事業所では毎年 1 回，すべての労働者に対してストレスの状況を判定するための**ストレスチェック**を行うことが義務づけられた．ストレスに関する質問票に労働者が回答し，それを集計・分析することで自分のストレスがどのような状態にあるのかを調べるテストである．その結果は，ストレスをためすぎないように対処したり，医師の面接を受けて助言をもらったり，会社側に仕事の軽減などの措置を実施してもらったり，職場の改善につなげたりすることでメンタルヘルス不調を未然に防止するために用いられる．

7　災害対策

大災害発生時には，医療機関では，指揮命令系統の混乱，建物の損壊による使用制限，ライフライン断絶による機能停止，人的物的資材の不足，電子カルテを含む通信手段の断絶など，機能維持が困難になる状況が想定される．そのため，そのような状況でも自分たちの使命を継続できるような事前準備と，国が設定している災害医療概要の理解が必要である．

1）事業継続計画（BCP）

地震や津波，土砂災害など医療施設自体あるいは周辺地域に甚大な被害が生じた際に，医療機関はライフラインの確保とともに医療を継続的に行うという重要な任務を負う．そのため，各医療機関，各部署で**事業継続計画**（business continuity program；BCP）をつくり，平時より対策を講じておくことで**レジリエンス**（災害発生時の対応能力）を高めておく必要がある．BCP とは，震災などの緊急事態に遭遇した際に，最低限必要な事業を継続し，できるだけ早く元通りの軌道に乗せることで本体ならびに周囲への被害を最小限にするためにつくられた被害拡大防止・事業継続のための事前対策のことである．

レジリエンス（resilience）

直面した困難や脅威に柔軟に対応する能力，生じた被害を最小限にして復元する能力などを示す用語で，個人のストレス対応，組織の危機対応などに重要とされている．

2）防災訓練

BCP を作成しても事前の準備・予行がないと災害発生時には対応できないため，現場で災害が発生したことを想定して防災訓練を行う．防災訓練として現場での実地訓練だけでなく，シナリオを用いたシミュレーション，避難経路の確認，対応の確認，停電時の対応確認などの**机上訓練**を行う．

3）災害医療

厚労省防災業務計画では災害医療対策として，**災害拠点病院**の整備，**災害派遣医療チーム**（disaster medical assistance team；DMAT）などの体制整備，**広域災害救急医療情報システム**（emergency medical information system；EMIS）による災害時情報網の整備などが示されている．DMATとは，大地震や大災害時に被災地に迅速に駆けつけ救急医療を行うための機動性をもった専門的災害派遣チームである．一方EMISとは，災害時に都道府県をこえて災害医療情報をインターネット上で共有し，被災地域での適切な医療や救護にかかわる情報を集約し提供するシステムである．また**災害拠点病院**とは，重篤患者の救命医療，患者の受入・搬出を行う広域搬送，自己完結型医療救護チームの派遣，地域医療機関への応急用資材の貸し出しなどを行う災害医療の拠点となる医療機関で，基幹災害拠点病院（各都道府県に1カ所）と地域災害拠点病院（原則として二次医療圏に1カ所設置）とに分けられている．

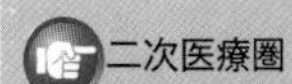
二次医療圏

健康増進・疾病予防から入院治療まで一般的な保健医療を提供する区域で，一般に複数の市区町村で構成されており，335地域がある（2020年9月現在）．

Ⅳ 検査の倫理

臨床検査技師の本来業務は正しい検査結果を迅速に報告することであり，これを実施・維持するために常に努力しなければならない．この業務のなかには，たとえば新規に導入した検査試薬や検査機器の性能を評価して日常検査に使用可能であることを確認する業務も含まれる．また，臨床検査業界では多くの学会や研究会が存在し，臨床検査研究の成果を発表することで臨床検査学の発展に貢献できる．近年では，病院の臨床試験室と共同して治験（薬品や医療機器を厚生労働省の承認を得る目的で実施する臨床研究）に携わる機会も増加している．このような業務の遂行にあたっては，定められた倫理規定を遵守したうえで患者の利益を損なわずに実施していく必要がある．

1　検査の倫理規定

1）守秘義務

検査室では多くの患者の検査情報を取り扱うが，検査結果は患者の診断に直結する個人情報である．分析担当者は検査結果を最初に知ることになる．これらの情報は，検査業務の実施に必要な場合以外において正当な理由なく他に漏らしてはならず，臨床検査技師等に関する法律第19条にも明記されている．さらに，臨床検査技師は検査によって得られた患者情報の漏洩防止に努め，予防策を講じなければならない．

2）倫理審査委員会

臨床研究に直接関与する者から独立した第三者によって，臨床研究の実施の是非を審査する委員会を**倫理審査委員会**とよぶ．倫理審査委員会は，研究前に提出された研究計画書が，人間を対象とする医学研究の倫理的原則の文書としてのヘルシンキ宣言などに合致しているかどうかを審査するとともに，臨床試験開始後は進行中の研究を監視する役目をもつ．

倫理審査委員会は，厚生労働省の「臨床研究に関する倫理指針」において，「臨床研究の実施又は継続の適否その他臨床研究に関し必要な事項について，被験者の個人の尊厳，人権の尊重その他の倫理的観点及び科学的観点から調査審議するため，臨床研究機関の長の諮問機関として置かれた合議制の機関をいう」と定義され，また委員会の構成は，「医学・医療の専門家等自然科学の有識者，法律学の専門家等人文・社会科学の有識者及び一般の立場を代表する者から構成され，かつ，外部委員を含まなければならない．また，男女両性で構成されなければならない」とされている．臨床研究の実施の際は，本委員会に研究計画書を提出して承認を得た後に実施する必要がある．

3）利益相反（conflict of interest；COI）の開示

医学研究において，科学的客観性（公正性）の確保や患者などの被験者の利益を保護するために，研究に携わる者はCOIについての開示が求められる場合がある．これは，研究の実施にあたり，資金提供元（企業や営利目的団体）からの報酬の有無を開示することで，公正であるべき研究結果の判断に影響が及んでいるかどうかについて，第三者に疑われることを避けるために実施する．

2 インフォームドコンセント

informed（通知）とconsent（同意）から生まれた言葉で，患者や家族が医療行為について文書による十分な説明を受けたうえで自らの自由意思により同意することを示す．医療行為の実施前には被検者の自主的な同意が必要であり，臨床研究においても同様に患者の同意が必要となる．臨床研究の際は，研究の目的，方法，利益相反，期待されている利益とリスクなどについて説明する．医療を提供する側が強い立場になりやすいことから，同意を強要することにならないよう十分な注意が必要とされている．

1）患者検体を研究に使用する際の倫理規定

臨床検査分野では次々に新しい検査法が開発され，既存の臨床検査用試薬の改良も行われている．また，検査機器はある程度の年数を経ると劣化・故障することから，新規の装置を導入することになる．この際，新しい試薬や装置が臨床検査業務に適するかどうかを日常検査の導入前に確認するために，検査後の残余検体などを用いて性能評価を行う必要が生じる．このような検査終了後の残余検体の使用については，「臨床検査を終了した既存試料（残余検体）の研究，業務，教育のための使用について」として日本臨床検査医学会より見解が示されている（2021年）．

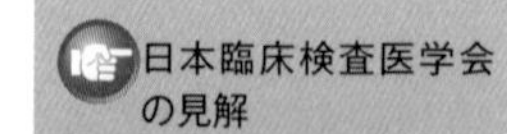

https://www.jslm.org/committees/ethic/zanyokentai20211016.pdfを参照．

3　患者接遇（コミュニケーション）

臨床検査技師が患者と直接接する機会は，採血業務や生理学的検査業務のほかに，糖尿病療養指導や臨床試験などの各種チーム医療における説明などがある．一般に患者は検査を受ける前に緊張や不安を抱いていることが多く，過度の緊張が検査に影響を与える場合もある．したがって，患者に安心して検査を受けてもらうための接遇は重要である．よい接遇は一朝一夕に身につくものではないが，十分な検査技術を体得したうえで，患者や患者家族の立場に立った思いやりの心をもって接することが基本になる．また，一方的に説明するだけでなく，患者の意見や不安を傾聴し理解する努力も必要である．接遇には特に下記の事項が重要とされている．

1）身だしなみ

外見は患者の第一印象を大きく左右する．患者に不快感を与えないように，服装や髪形などの身だしなみを整える必要がある．

①服装：しみやしわがなく，サイズの合った清潔な服装を身につける．ボタンは留める．下着に派手なプリントがあると白衣から透けてみえるので避ける．名札を見やすい位置に装着する．

②髪：髪色はトーンをおさえる．髪が目にかからないように工夫し，長髪は後ろにまとめる．髪留めは目立たないものを用いる．アクセサリーは装着しない．

③顔：化粧は濃すぎないように注意する（自然色）．髭は剃るか整える．口臭に気をつける．

④手：爪は切り丸く整える．爪のカラーリングは行わない．結婚指輪については施設の規定に従う．

⑤靴：清潔で臭わないようにする．かかとの高い靴は避ける．

⑥その他：ピアスやイヤリングは外す．香水や整髪料の匂いが強くならないようにする．

2）挨拶

相手に聞こえるはっきりとした声で挨拶する．患者の顔をみて和やかな表情で挨拶するとよい．

3）表情

患者を真剣に観察することは重要だが，にらむような表情は患者を不安にさせる．過度な笑顔は必要ないが，患者を思いやる和やかな表情がつくれるようにするとよい．

4）言葉遣い

医療施設では，医療スタッフが強い立場になりがちである．高圧的な命令口調にならないように注意する．一方，過度に下手に出る口調は患者に慇懃無礼の印象を与え，かえって望ましくない．患者を適度に敬い，適切な敬語でわかりやすい言葉を使用する．

5）態度（聞く姿勢）

患者は自分の体調などについて不安を抱えており，自分の話を聞いてもらいたいという感情をもっている場合が多い．診察時に医師や看護師の前で病状をうまく説明できず，検査時に話し出す場合もある．患者の発言を遮らず頷きながら傾聴し，内容が重要な場合は医師に連絡するなどの対応ができるとよい．

第7章 予防医学と衛生検査所

I 予防医学と健康診断

1 予防医学

1）予防医学の概念

予防医学とは，単に「疾病の発症を予防する」と考えがちであったが，1953年に，リーベル（Leavell HR）とクラーク（Clark EG）が広義の予防医学の概念を提唱してから，予防接種，栄養素欠乏症に対する当該栄養素の補給，個人の衛生に対する配慮，環境衛生の整備なども該当することが広く知られるようになった．彼らは，健康レベルを，①健康増進，②特異的予防，③早期発見・早期治療，④後遺症の予防および⑤リハビリテーションの5段階で予防することを提唱した．現在では，①健康増進と②特異的予防を**一次予防**，③早期発見・早期治療と④後遺症の予防を**二次予防**，そして⑤リハビリテーションを**三次予防**とし，これらを包括して，広義の予防医学としている．

わが国では，一次予防，二次予防が公的な保健活動として実践されているのが特徴である．また，これら予防活動は，医学ばかりでなく，保健学，栄養学，看護学，教育学さらに心理学などの医学以外の多くの分野との連携のもとに確立され実践すべきものである．特に，現代社会の新たな健康問題に対応して充実した予防活動を展開するためには，各分野の連携が重要である．

2）予防医学が果たした役割

わが国における第二次世界大戦前の主要な死因は感染症や栄養障害であり，**表7-1**に示すように大正期(1920年代)には死亡率は人口千対20前後であり，平均寿命（0歳時の平均余命）も40代であった．また，感染症や環境の劣化による国民の健康被害の大きさ，総合的な健康水準は**乳児死亡率**によって把握することができるとされる．1920（大正9）年の乳児死亡率（出生千対）は165.7で，終戦まで100に近い数値であったが，1950（昭和25）年には60.1，1970年には13.1，1980年には7.5，そして2000年には3.2と著しく健康水準が向上した．これは**新生児死亡率**（出生千対）も同様であり，1920年には69.0であったが，年代とともに改善され，1950年には27.4で，2000年には1.8と世界のトップクラスとなった．

また，平均寿命は終戦直後には男女ともに50歳程度であったが，栄養状態の改善やサルファ剤・抗菌薬（抗生物質）などの開発により感染症が大幅に減

乳児死亡率

年間の出生千対の生後1年未満の死亡数．年間の乳児死亡率＝1000×（年間の乳児死亡数）／（年間の出生数）

新生児死亡率

年間の出生千対の新生児（生後28日未満の児）の死亡数．年間の出生千対の早期新生児（生後7日未満の児）の死亡数は早期新生児死亡率という．

表7-1　わが国の人口動態指標の年次推移

西暦	死亡率	出生率（人口千対）	死亡率（人口千対）	乳児死亡率（出生千対）	新生児死亡率（出生千対）	死産率	平均寿命		
								男性	女性
1920	2,541.10	36.2	25.4	165.7	69.0	66.4	1921 ～ 1925	42.1	43.2
1930	1816.7	32.4	18.2	124.1	49.9	53.4	1926 ～ 1930	44.8	48.5
1940	1649.6	29.4	16.5	90.0	38.7	46.0	1935 ～ 1936	46.9	49.6
1950	1087.6	28.1	10.9	60.1	27.4	84.9	1950 ～ 1952	59.6	63.0
1960	756.4	17.2	7.6	30.7	17.0	100.4		65.3	70.2
1970	691.4	18.8	6.9	13.1	8.7	65.0		69.3	74.7
1980	621.4	13.6	6.2	7.5	4.9	46.8		73.4	80.5
1990		10.0	6.7	4.6	2.6	42.3		75.9	81.9
2000		9.5	7.7	3.2	1.8	31.2		77.7	84.6

死産率は死産数を出産数で除したもの.

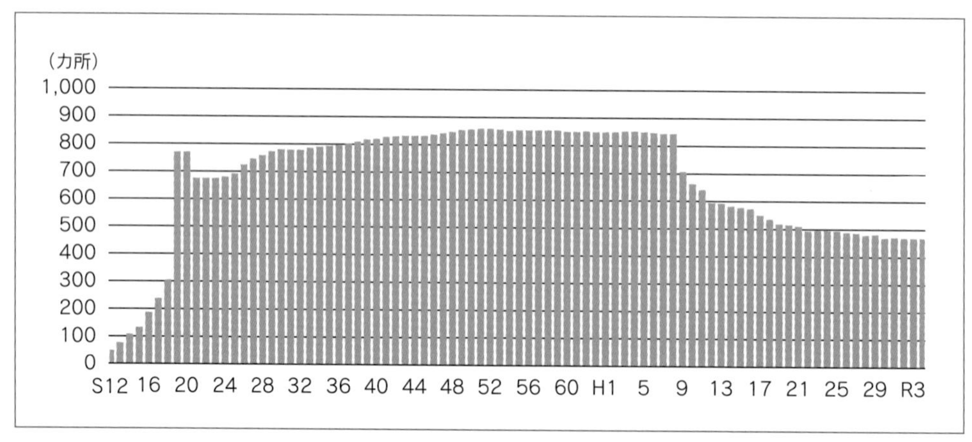

図7-1　保健所総数の推移（令和４年４月１日現在）

少し，1936 年からの結核予防国民運動の展開により劇的に平均寿命は伸長した．そして，健康増進，早期発見・早期治療などの予防医学の国民への浸透により，現在（2021 年）では男性 81.5 歳，女性 87.6 歳と世界最長寿国となった．

このような世界でも類をみない予防医学の周知・国民への普及に大きな役割を果たしたものの 1 つが，1947 年に制定された保健所法などの各種保健活動を支える法規の制定であり，**保健所**は 10 カ年計画で 550 カ所の設置が決定された．保健所法は戦前の 1937（昭和 12）年にすでに制定されたが，保健所が健康相談，保健指導のほか，医事，薬事，食品衛生，環境衛生などに関する行政機能を併せ持ち，公衆衛生の第一線機関として強化され，国，都道府県を通じて衛生行政組織と制度の強化が図られた．全国に設置された保健所は，新型コロナ対策でも大きな役割を果たしており，クラスター対策の最前線を担い，遡り調査で感染源の発見と感染経路の特定に果たした役割など，重要性が再確認されている．ただし，福祉削減政策により全国の保健所の数は 1989(平成元)

保健所と市町村保健センター

保健所は「行政機関」の要素が大きいが，市町村保健センターは「住民に対し，健康相談，保健指導及び健康診査その他地域保健に関する必要な事業を行う施設」であり，対人保健サービスを担う中核的拠点である．市町村保健センターの中心的職員は保健師であり，11,645名（保健所は7,949名）が常勤している．市町村保健センターは2,468カ所，保健所は472カ所である（2023年厚労省）．

年の848から2020（令和2）年の469へと半分近くまでに減少しており（**図7-1**），今後はその存在と役割，公衆衛生上の重要性が再検討されるものと考える．

3）予防医学の重要性

近年，「予防医学」への注目度がますます高まっている．“病気を発見して病気を治療する医学”から，“病気にかからないように予防して健康を維持する医学”への移行である．

世界中で高齢化が進んでいる昨今では高齢者が増加しており，身体の不調を訴えて医療機関を受診する人が増加してきている．若いときには体力もあり，適切に対応できたことも高齢になると体力が低下して対応できなくなる．たとえば，若いときには道の多少の窪み，凸凹でも転ぶことはないが，年をとると平坦な道でも転ぶようになり，骨折することも少なくない．骨折も若いときには治癒が早いが，高齢者では治癒までに時間がかかり，大腿骨頸部骨折などでは寝たきりになることも少なくない．

フレイル
加齢により心身が老い衰えた状態．早く介入して対策を行えばもとの健常な状態に戻る可能性があり，高齢者が増えている現代社会において，フレイルに早く気づき，正しく介入（治療や予防）することが大切．

このように，治療や介護を受ける人が増加すれば医療費も増大し，社会保障制度では支えきれなくなる可能性にも発展し，医師をはじめとする医療人への負担が増すことも考えられる．先進国のなかには30年以上前から予防医学に力を入れている国も数多くあり，**福祉大国**とよばれる北欧諸国では，国民に予防医学の考え方が浸透して，寝たきり高齢障害者の人数も減少しているとの統計もある．

4）予防医学の3段階と臨床検査

予防医学は，**一次予防**，**二次予防**と**三次予防**の3段階に分けられている．

一次予防は，健康な時期での病気の予防である．健康診断や予防接種は代表的な一次予防であり，健康的な身体を維持することにつながる．2008年4月から開始された**特定健康診査（特定健診）・特定保健指導**は，**メタボリックシンドローム**の発症を予防するために，食事療法や適度な運動を取り入れることにより生活習慣病や怪我を予防している．定期的な臨床検査の受検は，健康増進・健康維持の客観的指標となっている．

二次予防は，病気を早期に発見して適切な治療を受け，重篤化を防ぐことである．医療が飛躍的に進歩している現在では，早期発見ができればたいていの病気は外科的あるいは内科的・薬剤投与により治療し，治癒することができるようになった．早期発見・早期治療は，患者の肉体的負担はもちろん，経済的負担を軽減し，医療費や人件費の削減にもつながる．この二次予防でも検査の役割はきわめて重要であり，臨床検査，放射線画像検査の長足の進歩は，疾病の早期発見に大きく貢献している．特に，臨床検査は数字で健康状態を把握することが可能であり，定期的な受検は微細な検査値の変動を感知することで早期発見に貢献している．

三次予防は，治療の過程において機能回復を図るとともに社会復帰を支援し，再発を防ぐことである．具体的には，保健指導や**リハビリテーション**があげられ，体調のサポートだけでなく，生活習慣へのアドバイスや心のケアも必要である．臨床検査は，治療の経過観察や投薬などのモニタリングの客観的な指標として貢献している．医学に精通していない患者にも臨床検査の検査値は治療効果の指標として広く受け入れられていて，自己管理の恰好の指標となっている．

未病
発病には至らないものの健康な状態から離れつつある状態．自覚症状はなくても検査で異常がみられる場合と，自覚症状があっても検査では異常がない場合に大別される．

2 健康診断（健康診査）

1）健康診断

健康診断（健康診査）は，身体の健康状態をある尺度で総合的に確認するプログラムのことで，健診ともよばれる．労働安全衛生法などの法律によって実施が義務づけられた**法定健診**（定期健診ともよばれる）と，個人が任意判断で受ける**任意健診**（任意検診）に分けられる．

法定健診は，乳児，妊婦，市民，従業員などによって内容が定められている．企業に勤務している人は，労働安全衛生法に基づき，年に1度の定期健康診断の受診が義務づけられており，一般健康診断（一般健診，定期健診）とよばれている．また，国民健康保険・後期高齢者医療保険に加入している40歳以上の市民は，年に1回実施される住民健診を無料で受けることができる．検査項目は問診（既往歴および業務歴の調査や自覚症状・他覚所見の有無の確認），身体測定，視力・聴力検査，血圧測定，便および尿検査，胸部X線検査など10数項目からなる（**表7-2**）．

健康診断と健康診査
根拠となる法令により異なる．高齢者医療確保法では特定健康診査，母子保健法では乳幼児健康診査，妊婦健康診査といい，労働安全衛生法では健康診断という．

一方，任意健診（任意検診）は，医療機関などが任意で提供する医療サービスである．さまざまな健診（検診）があり，個人の目的や状況にあわせて選択できる．法定健診だけでは検知できない病気の早期発見が目的で，より詳細で高度な検査（内容により40～100項目の検査）を行うことが多い．

表7-2　定期健康診断等の診断項目（平成30年4月から適用：厚生労働省）

1	既往歴および業務歴の調査
2	自覚症状および他覚症状の有無の調査
3	身長（★），体重，腹囲（★），視力および聴力の検査
4	胸部エックス線検査（★）および喀痰検査（★）
5	血圧の測定
6	貧血検査（血色素量，赤血球数）（★）
7	肝機能検査（AST（GOT），ALT（GPT），γ-GT（γ-GTP））（★）
8	血中脂質検査（LDL・HDLコレステロール，TG）（★）
9	血糖検査（★）
10	尿検査（尿中の糖および蛋白の有無の検査）
11	心電図検査（★）

（一部改変）

（★）：医師の判断により省略できる．
＊1：LDLコレステロール測定法はFriedewald式または直接法で測定．
＊2：血糖測定は空腹時または随時血糖の検査が必須で，HbA1cのみは認めない．
＊3：尿検査等では医師が必要と認めた場合には「血清クレアチニン検査」を追加．

任意検診の1つである**がん検診**には，市区町村や職場が提供する**対策型検診**と，個人で受ける**任意型検診**があり，検査方法や費用が異なる．

対策型検診は，集団からがんの疑いのある人を見つけ出し，早期発見・早期治療に結びつけて全体の死亡率を減少させることを目的としており，市区町村が行っている住民検診や職場で行われる職域検診などがこれに該当する．公共的な予防対策であるので，費用は公的補助金により，無料もしくは少額の自己負担になる利点がある．

任意型検診は，個人が自分の死亡リスクを下げるために受けるもので，人間ドックがその代表例である．費用は医療機関によって異なり，原則として全額自己負担であるが，健康保険組合によっては補助金が出る場合がある．また，国民健康保険では自治体によっては助成金制度が設けられている．検査内容は医療機関によって異なり，個人の希望・裁量によって選択する．

人間ドック

航海を終えた船舶がエンジンや船体の異常をチェックし，必要な修理を受ける船舶ドックをヒトに例えて命名された．1954年7月12日に初めて行われたため，7月12日が人間ドック記念日．

2）特定健康診査・特定保健指導

(1) 特定健康診査（特定健診）・特定保健指導の導入

近年，がん（悪性新生物）に次いで多い死因である心疾患や脳血管疾患は，動脈硬化が要因であり，内臓に脂肪が蓄積した**内臓脂肪型肥満**に糖尿病，高血圧症，脂質異常症などの病気が複数重なると動脈硬化を進行させ，死に至る病気の危険性が高まることが疫学的研究から明らかになった．特に糖尿病は，2007年時点で糖尿病が強く疑われる人（糖尿病該当者）が890万人，糖尿病の可能性を否定できない人（糖尿病予備群）が1,320万人で，合計2,210万人となり，適切な対応が必要となった．

このような状況下において，従来の健康診断・健康診査（健診）制度を抜本的に見直し，健康の保持に努める必要のある受診者に対しては適切な保健指導を行い，指導による効果・結果も健診の評価とする制度が，2008年4月に導入された特定健診・特定保健指導である．

従来の健診がプロセス重視（健診を行うことが重要）であるのに対して，この特定健診・特定保健指導ではアウトカム重視（健診によりどの程度の改善があったかが重要）であった．2015年度には2008年度と比較して糖尿病等の生活習慣病有病者・予備群を25％減少させることが目標として明示され，中長期的な医療費の伸びの適切化を図る目的でもあった．

健診と検診

健診は健康診断のことで，特定の病気を検査するものではなく，健康状態を確認することを目的とする．これに対して検診は，特定の病気にかかっているかどうかを調べるために診察・検査などを行うことで，早期に病気を発見し治療することを目的としており，乳癌検診，胃癌検診などがある．

糖尿病に関する数値の推移

糖尿病が強く疑われる者は，2007年の890万人から2016年には1,000万人に増加したが，可能性を否定できない者は1,320万人が1,000万人に減少し，総数も2,210万人が2,000万人に減少した．

(2) 特定健診・特定保健指導の特徴

特定健診・特定保健指導の特徴は，①40～74歳の被保険者および被扶養者に実施し，②**メタボリックシンドローム**（metabolic syndrome）に着目して実施して，個人のメタボリックシンドロームの進行状況の把握とそれに基づいた個別指導対象者の抽出とその階層化を行うことである（**表7-3**）．

メタボリックシンドロームは，内臓脂肪型肥満に加えて，生活習慣病の危険因子をいずれか2つ以上併せ持った状態をいい，血圧，血糖，脂質の危険因子の数により，予備群と該当者に分類する（**図7-2**）．

表7-3 特定健診・特定保健指導の対象と項目

対象者	実施年度中に 40 ～ 74 歳に達する加入者（被保険者・被扶養者） 実施年度を通じて加入している（年度途中に加入・脱退がない）者 除外規定（妊産婦・刑務所服役中・長期入院・海外在住等）に該当しない者 ※年度途中に 75 歳に達する加入者は，75 歳に達するまでの間が対象
基本的な健診の項目	○質問票（服薬歴，喫煙歴等） ○身体計測（身長，体重，BMI，腹囲） ○理学的検査（身体診察） ○血圧測定 ○血液検査 ・脂質検査（中性脂肪，HDL コレステロール，LDL コレステロール） ・血糖検査（空腹時血糖または HbA1c　注）摂食中は HbA1c ・肝機能検査 （AST（GOT），ALT（GPT），γ-GT） ○検尿（尿糖，尿蛋白）
詳細な健診の項目	○心電図検査 ○眼底検査 ○貧血検査（赤血球数，血色素量，ヘマトクリット値） 注）一定の基準のもと，医師が必要と認めた場合に実施

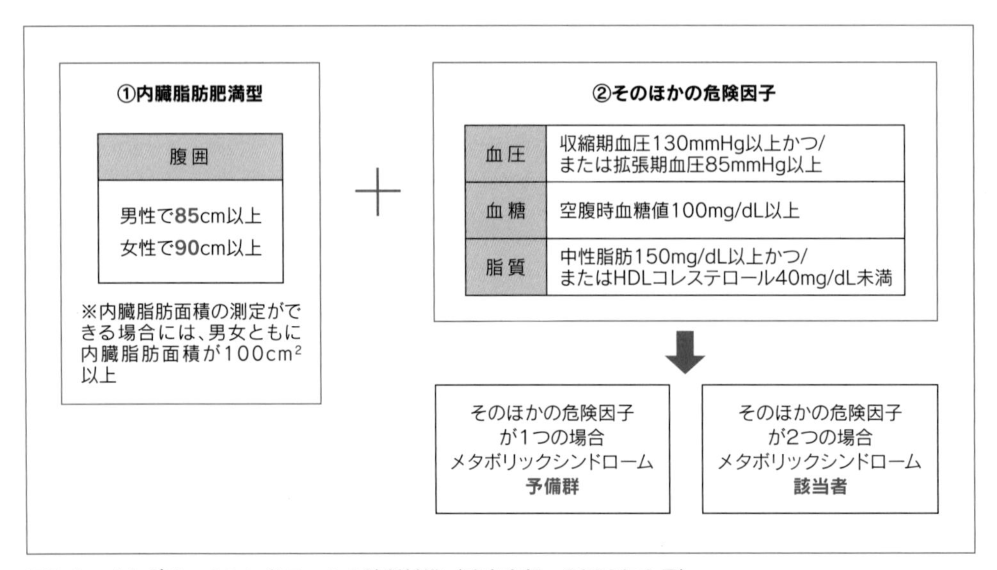

図7-2 メタボリックシンドロームの診断基準（政府広報：2020年８月）

健診の結果および質問事項により，対象者をメタボリックシンドロームの危険因子の数により層別化し，程度判定を行う．次いでそれぞれの階層に対して**情報提供**，**動機付け支援**，**積極的支援**の 3 段階に分けて保健指導を行う．

(3) リスクの層別化

糖尿病，高血圧，脂質異常症の発症には，内臓脂肪の蓄積が大きく関与しており，この指標として**腹囲**と **BMI**（body mass index：肥満度）が用いられ，腹囲が基準値以上（男性 85cm，女性 90cm）であるものや BMI が 25kg/m^2 以上のものを特定保健指導の対象とする．そして，血圧，脂質，血糖に関する追加リスクの数に応じて，保健指導の介入の程度［情報提供レベル，動機付け支援レベル（原則 1 回介入），積極的支援レベル（3 カ月以上の継続的介入）］

メタボリックシンドローム (metabolic syndrome)

日本語に訳すと代謝症候群であるが，英語読みのメタボリックシンドロームあるいは単にメタボが一般的である．以前にはシンドロームX，死の四重奏，インスリン抵抗性症候群，マルチプルリスクファクター症候群，内臓脂肪症候群などと呼称されてきた．

を決定する.

層別化の指標としては，①血糖（空腹時血糖またはHbA1c），②脂質（トリグリセライド，HDL-コレステロール），③血圧（収縮期，拡張期）が用いられ，④喫煙は①～③のリスクが1つ以上の場合にカウントする**（表7-4）**.

特定健診に関しては，特定健診推定対象者は5,418万人で，受診者数は2,879万人，受診率53.1%で，受診者のなかでメタボリックシンドローム該当者は485万人（16.8%），予備群は365万人（12.7%）であった（2020年厚生労働省）.

内臓脂肪と腹囲

内臓脂肪の正確な測定には画像診断（腹部CT）が必要であるが，経済的・時間的な要因からこれとほぼ比例する腹囲・BMIが用いられた.

(4) 特定保健指導

保健指導は，受診者のライフスタイルや行動変容のステージを把握したうえで受診者自らが実行可能な行動目標を立てることを支援するもので，個性を尊重したテーラーメイド的な保健指導である.

情報提供は特定健診受診者全員に対して行われ，生活習慣病についての理解を深め，自らの身体状況を認識するともに，健康な生活習慣の重要性に対する

表7-4　具体的な階層化の方法

ステップ1：内臓脂肪蓄積のリスク判定

○腹囲とBMIで内臓脂肪蓄積のリスクを判定する.
- ・腹囲 男性85cm以上，女性90cm以上 →　(1)
- ・腹囲 (1) 以外 かつ BMI ≧ 25kg/m^2 →　(2)

ステップ2：追加リスクの数の判定と特定保健指導の対象者の選定

○検査結果および質問票より追加リスクをカウントする.
○①～③はメタボリックシンドロームの判定項目，④はそのほかの関連リスクとし，④喫煙歴については①から③までのリスクが1つ以上の場合にのみカウントする.
○⑤に該当する者は特定保健指導の対象にならない.

①血圧高値　a 収縮期血圧 130mmHg以上 または
　　　　　　b 拡張期血圧　85mmHg以上
②脂質異常　a 中性脂肪 150mg/dL以上 または
　　　　　　b HDL- コレステロール 40mg/dL未満
③血糖高値　a 空腹時血糖（やむをえない場合は随時血糖）100mg/dL以上 または
　　　　　　b HbA1c（NGSP）5.6%以上
④質問票　喫煙歴あり
⑤質問票　①，②または③の治療に係る薬剤を服用している.

ステップ3：保健指導レベルの分類

ステップ1，2の結果をふまえて，保健指導レベルをグループ分けする．なお，前述のとおり，④喫煙歴については①から③のリスクが1つ以上の場合にのみカウントする.

(1) の場合
　①～④のリスクのうち
　追加リスクが 2以上の対象者は 積極的支援レベル
　　　　　　　1の対象者は 動機付け支援レベル
　　　　　　　0の対象者は 情報提供レベル　とする.

(2) の場合
　①～④のリスクのうち
　追加リスクが 3以上の対象者は 積極的支援レベル
　　　　　　　1または2の対象者は 動機付け支援レベル
　　　　　　　0の対象者は 情報提供レベル　とする.

理解と関心を深め，生活習慣を見直すきっかけとなるよう，健診結果の提供にあわせて，基本的な情報を提供する．

動機付け支援は，生活習慣の改善を促す原則1回の支援で，面接時（行動計画作成日）から6カ月経過後に実績評価を行う．行動計画の策定は，医師，保健師または管理栄養士の面接・指導のもとに行われ，計画の策定を指導した者が，計画の**実績評価**を行う．

積極的支援は，3カ月以上，複数回にわたる継続的支援を行い，行動計画の策定を指導した医師，保健師または管理栄養士が計画の**進捗状況評価**と実績評価を行う．

特定保健指導に関しては，積極的支援対象者は272万人で終了者は79万人（19.1％），動機付け支援対象者は247万人で終了者は68万人（27.4％），特定保健指導の対象者総数は520万人で終了者は120万人（23.0％）であった（2020年厚生労働省）．

Ⅱ 衛生検査所（検査センター）の役割と業務

1 衛生検査所（検査センター）とは

衛生検査所は，医療機関等で採取された血液，尿などの検体を委託されて検査をし，検査結果を医療機関に返却する施設のことで，「臨床検査技師等に関する法律」で定義されている．微生物学的検査，免疫学的検査，血液学的検査，病理学的検査，生化学的検査，尿・糞便等一般検査および遺伝子関連・染色体検査を行うことを業としており，水，空気，食品など人体と直接かかわりのない検体についての検査を業とする施設は該当しない．また，生体検査（生理学的検査）は衛生検査所で受託することはできない．衛生検査所を開設する場合は都道府県知事に届け出る（＝登録する）必要があり，登録衛生検査所ともいう．コマーシャルラボや検査センターとよぶこともある．

医療法で病院業務のなかで外部委託してよいとされている業務の一つに検体検査がある．「平成30年度医療関連サービス実態調査報告書」によると，病院の97.3％が検体検査を外部委託しており（**図7-3**），医療関連サービスにおける検体検査の外部委託率は第2位である．

また，2019（令和元）年末に中国武漢市で第1例目の感染者が報告され，わずか数カ月の間に世界的な流行となった新型コロナウイルス感染症（COVID-19）の国内PCR検査実施状況は，2020（令和2）年2月の第1波から2022（令和4）年9月の第7波までの間，全体の約半数が衛生検査所で行われており，早い時期からの検査開始や検査数の面からも，衛生検査所の存在が近年大きくクローズアップされた（**表7-5**）．

法律および厚生労働省令により病院・診療所等が委託してよいとされ基準が定められている8業務

1 検体検査
2 滅菌消毒
3 患者等給食
4 患者搬送
5 医療機器の保守点検
6 医療用ガス供給設備の保守点検
7 寝具類洗濯
8 院内清掃

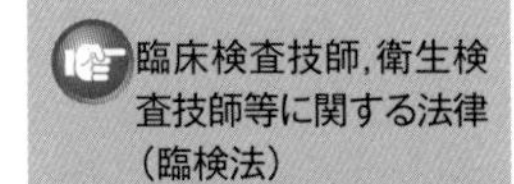

臨床検査技師，衛生検査技師等に関する法律（臨検法）

この法律は2005（平成17）年5月2日の一部改正により，衛生検査技師制度の廃止が決定され，臨床検査技師等に関する法律と改められた．

医療関連サービス振興会

医療関連に関する種々のサービス（以下「医療関連サービス」）を提供する事業を行う企業およびこれらに関係する団体等の連絡調整体制を確立し，医療関連サービスの質の向上と健全な発展に関する事業を行い，国民の医療と福祉の向上に寄与することを目的に1990（平成2）年に設立された．

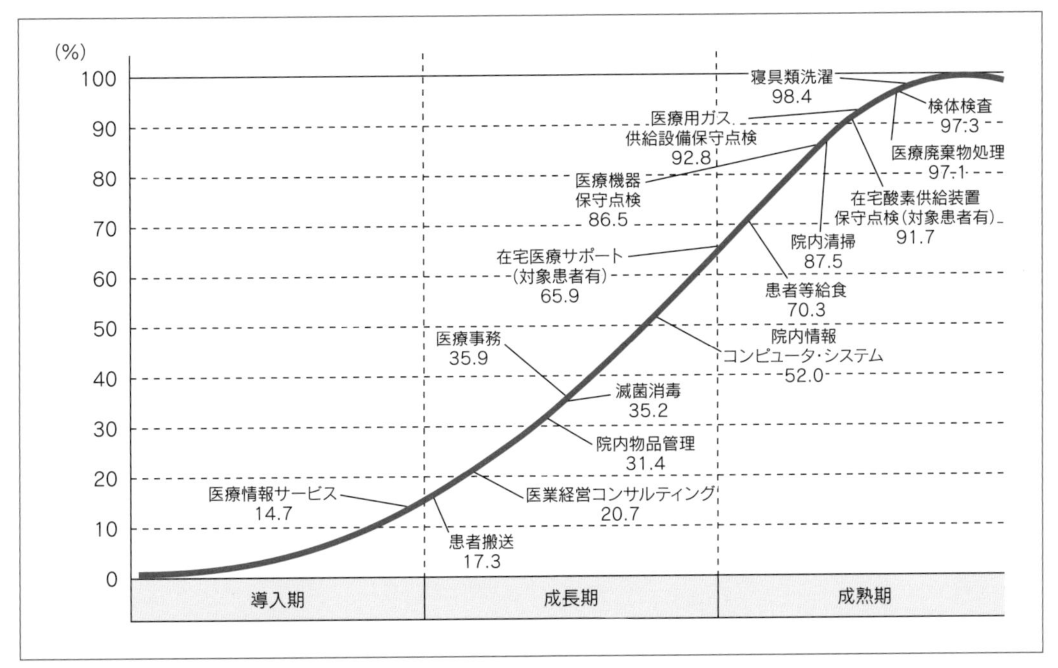

図7-3　委託率からみた医療関連サービスのライフサイクル

全国の病院から無作為に抽出し，医療関連サービス 16 の業種について委託状況アンケートを実施．平成 30 年度調査では，委託率第 1 位は寝具類洗濯 98.4%，検体検査は 97.3%で第 2 位であった．検体検査は 20 数年来，委託率が 90.0% をこえており，成熟期（頭打ち）といえる．

（「平成 30 年度医療関連サービス実態調査報告書」医療関連サービス振興会より）

表7-5　国内における新型コロナウイルスPCR検査の実施状況（2022年9月時点）

検査施設	実施件数	比率
国立感染症研究所	12,193	
検疫所	109,556	0.2%
地方衛生検査所・保健所	4,168,402	6.2%
民間検査会社	**37,778,148**	**56.1%**
大学等	3,243,194	4.8%
医療機関	22,079,546	32.8%
計	67,391,039	

（厚生労働省の把握，発表範囲．2020 年 2 月 18 日以降の累計データ）

2　衛生検査所の設立と歴史

医療機関等の検査部（室）の限られた**人的資源**（臨床検査技師の数と力量）で，臨床医が要望するすべての臨床検査を実施することはできない．また，検査室を設置していない医療機関もある．そのため，古くから衛生検査所に検査を委託していた．衛生検査所が増加したのは，1957（昭和 32）年に日本医師会が各地区医師会に附属臨床検査センターの設置を始めてからである．その後，検査の項目数や依頼件数の増加に伴い，自施設内だけでの検査が不可能になり外部委託する施設が多くなり，急激に衛生検査所が増加した．特に，患者数が増加していた梅毒や結核などの感染症検査は，診療所や小・中規模病院検査室での需要が増大して衛生検査所への検査委託が増加した．また，精密検査や検査技術が一般化されない特殊検査項目は，大学病院などでも専門分野に特化した検査を実施している衛生検査所へ検査委託されるようになった．

しかし，当時，衛生検査所には法的な規制がなかったために，専門的な検査技術・設備を備えていない衛生検査所が営利目的で設立され，検査精度などの検査の質が十分確保されない可能性が危惧された．

このような背景から，1980（昭和55）年に，**臨床検査技師，衛生検査技師等に関する法律**（**臨検法**）に，新たに衛生検査所に関する章を創設する法律改正が行われ，衛生検査所を開設しようとする者は所在地の都道府県知事に登録することが義務づけられた．さらに，1986（昭和61）年，1992（平成4）年，1998（平成10）年の省令改正により，外部精度管理，内部精度管理および検査従事者の研修などが義務づけられ，検査の精度管理を含む質の向上が図られた．

3 衛生検査所の使命

①衛生検査所は検査結果の質（精度・信頼性）を確保しながら，安定供給を実施し，医療機関のニーズを受けとめ，新たな検査および技術の研究開発を行い，迅速に提供することが社会的使命である．

②これらの検査技術・臨床的意義などを広め，臨床の現場で患者の病態把握に役立つ検査情報を提供することも使命の一つである．

4 衛生検査所に関連する法規

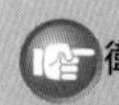

衛生検査所指導要領

臨床検査技師等に関する法律施行規則の一部を改正する省令の「別添」として衛生検査所指導要領が定められている．
この衛生検査所指導要領は，衛生検査所が信頼に足る精度の検査結果を医療機関等に保証するため，衛生検査所が行うべきことを定めている．

1）主な関係法規

- 臨床検査技師等に関する法律
- 臨床検査技師等に関する法律施行令
- 臨床検査技師等に関する法律施行規則（別添　衛生検査所指導要領，表 7-6）

2）その他関係法規

- 医療法第15条の2（業務委託）および医療法施行令第4条の7（診療に著しい影響を与える業務）
- 労働安全衛生法
- 廃棄物の処理及び清掃に関する法律
- 個人情報の保護に関する法律
- 医薬品，医療機器等の品質，有効性及び安全性の確保等に関する法律
- 毒物及び劇物取締法
- 消防法

表7-6　衛生検査所指導要領で定められている管理組織（要件・資格）

（1）管理者
①資格：医師または臨床検査技師
②経験：原則として検査業務について３年以上の実務経験を有するものであること．
③勤務：常勤
④主な任務：当該衛生検査所の行う検査業務の実施全般の統括管理を行わなければならない．精度管理責任者から精度管理の実施状況等について報告を受けるとともに開設者に対して，随時，精度管理の充実を図るために必要な措置等について助言を行わなければならない．

（2）指導監督医
①指導監督医の選任：管理者が臨床検査技師である場合，指導監督医を選任する．
②経験：検査業務に３年以上の実務経験を有するものであること．
③主な任務：臨床検査技師等に対する指導監督のみならず，当該衛生検査所の検査業務すべてに関し指導監督を行わなければならない．

（3）精度管理責任者
①資格：医師または臨床検査技師
②経験：検査業務について６年以上の実務経験および精度管理についての３年以上の実務経験を有していること．
③勤務：常勤，ただし登録数が３分野以下の場合は週に１日も可
④主な任務：精度管理の実施状況を把握するとともに，精度管理の充実を図るために必要な措置等について管理者に報告する．精度管理について担当者等の統括，指導等を通じて，精度管理が日々，組織的かつ効果的に行われていることを確保する．

（4）遺伝子関連・染色体検査の精度の確保にかかわる責任者
①資格：医師または臨床検査技師，その他専門履修者
②経験：検査業務について３年以上の実務経験および精度管理についての３年以上の実務経験を有していること．
③主な任務：医療機関等の委託元からの要請に対して，適切に検査結果及び関連する情報の報告が行えるよう，必要な確認を行うとともに，検査担当者の指導監督を行っていること．

（5）管理者，指導監督医および精度管理責任者の兼任
①管理者は，精度管理責任者を兼務できない．
②指導監督医は，精度管理責任者を兼務できる．

・感染症の予防及び感染症の患者に対する医療に関する法律
・水質汚濁防止法および都道府県の条例

5　衛生検査所の数

2020（令和2）年1月1日現在，衛生検査所は924カ所が登録されている．経営主体別では，株式会社が最も多く678カ所（73.4%）を占める．次いで財団法人64カ所（6.9%），医師会62カ所（6.7%），有限会社47カ所（5.1%）と続く．登録検査業務では，生化学的検査の登録が7割以上で最も多く，次いで血清学的検査，血液学的検査の順である．

昨今，病理学的検査や遺伝子関連・染色体検査は1業務のみで登録している衛生検査所が増えている．

6　日本衛生検査所協会

臨床検査が医療において果たす役割の増大とともに，医療機関における外部委託が増大し，検査を受託する衛生検査所は医療に重要な役割を果たすように

なってきた．こうした情勢のなかで，衛生検査所の質の向上，技術者の研鑽を深め，公衆衛生および医療の発展を期することにより，国民の健康の保持増進に寄与することを目的に，1973（昭和48）年に全国臨床検査所協会が設立された．その後，日本衛生検査所協会と名称を改めた．2022（令和4）年5月23日現在，390カ所が会員衛生検査所である．

1）主な事業

①衛生検査所の運営管理の向上を図る事業

②衛生検査に関わる学術・技術の研鑽，向上を図る事業

・生涯学習通信講座・各分野専門学院の開講

③精度管理の推進とその調査研究

・外部精度管理調査を実施し調査結果検討会や精度改善研修会を開催

④行政機関との連携調整および国の施策への協力

⑤日本医師会，日本臨床衛生検査技師会等，関連団体との連携および協力推進

⑥機関紙，広報誌の発行その他の広報活動

・臨床検査の普及を目的としたポスターの作成や協会誌「ラボ」の発行

7 衛生検査所の業務（受託臨床検査）

検体検査の工程は，検査依頼，検体の受領・搬送，検体の仕分などの**検査前工程**と，検査材料の前処理，検査，検査結果の妥当性確認，検査結果の解釈などの**検査工程**，結果報告，検体の保管などの**検査後工程**に分けられる（図7-4，図7-5）．

> **検査前工程の精度管理**
> 検体の取り扱いに起因する検査値の変動など，検査以前の検体取り扱いが不適切であれば，検査技術が精確であっても真の値は求められないため，検査前工程の精度管理は重要である．

1）医療機関等からの集荷（受領・搬送）

検体受領標準作業書・検体搬送標準作業書に則り，検体を医療機関から衛生検査所まで搬送する作業である．検体を受領する際は，依頼書と検体を照合する必要がある．検体の搬送中の温度や遮光，振動が影響する項目があるため，**検査前工程の精度管理**は重要である．

2）受付

衛生検査所にて依頼内容の登録を行う．最近では依頼書の他，電子カルテ・オーダリングシステムなど電子媒体での依頼が増えている．

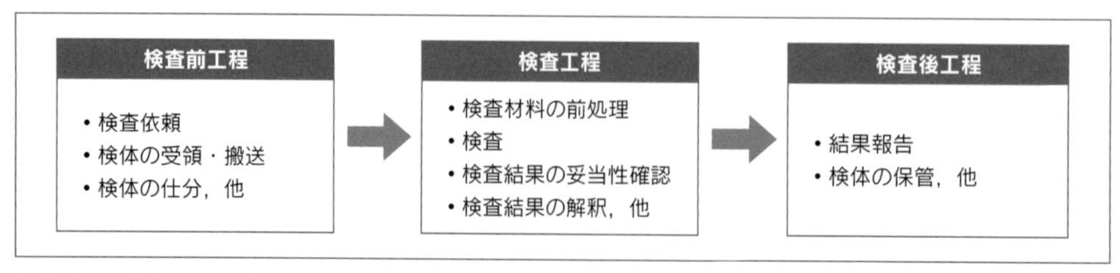

図7-4 検体検査の工程

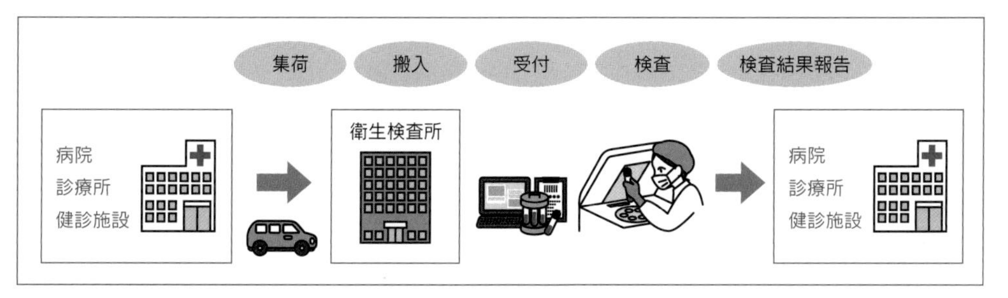

図7-5　受託臨床検査の流れ

3）検体検査

検査結果の精度を高めるための努力を行い，特に形態学的検査の知識，技能の研鑽を行うよう努めることなどが衛生検査所指導要領で要求されている．

また，厳密な精度管理の下で自動分析装置にて分析を行い，大量の検体を短時間で測定し妥当性を確認して報告する．

各分野において主に以下の精度管理を実施し精度向上に努めている．

(1) 微生物学的検査（細菌培養同定検査，薬剤感受性検査）

①管理試料等を用いて，検査担当者の技能（染色技術を含む）評価／月1回以上

②管理試料等を用いて，培地等（感受性ディスク，試薬等含む）の活性チェック／定期的あるいはロットごと

③染色液のチェック／定期的

(2) 免疫学的検査

①管理試料等を用いた自動免疫測定装置等の仕様に基づいた精度管理／毎日

②関連項目との相関チェック／適時

(3) 血液学的検査（血球算定検査，血液像検査，出血凝固検査）

①管理試料等を用いて，検査担当者の技能評価／月1回以上

②管理試料等を用いて，血液学的検査の試薬の性能チェック／毎日

③関連項目との相関チェック／適時

④管理試料等を用いた自動血球計数器や自動凝固検査装置等の仕様に基づいた精度管理／毎日

(4) 病理学的検査（病理組織検査，細胞検査，免疫組織化学検査）

①既知標本を用いて，検査担当者の技能評価／月1回以上

②検査の目的に応じて，試薬，固定液および染色液が適切に用いられているかの確認／適時

③検査依頼書に不明確な点があれば，委託元に問い合わせをするなどの確認／随時

(5) 生化学的検査

①管理試料等を用いて検査精度のチェック／毎日

②管理試料等を用いたチェック／最低約100検体ごと

③関連項目との相関チェック／適時

④管理試料等を用いた自動分析測定装置等の仕様に基づいた精度管理／毎日

(6) 尿・糞便等一般検査

①管理試料等を用いて検査精度のチェック／毎日

(7) 遺伝子関連検査・染色体検査

①既知検体を用いて，検査担当者の技能評価／月1回以上

②検査工程ごとに検査精度のチェック／毎日

4）検査値の解釈（アドバイスサービス）

情報提供部門（者）が設置され，必要なサンプルの種類や検査結果解釈における専門的な判断等の問い合わせ内容に対応する．

5）検査結果報告

検査結果が緊急報告を要する検査値を示した場合および検査過誤が判明した場合に，委託元（医療機関）と緊密な連絡がとれるようにシステムを確立していることが法的に求められている．結果は報告書の他に，電子媒体による報告もされている．

6）検体の保管と廃棄

検体ごとに保管，返却および廃棄における基準を定め，これらの作業を画一化することによって，医療機関等からの検体返却要請や再検査および追加検査等の依頼について，対応可能な範囲を明確にし，保管期間が満了した検体はすみやかに廃棄する．

8 第三者認定・認証制度

臨床検査は根拠に基づいた医療の根幹であるため，検査室・衛生検査所は日々の内部精度管理，定期的な外部精度管理調査の受検等に多くの時間と労力を費やし，臨床検査の品質と精度の確保に取り組んでいる．また，法的義務はないが，衛生検査所の機能・力量を担保するために，第三者機関による認定・認証を取得する施設が多くみられる（**図7-6**）．

品質マネジメントシステムの構築を重視した**ISO 9001認証**，環境マネジメントシステムの構築を重視した**ISO 14001認証**，1990年から医療関連サービス振興会で衛生検査所に特化して実施されている**医療関連サービスマーク制度**や，2010（平成22）年から日本臨床衛生検査技師会と日本臨床検査標準協議会の共同で実施されている**品質保証施設認証制度**が利用されている．

国際的な認定の主なものとして，国際標準化機構に定められた**ISO 15189**の認定や，**米国病理医協会**（College of American Pathologists：CAP）の認定などが活用されている．

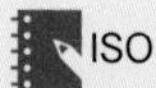**ISO**

スイスのジュネーブに本部をおく非政府機関であるInternational Organization for Standardization（国際標準化機構）の略称．主な活動は国際的に通用する規格を制定することであり，ISOが制定した規格をISO規格という．ISO規格は，国際的な取り引きをスムーズにするために，何らかの製品やサービスに関して「世界中で同じ品質，同じレベルのものを提供できるようにする」という国際的な基準．

医療関連サービスマーク制度

医療法では，業務を外部に委託するときは，法律ならびに厚生労働省令で定める基準に適合するものに委託しなければならないと規定されている．この法令要件にさらにプラスし「認定基準」を定め，この基準を満たすサービス提供事業者に対して医療関連サービス振興会が認定を行う制度．

日臨技品質保証施設認証制度

「標準化され，かつ臨床検査の精度が十分保証されていると評価できる施設」に対して，日本臨床衛生検査技師会と日本臨床検査標準協議会（JCCLS）が共同で認証する制度．

ISO 15189

臨床検査室に特化した品質マネジメントシステムと臨床検査の技術能力を求める国際規格．

米国病理医協会（CAP）

品質保証プログラムの国際的な権威である米国臨床病理医協会の検査室認定プログラム．

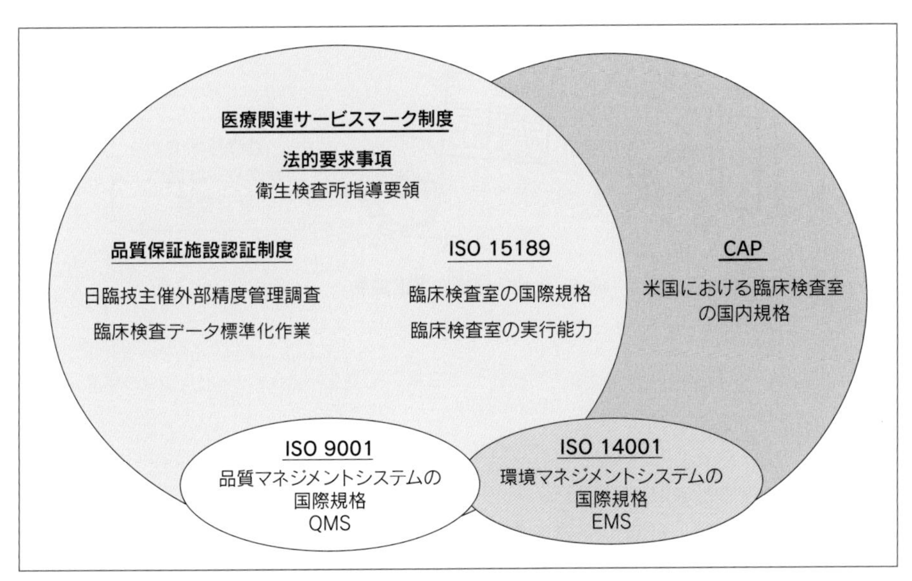

図7-6　衛生検査所で取得している主な第三者認定・認証制度

9　検査の外部委託方式

外部委託には大別して3つの方式がある．

1）外注方式

診療所および臨床検査技師の少ない中・小規模の病院などでは，緊急を要する検査項目や即日対応の必要な検査は自施設検査室で行い，それ以外の検査を衛生検査所に委託する方式である．また，臨床検査技師数の多い大・中規模病院でも，緊急を要さず，経済効率の悪い項目は外部委託の対象となる．具体的には，①件数が少ない検査（試薬の効率的使用が不可能），②高額な機器・設備を要する検査（機器・設備の購入予算がとれない），③手間がかかる検査（臨床検査技師の効率的活用）があげられる．

2）ブランチラボ方式

1980年代から検査機器メーカーによって始められた．医療機関の検査施設内に衛生検査所の臨床検査技師等を常駐させ，医療機関の検査施設を利用して検体検査のみを行う方式である．生理学的検査は医療機関の臨床検査技師が行い，衛生検査所の臨床検査技師は検体検査を行う．医療機関として臨床検査技師を増やせない状況下において生理学的検査を強化したいとき，検体検査をブランチラボ化することにより，医療機関所属の臨床検査技師を生理学的検査にシフトすることが可能になる．検査室全体では人員増による効果で，診療に対し大きなアピールと貢献につながる．衛生検査所側のメリットとして，売上の拡大や取引基盤の強化があげられる．

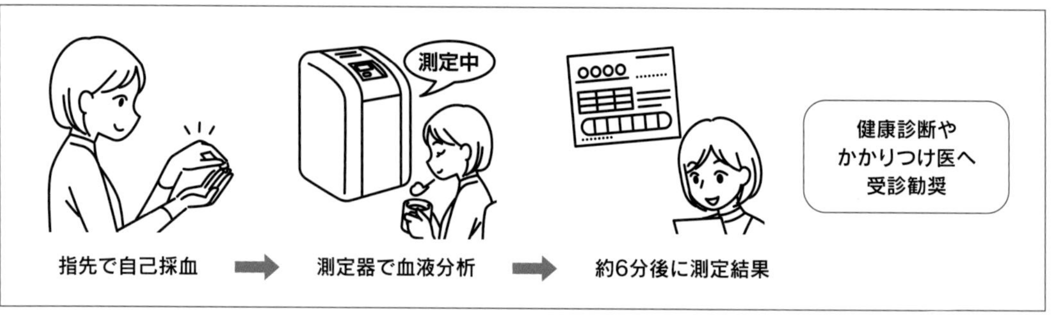

図7-7　検体測定室の運用

（日本 OTC 医薬品協会ホームページより作成）

3）FMS（Facility Management System）方式

衛生検査所が運営ノウハウや分析装置，試薬，消耗品を医療機関に一括提供し，医療機関側が臨床検査技師とスペースを提供する方式である．医療機関にとっては機器や試薬の購入コストやランニングコストの低減というメリットがあるとされている．

登録衛生検査所の開設には都道府県知事の登録が必要であるが，衛生検査所登録が不要で検査業務を行うことができるものに**検体測定室（図 7-7）**がある．2014（平成 26）年３月，臨床検査技師法に基づく告示改正が公布され，自己採血検査に関しては衛生検査所の登録は不要となった．

「**検体測定室に関するガイドライン**」では，医師，薬剤師，看護師，臨床検査技師が運営責任者として常勤することが定められている．

検体測定室で測定できる項目としては，血糖，HbA1c，脂質（中性脂肪，HDL コレステロール，LDL コレステロール，Non-HDL コレステロール），肝機能（AST，ALT，γ -GT）の９項目である．ただし，医師等でない従事者は，測定結果に基づく判断を行うことはできないため，受検者には測定値と測定項目の基準範囲のみを報告する．測定結果による診断などに関する受検者からの質問に対しては，医学的判断を行ってはならない．健康診断の受診あるいはかかりつけ医への受診勧奨を行う．

検体測定室（類似するサービス）

自施設で検査する必要はなく，衛生検査所に検査依頼してもかまわない．

検体測定室に関するガイドライン

2014（平成26）年４月に発行され，検体測定室の適切な衛生管理や検査機器の精度管理のあり方とともに厚生労働省への届け出や利用者への受診勧奨などを示したガイドライン．2023（令和5）年に一部改正されている．

索 引

和文索引

あ

い

う

え

お

か

の

は

ひ

ふ

へ

ほ

ま

み

め

も

欧文索引

X

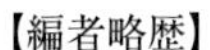

【編者略歴】

高木　康（たかぎ　やすし）

1976年　昭和大学医学部卒業
1980年　昭和大学医学部大学院修了（臨床病理学）
1982年　昭和大学医学部講師（臨床病理学）
1984〜86年　米国スクリップス研究所（research fellow）
1986年　昭和大学医学部助教授（臨床病理学）
2002年　昭和大学病院臨床検査部長
2002年　昭和大学医学部卒後臨床研修センター長
2003年　昭和大学医学部教授（医学教育学）兼任
2011年　昭和大学教育推進室長兼任
2016年　昭和大学副学長（教育改革，IR担当）
2017年　昭和大学特任教授
2021年　昭和大学名誉教授
現在にいたる　医学博士

三村邦裕（みむら　くにひろ）

1980年　東洋公衆衛生学院臨床検査技術学科卒業
1985年　東京理科大学理学部卒業
1986年　東洋公衆衛生学院臨床検査技術学科教務主任
1993年　杏林大学医学部医学研究科研究生修了
2003年　全国臨床検査技師教育施設協議会会長
2004年　放送大学大学院修了
2006年　日本臨床検査学教育協議会理事長
千葉科学大学教授（危機管理学部臨床検査学コース）
2008年　千葉科学大学大学院教授（危機管理学研究科）
2014年　千葉科学大学大学院専攻長兼任
2016年　千葉科学大学危機管理学部長
千葉科学大学大学院研究科長
2020年　千葉科学大学産学連携センター長
2021年　千葉科学大学遺伝子検査センター長
2023年　千葉科学大学名誉教授
日本臨床検査同学院事務局長
2024年　東京医療保健大学臨床検査学専攻長／教授
現在にいたる　医学博士

最新臨床検査学講座
臨床検査総合管理学　第3版　ISBN978-4-263-22399-4

2016年3月10日　第1版第1刷発行（検査総合管理学）
2021年3月20日　第2版第1刷発行
2024年3月10日　第3版第1刷発行（改題）
2025年1月10日　第3版第2刷発行

編著者　高木　康
三村邦裕
発行者　白石泰夫
発行所　医歯薬出版株式会社
〒113-8612　東京都文京区本駒込1-7-10
TEL.（03）5395-7620（編集）・7616（販売）
FAX.（03）5395-7603（編集）・8563（販売）
https://www.ishiyaku.co.jp/
郵便振替番号　00190-5-13816

乱丁・落丁の際はお取り替えいたします　印刷・DI Palette／製本・皆川製本所